간호사 국가시험 **출 제 범 위**

KB153124

간호관리학	1. 간호전문직의 이해	1. 간호역사
		2. 간호전문직관
		3. 간호윤리
		4. 간호사의 법적 의무와 책임
	2. 기획	1. 관리의 이해
		2. 기획과 의사결정
		3. 예산과 의료비지불제도
		4. 간호서비스마케팅
	3. 조직	1. 조직화와 조직구조
		2. 직무관리
		3. 간호전달체계
		4. 조직문화와 변화
	4. 인적자원관리	1. 확보관리
		2. 개발관리
		3. 보상관리
		4. 유지관리
	5. 지휘	1. 리더십과 동기부여
		2. 의사소통과 주장행동
		3. 조정과 협력
		4. 갈등과 직무스트레스관리
	6. 통제	1. 간호의 질관리
		2. 환자안전
	7. 간호단위관리	1. 간호단위 환자관리
		2. 환경과 감염관리
		3. 물품과 약품관리
		4. 간호정보와 기록관리

C O N T E N T S

목 차

CONTENTS

간결 간호사 **국가시험대비**
간 호 관 리 학

C O N T E N T S

목 차

C O N T E N T S

간결 간호사 **국가시험대비**
간 호 관 리 학

C O N T E N T S

목 차

CONTENTS

간결 간호사 **국가시험대비**
간 호 관 리 학

C O N T E N T S

목 차

기획

1

P A R T

CHAPTER 01

We Are Nurse

위아너스
간 호 사
국가시험
이 론 편

간호관리의 이해

UNIT 01   관리(management)와 행정(administration)

1) 관리의 정의

① 조직의 목표를 달성하기 위한 지식과 기법 또는 목표를 설정하여 이를 성취하기 위한 과정 또는 행위이다.

② 관리는 조직의 목적달성을 위해 개인 혹은 조직원의 노력과 모든 인적, 물적자원을 활용하여 기획, 조직, 인사, 통제하는 과정이다.

③ 사회적, 기술적인 상호작용을 통해 조직의 목표를 효율적이고 효과적으로 달성하는 과정이다.

> 관리에 대한 정의는 학자에 따라 차이를 보이기도 하지만 흔히 경영이나 행정(business & administration)
> 혼용해서 사용하기도 한다. 엄밀한 의미에서 이들 단어는 분명 차이가 있지만 현장에서는 유사하게 사용이
> 되고 있다. 간호관리학 분야에서도 대학의 교과목 명이나 국가고시 시험과목명으로는 '간호관리학'이라는
> 명칭을 사용하고 있고, 해당 학문을 이끌어가는 분야별 학회는 '간호행정학회'라는 명칭을 사용하며 간호
> 관리학의 학문적 발전을 이끌어가고 있다.
>
> – 간호관리학, 정면숙 외, 현문사

2) 행정의 정의

① 행정은 조직 공동의 목표를 달성하기 위해 합리적이고 체계적인 수행 방법을 사용하는 과정이다.

② 행정은 국가통치 개념으로 사용되다가 점차 사회조직 관리기능과 과정을 포함하는 개념으로 사용되어지고 있다.

③ 행정이란 공동의 목표를 달성하기 위해 체계적이고 합리적인 수행방법이 사용하는 과정이다.

[관리와 행정의 유사점 및 차이점]

구분		관리	행정
유사점		• 관료제적 성격 • 목표 추구를 위한 수단성 • 조직 안에서 이루어지며 인적 요소가 중요함	
차이점	권력성	• 정치권력과 무관	• 강제성, 정치권력 내포 • 행정은 국가정책에서 출발
	능률성	• 경쟁성과 능률성을 추구	• 독점성이 높아서 경쟁성에 제한을 받음
	법의 제약성	• 법령의 제약이 적음	• 법령의 제약을 엄격히 받음
	평등성	• 강조되지 않음	• 법 앞에서 평등한 개념 • 고도의 합법성이 요구
	목표	• 분명하고 단일한 목표 추구	• 불분명하고 복잡한 목표 추구

UNIT 02 간호관리의 개념

1) 간호관리의 정의

① 간호관리는 인적 요소가 중요시되는 일련의 과정인 동시에 기능이다.

② 간호관리의 목표는 양질의 간호제공이며, 이를 위해 자원의 기술적 활용이 요구된다.

③ 간호관리는 간호의 조직적 측면에서 접근하는 것으로 간호조직이 추구하는 목적을 보다 효율적이고 효과적으로 달성하기 위한 수단이다.

④ Gillis(1989) : 환자에게 양질의 간호서비스를 제공하기 위해서 간호직원들의 노력과 필요한 모든 자원의 활용을 기획, 조직, 인사, 지휘, 통제하는 과정과 기능이다.

2) 간호관리의 필요성

① 환자 및 대상자에게 양질의 간호서비스를 제공하기 위해 간호업무의 합리화를 추구

② 급격히 변화하는 의료 환경에 맞게 적응과 변화를 유도

③ 전문직으로서의 간호사 직업에 대한 만족과 자아실현을 도모

3) 간호학에서 관리의 중요성

① 의료서비스의 질 향상과 조직의 업무 성과 증진이 어느 때보다 중요시되는 보건의료 시장의 간호서비스는 환자와의 최접점에서 24시간 서비스를 제공하는 병원의 생산요소로서 주도적인 기여를 하고 있다.

② 간호조직의 유효성을 높이는 것은 병원 조직 전체의 성과와 직결되므로, 간호서비스 활동에 수반되는 다양한 변수들을 조정하고 통제하여야 한다.

③ 병원규모의 대형화와 다양화, 병원 간의 경쟁 가속화로 인하여 비용 효과적이고 합리적인 조직관리가 요구되고 있으며 이에 맞는 간호관리가 필요하다.

4) 간호관리의 학문적 성격

(1) 통합적 성격

간호관리는 개인, 집단, 조직 전체가 연구 대상이므로 심리학, 사회학, 경영학 등 여러 학문을 통합하여 인간의 행위를 연구하는 분야이다.

(2) 인간 중심성

간호수혜자, 간호제공자, 간호조직체를 대상으로 하며 특히 간호사들의 직업적 만족과 자기 개발 및 개인적 성장과 자아실현 욕구의 충족을 중시한다.

(3) 성과 지향성

조직의 목적을 달성하고 성과 및 조직의 유효성을 높이는 것을 지향한다.

(4) 상황 적합성

간호조직에서 간호목표를 달성하기 위한 지식과 기법을 객관적이고 보편적인 원리를 제시하는 것이다.

(5) 과학적 방법론

체계적인 관찰, 논리적인 검증을 통한 연구방법과 절차를 중요시하고 연구 분야에서도 신뢰도, 타당도, 일반화 등의 과학적인 접근을 한다.

UNIT 03 　관리의 과정적 측면과 기능적 측면

1) 간호관리의 과정적 측면 ★★

(1) 매리너-토미(Marriner-Tomey) : 5단계

기획 → 조직 → 인사 → 지휘 → 통제

(2) 페이욜(H. Fayol) : 5단계

관리학파의 아버지로 사람보다는 일의 중요성을 강조

기획 → 조직 → 지휘 → 조정 → 통제

(3) 스토너(Stoner) : 4단계

기획 → 조직 → 지휘 → 통제

(4) 길리스(D. A. Gillis) : 5단계

자료수집과 기획 → 조직 → 인사 → 지휘 → 통제

(5) 귤릭(L. Gulick) : 7단계

기획 → 조직 → 인사 → 지휘 → 조정 → 보고 → 예산

> POSDCoRB
>
> 1) 기획(Planning) : 목적 달성을 위해 행동의 대책과 방법을 포괄적으로 확정하는 행위

2) 조직(Organizing) : 설정된 목표 달성을 위해 직무를 배분하고 규정, 조정하여 권한의 구조를 공식적으로 수립하는 일

3) 인사(Staffing) : 조직에 필요한 인재를 채용하고, 훈련하며, 조직구성원에 적합한 근무 조건을 부여하는 일

4) 지시(Directing) : 조직의 리더로서 여러 가지 결정을 하고 그 결정을 구체적이며 일반적인 명령·지시·봉사의 형태로 조직구성원에게 부여하는 일

5) 조정(Coordinating) : 업무의 다양한 부분들을 상호 관련시키는 중요한 일

6) 보고(Reporting) : 최고관리자가 자신의 부하직원들에게 기록, 조사, 연구, 감독을 통하여 작업의 진행 상황을 알리는 것

7) 예산(Budgeting) : 조직 목표와 계획의 진행을 위해 재정을 계획하고 통제하는 예산편성의 모든 일

🔬 UNIT 04 간호관리과정 ★★

관리과정은 기획→조직→인사→지휘→통제의 단계로 진행된다.

1) 기획(planning)

① 조직의 목표를 달성하기 위하여 해야 할 활동과 구체적인 행동방안 순서를 계획하는 과정이다.

② 조직의 절차, 목적, 목표, 정책, 규칙을 정하고 장단기 계획과 예산 계획을 세우고 구체적인 업무를 계획하는 것이다.

2) 조직(organizing) ★

① 조직구성원들이 조직의 목표를 성취할 수 있도록 업무, 권한, 자원 등을 배당하는 과정이다.

② 조직에는 직무분석, 직무개발, 직무평가 등이 포함된다.

3) 인적자원관리(staffing)

① 조직목표의 효율적인 달성을 위해 유능한 인력을 조달하고 유지·개발하며 이를 활용하는 과정이다.

② 인적자원관리에는 모집과 선발, 채용, 배치, 경력개발 등이 포함된다.

4) 지휘(directing)

① 조직목표 달성을 위해 리더십을 발휘하고 조직구성원들에게 동기를 부여하며 직무를 수행하도록 지도하고 격려하는 과정이다.

② 지휘에는 리더십, 동기부여, 갈등관리, 의사소통, 주장행동, 스트레스관리 등이 포함된다.

5) 통제(controlling)

① 실제 수행된 업무성과가 계획된 목표나 기준에 일치하는지 확인하고 조직목표 달성을 위한 활동이 계획대로 진행되는지 평가한 후 피드백을 통해 목표 성취에 필요한 계획을 수정하는 과정이다.

② 통제에는 간호표준개발과 질 평가도구, 간호서비스 질 향상, 훈육, 간호수행평가 등이
포함된다. 간호관리는 간호대상자에게 양질의 간호를 제공하기 위해서 간호사들이 알고
또 행해야 할 지식과 기법이다.

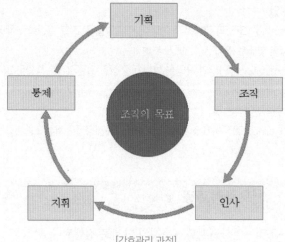

[간호관리 과정]

🎋 UNIT 05   간호관리 체계모형 ★★★★★★

① 길리스(Gillis)는 투입, 과정, 산출에 이르는 간호관리 체계이론을 설명하였는데 투입에는
자료, 인력, 기구, 공급품이 속하고, 과정에는 자료수집, 기획, 조직, 인사, 지휘, 통제가 속
하며 산출에는 환자간호, 인력개발, 연구가 포함된다.
② 간호조직을 하나의 개방체계로 보았을 때 간호관리는 상위체계에 존재하는 하위조직의
관리활동이며, 투입을 산출로 바꾸는 전환과정이라 할 수 있다.
③ 조직은 상호연결된 하위체계로 구성되어 있으며 조직 안의 인간, 즉 조직구성원은 집단이
나 부서에 속하고 그 집단이나 부서는 다시 조직에 포함되는 상황에서 조직을 하나의 체계
라고 규정한다면 인간이나 집단, 부서는 각각 조직이라는 상위체계에 대한 하위체계가 되
는 것이다.

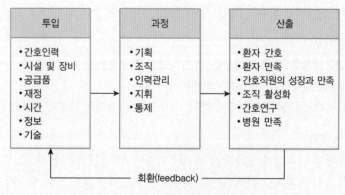

[간호관리 체계모형]

4) 간호관리 체계모형에 기초한 투입, 변환과정, 산출요소

(1) 투입

① 간호인력, 물자(시설, 건물, 장비), 자금(재정), 정보, 기술, 시간, 환자 등
② 인력은 소비자 투입과 생산자 투입으로 구분
  ㉠ 소비자 투입 : 환자의 상태와 간호요구도
  ㉡ 생산자 투입 : 간호직원의 기술, 경험, 태도, 교육 및 훈련 등

(2) 변환과정

① 관리과정 : 기획, 조직, 인사, 지휘 및 통제
② 관리지원 기능 : 의사결정, 의사소통, 동기부여 및 갈등관리 등

(3) 산출요소

① 투입요소가 전환과정을 거쳐 얻은 결과
② 간호생산성을 측정하는 지표
③ 간호서비스의 양(간호시간), 간호서비스의 질(우수성의 정도), 환자 만족과 직원 만족, 직원개발(간호직원의 성장 및 만족), 연구(간호연구 성과), 재원일수, 환자의 간호상태(건강회복, 재활, 질병으로부터의 보호, 건강증진, 존엄사 등), 간호교육, 간호생산성, 조직개발 및 조직활성화, 간호직원의 결근율 및 이직률, 간호원가, 비용편익 등

(4) 환류(feedback)

① 내부환경과 외부환경의 상호 작용의 역동성
② 재정보고서, 질 평가 보고서, 직원에 대한 동료평가, 인준조사 보고서

UNIT 06 조직 성과 ★★

조직 성과의 산출 기준은 생산성, 만족, 조직의 활성화로 볼 수 있다.

1) 생산성

생산성이란 개인이나 조직이 수행한 업무의 양과 질을 자원 활용의 정도를 고려하여 측정한 것으로 일정기간 동안의 투입과 산출의 비율을 의미한다.

생산성=산출(out)/투입(input)

① 생산성은 동일한 투입량으로 산출량을 증가시킬 때 향상된다.
② 산출량은 동일하게 유지하면서 투입을 감소시킬 때 생산성은 향상된다.
③ 일반적으로 모든 투입을 계량화하기는 어렵기 때문에 보통 산출된 결과물에 대해 하나 또는 몇 가지 투입으로 계산한다.

2) 효과성과 효율성 ★★★

① 효과성: 목적에 부합했는가를 보는 것으로 목표 달성의 정도를 나타낸다.
② 효율성: 자원을 최소로 활용하여 목표를 달성했는가에 대한 능률성을 나타낸다.
③ 관리자에게는 목표 달성(효과성)이 더 강조되지만, 목표를 달성했다고 해서 언제나 생산성이 높은 것은 아니며 자원을 낭비하지 않고 목표를 달성하는 것이 중요하다.
④ 드러커(Peter Druker): 효과성은 목적을 달성하기 위해 옳은 일을 하는 것(doing the right thing)이고 효율성은 자원의 이용을 극대화하기 위하여 일을 옳게 하는 것(doing things right)이다.

[효과성과 효율성의 비교]

효과성(effectiveness)	효율성(efficiency)
올바른 일을 함을 의미	일을 올바르게 함을 의미
대외지향적 개념으로 조직과 환경 간의 관계의 질을 측정하는 개념	대내지향적 개념으로 기술의 수행에 관련되는, 업적의 질에 대한 측정치
조직의 목적이 달성되는 정도를 측정하는 개념	최소한의 자원으로 목적을 달성했는지를 보는 개념으로 투입에 대한 산출의 비율
장기적 측정	단기적 측정

3) 자원 활용과 목표 달성의 관계로 본 효과와 효율의 4가지 유형

목표 달성 / 자원 활용	효과적	비효과적
효율적	자원의 적절한 활용을 통해 조직목표를 달성함 → 가격과 질적인 측면에서 고객이 사고 싶어하는 제품	자원은 낭비되지 않았으나 목표를 달성하지 못함 → 고객이 원하지 않는 질이 높은 제품
비효율적	자원을 과도하게 낭비하면서 조직목표를 달성함 → 고객이 사고 싶어하지만 값이 너무 비싼 제품	자원을 낭비하면서도 목표를 달성하지 못함 → 고객이 원하지 않는 질이 낮은 제품

4) 간호의 생산성비율

① 100%: 실제 간호시간이 요구된 간호시간에 들어맞았을 경우
② 100% 이하: 간호단위가 환자를 간호하기 위해 필요로 하는 기준자원보다 더 많은 간호자원을 이용했을 경우
③ 100% 이상: 간호단위가 환자를 간호하기 위해 필요로 하는 기준자원보다 더 적은 간호자원을 이용했을 경우

간호생산성을 증가시키는 방법

(1) 환자 분류체계 및 표준간호시간 설정

(2) 간호전달 체계 및 간호의 질 평가제도 개선

(3) 간호사 및 간호관리자의 능력 개발을 위한 체계 마련

(4) 전문 간호사 제도의 정립 및 간호관리 기술 개발

(5) 간호 수가 적용 및 간호정책 개발

(6) 정보 체계 관리

UNIT 07 관리자의 계층 ★★★★★★

(1) 최고관리자(Top manager)

① 환경과 관련하여 조직의 장기적 목표, 전략 등을 결정한다.

② 조직의 사회적 책임을 맡고 있으며 간호부의 모든 활동을 기획·조직·지휘·통제한다.

③ 조직 전체에 장기적 또는 전반적으로 영향을 미치는 의사결정을 하는 관리자이다.

④ 최고관리자는 궁극적으로 조직의 성공, 실패를 좌우하는 책임을 지닌다.

⑤ 간호부원장, 간호이사, 간호본부장, 간호부장 등

(2) 중간관리자(Middle manager)

① 최고관리자가 설정한 조직의 목표, 전략, 정책을 수용하고 집행을 위한 제반활동을 수행한다.

② 일선관리자가 해야 할 조직의 목표와 계획을 전달하고 일선관리자 지휘에 책임을 진다.

③ 중간관리자는 최고관리자와 일선관리자 상호 간의 관계를 조정하는 역할을 한다.

④ 단기 실천계획 수립, 세부 행동절차 결정, 전술적 목표를 결정한다.

⑤ 간호차장, 간호과장, 간호감독, 간호팀장 등

(3) 일선관리자(First-line manager)

① 아래로 다른 관리자 없이 현장에서 실제로 업무를 수행한다.

② 조직구성원을 직접 지휘 및 감독하는 관리층이다.

③ 구성원의 실무적 역할조정, 작업운영 지휘, 현장감독, 운영적 목표를 결정한다.

④ 기술적인 역량을 구성원에게 전달하거나 고객의 기대와 요구를 관련 부서에 전달하는 역할을 한다.

⑤ 병동 수간호사, 책임간호사, 간호 파트장 등

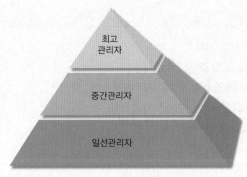

[피라미드 관리계층 구조]

2) 간호관리자의 관리기능

관리자의 직위와 유형에 관계없이 모든 관리자들은 조직의 목적 달성을 위해 관리기능을 수행하게 된다.

① 최고관리자로 갈수록 기획기능을 더 많이 수행하게 된다.

② 일선관리자로 갈수록 지휘기능을 더 많이 수행하게 된다.

③ 통제기능은 관리계층에 관계없이 비슷한 비율로 적용된다.

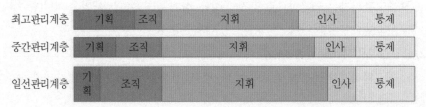

최고관리계층	기획	조직	지휘	인사	통제
중간관리계층	기획	조직	지휘	인사	통제
일선관리계층	기획	조직	지휘	인사	통제

[관리계층에서 강조되는 관리기능]

3) 관리기술 ★

카츠(Katz)는 기획, 조직, 인사, 지휘, 통제의 기능을 관리자가 효과적으로 수행하기 위해 관리기술을 실무적 기술, 인간적 기술, 개념적 기술의 3가지 분야로 분류했다.

(1) 실무적 기술(전문적, 기능적 기술, technical skill)

① 일선관리자가 업무수행에 필요한 지식, 방법, 기구 및 설비를 사용할 수 있는 능력

② 전문화된 분야에서 고유한 도구, 절차, 기법을 사용할 수 있는 능력

③ 특정 분야를 감독하는 데 필요한 지식, 방법, 테크닉을 의미하며 이러한 것들은 경험, 교육, 훈련으로부터 습득 됨

(2) 인간적 기술(human skill)

① 다른 사람들과 성공적으로 상호작용하고 의사소통할 수 있는 능력

② 동기부여에 대한 이해와 리더십을 효과적으로 적용하는 것을 포함

③ 조직의 일원으로서 효과적으로 협력하여 다른 사람들과 함께 일할 수 있게 분위기를 구축하는 능력

④ 위협적이지 않으면서 개방적인 환경을 조성하는 능력

(3) 개념적 기술(conceptual skill)

① 조직을 전체로 보고 각 부분이 어떻게 의존관계를 유지하는지 통찰할 수 있는 능력

② 조직의 모든 이해관계와 개인의 활동을 조직 전체 상황에 적합하게 진행하는 능력

③ 조직문제를 규명하고 대안을 모색하여 해결책을 찾아 수행하는 능력

④ 변화하는 보건의료체계의 현실을 받아들이고 빠르게 대처하는 능력

⑤ 조직의 복잡성을 이해하고 부서간의 연관성을 이해함

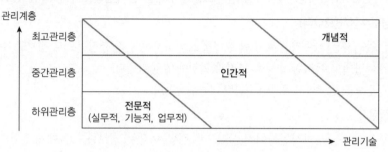

[관리기술의 상대적 중요성]

※ 실무적 기술은 낮은 관리계층에서 높은 관리계층으로 갈수록 덜 요구되는 반면 개념적인 기술은 높은 관리계층으로 갈수록 더 많이 요구된다.

🌀 UNIT 08 　민츠버그의 관리자 역할 ★★★★

민츠버그(Henry Mintzberg)는 관리자가 수행하는 10가지 특정 역할을 대인관계 역할, 정보적 역할, 의사결정 역할의 3가지 범주로 분류했다.

1) 대인관계 역할

대인관계 역할은 다른 사람과의 관계를 의미하며 관리자의 지위와 권한에서 기인한다.

(1) 대표자

① 기본적인 관리자의 역할로 조직을 대표한다.

② 간호단위의 장으로써 관리자는 의식적인 임무를 수행한다.

(2) 지도자

① 조직의 목표 달성을 위하여 부하직원의 활동을 지휘·조정한다.

② 직원의 생산성을 높이기 위한 환경을 조성하고 개인의 성장을 돕기 위해 격려한다.

③ 부하직원들의 동기를 유발시키고 직원의 채용과 훈련을 담당한다.

(3) 섭외자(연결자)

① 외부인과의 상호작용 및 경쟁자 및 조직 외부의 사람들을 다루는 일을 한다.

② 상사, 부하직원, 타 부서직원, 물품공급자, 환자 등과 함께 상호작용을 하면서 중간 역할을 수행한다.

③ 조직의 성공에 영향을 미칠 수 있는 사람으로부터 자원을 모색하고 네트워크를 유지하는 역할을 한다.

2) 정보적 역할

관리자는 조직의 내·외부의 사람들과 교류하기 때문에 직원들보다 더 많은 정보를 갖는다.

(1) 정보수집자(모니터)

① 관리자는 계속적으로 주변 환경을 모니터하면서 직·간접적으로 정보를 수집한다.

② 다양하고 특정한 정보를 조직과 환경에서 찾아낸다.

③ 정보를 탐색하고 획득하는 역할을 수행한다.

(2) 전달자

① 관리자는 부하직원들이 일상적으로 접할 수 없는 정보를 그들에게 전달한다.

② 외부인이나 부하직원으로부터 받은 정보를 조직의 다른 사람에게 전파한다.

(3) 대변인

① 관리자는 부서를 외부사람에게 대변해준다.

② 부서 관련 사항을 상사에게 알리거나 혹은 조직 밖의 사람들과 의사소통한다.

3) 의사결정 역할

조직의 새로운 목표와 활동을 전개할 시기와 방법을 결정하기 위해 정보를 사용한다.

(1) 기업가(변화촉진자)

① 새로운 분야를 개척하며 통제범위 내에서 변화를 창출하고 시도한다.

② 조직의 변화에 대한 정보를 바탕으로 사업을 추진한다.

(2) 고충처리자(문제해결자)

① 관리자 자신의 직접적인 통제 영역 밖의 변화되는 문제를 다룬다.

② 관리자는 스케줄 문제, 장비 문제, 파업, 실패한 협상건 및 생산성을 감소시키는 작업환경 문제들을 다룬다.

(3) 자원분배자(자원할당자)

관리자는 중요한 결정을 내리기 위해 조직의 모든 자원을 할당하는 책임을 가진다.

(4) 협상자(중재자)

관리자는 업무를 수행하는 데 있어서 정보와 권한을 가졌기 때문에 협상에 많은 시간을 할애해야 한다.

(1) 기업가 : 기회의 포착과 변화를 위한 프로젝트 설계 및 수행

(2) 고충처리자 : 화재나 사고 등 문제발생 시 해결방안 수립 및 시행

(3) 자원분배자 : 스케줄링, 예산책정, 부하직원의 일에 관한 프로그램

(4) 협상자 : 물품공급업자와의 협상, 조직 내 자원에 대한 교환, 구성원들과의 단체 교섭, 노사협정 등에 관한 동의 등

[민츠버그(Mintzberg)의 10가지 관리역할]

구체적	역할	역할 서술	연구로부터 확인된 활동
대인관계 역할	대표자	법적이나 사회적으로 요구되는 상징적이고 일상적인 의무의 수행	의식에 참여하거나 공적·법적·사회적 기능을 수행
	지도자	부하직원들을 동기유발시키고 직원의 채용과 훈련을 담당	부하직원과의 상호작용
	섭외자	정보를 제공해주는 사람들과의 네트워크 유지	외부인과의 상호작용
정보적 역할	모니터	다양하고 특정한 정보를 조직과 환경에서 찾고 받음	일차적으로 정보를 받는 모든 메일을 관리하고 관련자들을 관리함
	전달자	외부인이나 부하직원으로부터 받은 정보를 조직의 다른 사람에게 전파함	수렴한 정보를 조직에 전달하며 부하직원과 구두로 의사소통을 유지함
	대변인	외부인에게 조직의 계획, 정책, 활동, 결과 등을 알리며 조직에서 전문가로서 활동함	이사회에 참석하고 정보를 외부에 알림
의사결정 역할	기업가	조직과 환경에서 기회를 찾고 변화를 위한 사업을 추진함	개선을 위해 전략을 실행함
	고충처리자	조직이 기대하지 않았던 어려움에 당면했을 때 올바른 행동을 수행함	어려움과 위기를 해결하기 위해 전략을 수행함
	자원분배자	중요한 결정을 내리기 위해 조직의 모든 자원을 할당하는 책임을 가짐	스케줄링, 예산책정, 부하직원의 일에 관한 프로그램
	협상자	중요한 협상에서 조직을 대표함	협상 역할

UNIT 09 간호관리자의 관리 역량

(1) 기획역량

안전하고 질 높은 환자 간호를 제공하기 위하여 간호 목표 및 계획을 수립하고, 업무의 우선순위를 결정한다.

(2) 조직화 역량

보건의료기관 및 간호조직의 사명, 철학, 목표, 정책에 대한 이해를 기반으로 주어진 간호업무를 효율적으로 구현하기 위한 조직화 능력이 필수적이다.

(3) 교육역량

환자 및 보호자에게 최적화된 교육을 제공할 수 있으며, 간호 인력과 간호학생을 교육한다.

(4) 전문성 역량

근거기반 간호실무(evidence-based nursing)를 수행하기 위한 실무지식을 갖추는 등 자기계발을 지속하고 환자 간호를 발전시킴으로써 호사의 전문식 책무를 다한다.

(5) 비판적 사고 및 의사결정역량

다양한 간호 문제 해결을 위해 비판적 사고와 의사결정 역량을 기른다.

(6) 윤리적 역량

윤리적 기준에 따라 간호업무를 수행한다.

(7) 의사소통 및 대인관계 역량

환자 및 보호자, 간호인력, 의료진 및 타부서 간 원활한 의사소통을 통하여 협력적인 관계를 유지한다.

(8) 인적자원관리 역량

간호사 및 간호보조인력의 업무를 적절하게 분담, 위임, 감독한다.

(9) 리더십 및 동기부여 역량

환자 및 보호자를 치료 과정에 능동적으로 참여시킨다. 간호 팀의 일원으로서 구성원을 동기부여시키며 주도적으로 문제 해결에 참여하고 상호 협력한다.

(10) 질 관리 역량

간호 표준과 인증평가제도에 대하여 이해하며, 간호의 질 향상 활동에 참여한다. 또한 위임된 업무에 대하여 평가하고 적절한 피드백을 제공한다.

(11) 자원관리 역량

환자간호를 수행하는데 필요한 시간, 정보, 물품 등 자원을 효율적으로 사용하고 관리한다.

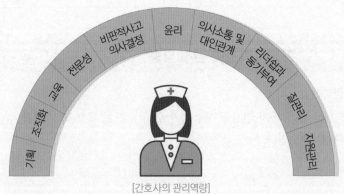

[간호사의 관리역량]

UNIT 10 간호관리학 이론

1) 고전적 관리이론(시대에 의한 분류)

고전적 관리이론은 시대적으로 1880년부터 1930년 사이의 지배적인 이론으로서 과학적 관리론, 행정관리론 및 관료제 이론 등이 포함된다.

(1) 과학적 관리이론 ★★★★★★

과학적 관리론은 테일러(F. Taylor)에 의해 1890년대에 시작되어 발전되었으며 과학적 관리론의 궁극적인 목적은 생산성과 효율성의 향상이다.

① 과학적 관리이론의 특징 ★★★★
　㉠ 근로자의 효율성과 생산성을 향상시키는 방법에 과학적 원칙을 적용했다.
　㉡ 직무의 표준화를 주장했으며, 생산율에 따라 보수를 지급하는 제도를 채택했다.
　㉢ 조직 전체의 합리화가 아닌 공장 내부의 합리화를 시도하였다.
　㉣ 공식적 조직(계층제나 분업체계)을 중시하였다.
　㉤ 구성원의 인간성을 경시하면서 경제적·합리적 인간관을 강조하였다.
　㉥ 과업의 표준화를 위해 지나치게 유일 최선의 방법만을 강조하였다.
　㉦ 과학적 관리는 관리자의 명령과 통제에 의한 일방적 경영관리이다.
　㉧ 과학적 관리는 작업의 과학, 노동의 과학이지 경영의 과학이 아니다.

② 과학적 관리론의 장점
　㉠ 관습, 감정, 직관을 배제하고 과학적 원칙을 적용하여 생산성 증대를 가능하게 함
　㉡ 간호업무기준, 작업표준, 지침서 등 실무나 연구 분야에 과학적 체계론적 기틀을 마련 함
　㉢ 시간과 동작연구에 의한 업무의 표준화와 일일 과업량을 설정함
　㉣ 노동조건의 표준화와 임금의 표준화를 이루어 냄

③ 과학적 관리론의 단점
　㉠ 생산성만을 강조하여 인간성이 경시된 편향적 관리
　㉡ 관리자의 일방적인 명령과 통제에 의한 관리
　㉢ 근로자의 업무수행에 중점을 둔 노동방법의 과학화
　㉣ 정해진 표준화로 인해 개인차가 고려되지 못함
　㉤ 성공에 대한 높은 임금 지급이 있으나 미달 시에는 임금 삭감
　㉥ 과업 달성의 기준이 일류 직공만이 달성 가능한 정도로 높음

> **과학적 관리론의 한계**
> ① 인간을 지나치게 합리적 경제인으로 가정하고 행정의 능률화를 위한 도구적 수단인 기계인으로 간주하였다.
> ② 공식 조직의 중요성만을 강조하고 비공식 조직을 경시하였다.
> ③ 기계적 능률성만 추구하고 사회적 능률성을 무시하였다.

④ 조직의 기계화, 비인간화, 일방적인 경영관리

⑤ 조직은 유일한 모형의 최고 형태로 존재할 수 없음에도 불구하고 과업의 표준화를 위해 지나치게 유일 최선의 방법(one-best-way)을 강조하였다.

⑥ 조직이 처한 여러 상황적 조건에 따라 적합한 조직형태가 결정될 수밖에 없다는 점을 인식하지 못했다.

(2) 행정관리론

프랑스의 관리학자인 페이욜(H. Fayol)에 의해 1930년대에 주창된 행정관리론은 일반관리론 또는 경영과정론이라고 하며, 생산성에 역점을 두기보다는 주로 조직을 관리하는 보편적인 원리에 중점을 두는 이론이다.

① 행정관리론의 특징

　㉠ 페이욜(H. Fayol)은 관리자의 기능을 기획, 조직, 지휘, 조정 및 통제로 구분하였고 관리에는 14개의 일정한 원칙이 있다고 제시하였다.

　㉡ 건전한 경영원칙을 적용하는 것을 강조하여 경영의 문제를 조직의 상위계층에서 찾으려 했다.

　㉢ 조직단위들의 구조적 관계, 관리기능의 유형, 관리의 과정, 분업과 통제에 관련된 원리 등을 연구하였으며, 행정조직의 합목적적이고 효과적인 관리의 원리 발견에 관심을 두었다.

　㉣ 조직의 관리 기능을 중시하고 관리자가 맡아야 할 조직 및 관리 활동의 원리를 발전시켰다.

　㉤ 조직의 상위층을 중심으로 하향적 방식에 의한 조직의 합리화를 추구했다.

② 행정관리론의 장점

　㉠ 효율적인 행정원리를 발견하고 조직관리 전략에 관한 연구에 영향을 줌

　㉡ 행정의 3요소인 사람, 장소, 작업 간의 체계적인 관계설정에 대한 이해도를 증가시킴

　㉢ 권한과 책임을 합리적으로 배열하고 이행하도록 통제장치를 마련

③ 행정관리론의 단점

　㉠ 관리를 정태적이고 비인간적 과정으로 파악

　㉡ 조직을 환경과 무관한 폐쇄체계로 간주

　㉢ 원칙들 간의 충돌과 타당성 검증 제한

행정관리론의 한계

① 과학적인 방법으로 이론적 근거를 제시하는 데 불충분하다.

② 원칙이 서로 중복되어 충돌하며 이율배반적 원칙이 많다.

③ 원칙들 간의 의미가 애매하여 구체적 실제상황에서는 효과를 기대하기 어렵다.

④ 페이율(H. Fayol)의 14개 관리원칙

원칙	내용
분업의 원칙	한 사람이 같은 노력으로 같은 시간 내에 많은 것을 보다 더 잘 생산한다.
권한의 원칙 (권한과 책임의 원칙)	권한은 명령하고 복종시킬 수 있는 권리이며 책임과 떨어질 수 없다.
규율의 원칙	규율은 직·간접적인 여러 가지 협약에 의해 형성되고 모든 비즈니스에 중요하게 적용된다.
명령통일의 원칙 (명령일원화의 원칙)	조직구성원은 오직 한 사람의 상관으로부터 명령을 받아야 한다.
지휘일원화의 원칙 (방향의 일관성)	동일 목표를 갖는 일련의 업무활동은 관리자와 기획이 하나여야 한다.
공동목표 우선 원칙	한 구성원이나 개인의 이익이 조직전체의 이익에 우선하지 않아야 한다.
합당한 보상 원칙	성과에 대한 보상은 고용주나 구성원 모두에게 공정하고 만족할 수 있어야 한다.
집권화의 원칙	집권화를 강조하되 모든 상황은 집권화와 분권화 사이의 균형이 필요하다.
계층연쇄의 원칙 (사다리꼴 연쇄의 원칙)	모든 계층 간에는 단절됨이 없이 명령과 보고체계가 연결되어야 한다.
질서의 원칙	적재적소의 원칙을 의미하며, 손실과 낭비를 막을 수 있는 원칙이다.
공평의 원칙	경영자들은 모든 구성원에게 친절하고 공평하게 대하여야 한다.
고용안정의 원칙	구성원의 이직을 감소시키는 것은 비용절감에도 효과적이다.
창의성의 원칙 (솔선력 배양 원칙)	조직구성원에게 그들의 활동을 수행함에 있어서 보다 나은 새로운 방법을 찾아 행동계획을 세우고 실행에 옮기도록 용기와 자유를 주어야 한다.
사기(협동·단결·단합)의 원칙	팀의 사기를 높이는 것은 조직 내의 조화와 통일을 강화시킨다.

※ 행정관리론은 조직의 관리기능을 중시하면서 관리층이 맡아야 할 조직 및 관리활동의 원리들을 발전시키는 데 기여하였으며 조직의 상층부를 중심으로 하향적 방식에 의한 조직의 합리화를 추구하였다.

(3) 관료제 이론 ★★★★

독일의 사회학자인 막스 베버(Max Weber, 1864~1920)에 의해 주창된 관료제 이론은 권한체계에 기초를 두고 있으며 합리적인 관점에서 대규모 조직을 관료제로 보는 이론이다.

① 관료제 이론의 특징

㉠ 권한의 계층화 : 조직의 공식적인 권한은 직위에서 나오며, 명령체계에 따라 공식

적인 권한과 책임이 명확하게 정의되어야 함
　ⓛ 공식적 선발 : 구성원은 전문적인 능력과 평가결과에 근거하여 선발되어야 함
　ⓒ 공식적 규칙 : 규칙을 명문화하고 표준화된 업무절차를 적용해야 함
　ⓔ 분업화 : 구성원들은 노동분업을 통해 숙련되고 전문화되어야 함
　ⓜ 개인적 특성 배제 : 구성원에게 공통적으로 동일한 규칙과 통제를 적용해야 함
　ⓗ 경력중심 : 관리자는 전문적인 경력자이어야 함
　ⓢ 막스 베버는 권한의 형태에 따라 조직을 전통적 권한형태, 합리적·법적 권한형태, 카리스마적 권한형태의 3가지로 분류하였다.

> • 전통적 지배(traditional authority) : 전통적으로 권한이 부여된 지배자가 시민을 지배하는 것으로 관례·관습·전통 등이 관료적 지배의 정당성에 근거를 두는 경우이다.
> • 카리스마적 지배(charismatic authority) : 특정 인물의 초인적이고 비범한 개인적 자질이 갖는 힘에 의해 지배되는 형태로 히틀러의 정치가 대표적인 예이다.
> • 합리적 지배(rational-legal authority) : 법적 적합성에 근거하여 지배하는 형태로 법치국가의 지배방식이 이에 속한다.

② 관료제의 장점
　㉠ 자원의 효율적 배분이 가능
　㉡ 공정한 대우로 행정의 객관성 확보
　㉢ 원칙이 잘 지켜지면 조직의 업무 능률이 극대화됨
③ 관료제의 단점
　㉠ 인간적인 요인과 비공식적 요인의 중요성 간과
　㉡ 규칙과 절차만 따르도록 강조하여 조직이 쉽게 경직됨
　㉢ 의사결정에 시간이 많이 걸리며, 빠르게 변하는 환경에 대처하지 못함

> **관료제 이론의 한계점**
> ① 사용된 원칙들은 과학적으로 검증되지 못했다.
> ② 관료제 원리와 전문화 원리를 구분하지 못하였다.
> ③ 인간적인 측면을 무시하고 비공식 조직의 중요성을 간과하였다
> ④ 조직을 폐쇄적 시스템으로 보는 관점으로 급변하는 조직환경에는 적용이 어렵다.

2) 신고전적 관리이론

고전적 관리이론은 1925년부터 발전되어 1940년부터 1950년대 사이의 지배적인 이론으로 인간론적 관점에 중점을 두고 있으며 크게 인간관계론, 행태과학론, 의사결정론이 대표적인 조직이론이다.

(1) 인간관계론 ★★★★

고전적 이론이 구성원이 일하는 물리적 환경에 중점을 두었다면, 인간관계론은 작업과 관계된 사회적 환경에 중점을 두었다. 인간관계론은 인간을 사회인으로 보고 인간의 감정을 중시하는 감정의 논리를 주요 논리로 하고 있으며, 인간관계론자들은 과학적 관리

의 비인간화와 관료제 조직을 비판하고 궁극적으로 인간이 관심의 대상이 되게 하였다.

① 인간관계론의 특징

　　㉠ 호손 전기공장에서 공장의 조명과 근로자들의 생산성 간의 상관관계를 실험하였다.

　　㉡ 생산성은 물리적 환경보다는 인간의 심리적, 사회적 욕구충족에 의해 결정된다.

　　㉢ 직장 분위기, 조직구성원의 태도와 감정 등 사회적 인간으로서 비경제적 보상과 안정감·소속감 등 인간의 심리적 요인을 중시한다.

　　㉣ 개인보다는 집단의 사기를 중시하고 비공식 조직 및 소집단을 중시하며 인간중심의 관리를 강조한다.

　　㉤ 기계적 조직관과 합리적 경제인이라는 인간관에 대한 과학적 관리론에 반발하여 나타났다.

> **메이요(Elton. Mayo)의 호손효과(Hawthorne effect) 연구**
>
> ① 조명실험 : 한쪽 근로자에게는 밝은 조명과 어두운 조명 등 여러 가지 종류의 조명을 적용하였고, 다른 쪽 근로자에게는 정상 조명을 적용한 결과 조명과 관계없이 두 집단 모두 생산성이 증가함
>
> ② 릴레이 조립시험 : 한쪽 근로자에게는 휴식, 짧은 작업시간, 장려금, 감독을 적용하고, 다른 쪽 근로자에게는 아무런 적용을 하지 않은 결과 생산성에 영향을 미치지 못함, 그러나 자신들만 관심을 받았다는 것을 알고 난 후에는 사기가 올라가서 생산량이 증가함, 이 결과는 근로자의 태도나 감정이 생산성에 영향을 미칠 수 있기 때문에 인간의 사회적, 심리적 욕구가 충족되어 동기화되면 생산성이 높아진다는 호손효과(hawthone effect)를 발견함
>
> ③ 면접실험 : 물리적인 조건에 불만이 있는 집단과 사회적, 심리적인 조건에 불만이 있는 집단을 나누어 관찰한 결과 물리적 조건에 불만이 있는 구성원들보다 사회적, 심리적 조건에 불만이 있는 구성원들의 생산성이 더 낮았음
>
> ④ 배선작업관찰 : 비공식집단을 구성하여 비공식규준과 역할을 만들어 생산성을 감소시키는 근로자들이 생산성을 증가시키는 근로자들을 배척하여 고의적으로 생산성을 제한시키는 것을 발견함, 즉 비공식적 조직이 조직의 성과에 영향을 미친다는 사실을 발견함

② 인간관계론의 내용

　　㉠ 인간의 사회적·심리적·비합리적 요인의 중시

　　㉡ 비공식조직 및 소집단을 중시하고 인간중심의 관리를 강조

　　㉢ 사회적 인간으로서 비경제적 보상과 안정감·소속감 등 인간의 심리적 요인 중시

　　㉣ 사회적 능률성을 중시하고 개인보다는 집단의 사기를 중시

　　㉤ 조직관리의 인간화·민주화 강조로 생산성 제고

③ 인간관계론의 장점

　　㉠ 비공식조직, 집단역할, 직장이라는 사회적 장소의 중요성을 인식

　　㉡ 구성원의 사회적, 심리적 욕구충족에 의사전달이 중요함을 인식하게 해주어 인사담당제도, 고충처리제도, 제안제도 등의 발달을 유도함

　　㉢ 인간 중심적 조직관리의 필요성을 발견

　　㉣ 행태과학의 기초 확립에 기여함

ⓗ 민주적 리더십이 필요함을 인식시켜 조직 내 인적 요인의 중요성을 인식
　④ 인간관계론의 단점
　　㉠ 사회인이 지나치게 강조됨
　　㉡ 지나치게 인적 요소만 강조되어 상대적으로 조직의 논리가 무시됨
　　㉢ 조직 없는 인간이라는 비판을 받음

> **인간관계론의 한계점**
> ① 인간의 합리적 측면이 무시되어 지나친 감정의 논리만 중시됨.
> ② 비공식집단의 역할에 대한 지나친 강조
> ③ 조직 외부환경과 논리가 무시됨.
> ④ 공식적 집단보다는 체계적 지식이 빈약하여 경영성과에 연결시키지 못하였다.

(2) 행태과학론(행동과학론)

행태과학론은 개별 사회과학만으로는 인간의 다양하고 복잡한 문제를 더는 해결할 수 없다는 인식 아래 인간행위의 원리를 여러 학문분야의 도움을 받아 체계적·객관적으로 일반화하여 설명하려는 시도에서 발달하게 된 관리이론이다.

① 행태과학론의 특징
　㉠ 리더십이론, 동기이론을 중심으로 발전되어 조직구성원의 능률향상과 관련된 모든 조직의 내적·외적 요소를 환경적 관점에서 분석하였다.
　㉡ 행태과학은 인간관계론의 빈약한 인간관리기술을 극복하고 조직에서 인간행동의 심리학적·인류학적 측면을 연구하기 위해서 과학적인 방법을 사용할 것을 강조하였다.
② 행태과학론은 인간행위에 대한 다학문적인 접근을 시도하는 이론
　㉠ 욕구단계이론(Maslow) : 인간의 욕구를 5단계로 구분, 행태과학의 시작이 됨
　㉡ 2요인론(Herzberg) : 만족과 관련된 직업요인은 불만족과 관련된 직업요인과 다르며, 불만족요인은 동기요인이 될 수는 없으나 수행을 낮출 수 있다는 2요인론을 제안함으로써 작업만족에 대한 분류이론을 개발하였다.
　㉢ X·Y이론(McGregor) : 관리자의 관리스타일을 X이론과 Y이론으로 구분
　㉣ 성숙-미성숙이론(Argyris) : 개인의 인격은 미성숙한 상태에서 성숙한 상태로 전환됨
　㉤ 관리체제이론(Likert) : 착취적 권위형, 온정적 권위형, 협의형, 참여형의 4가지 형태의 관리체제를 규명하고 참여적인 관리가 가장 효과적이라고 보았다.
③ 행태과학론이 관리에 미친 영향
　㉠ 의사결정 과정에 구성원의 참여기회 확대
　㉡ 인간에 대한 긍정적 태도 및 관리훈련으로 조직 내 인간행위에 대한 문제를 효율적으로 해결하는 데 기여함
　㉢ 근로자의 욕구충족, 성취감 향상

ㄹ 상황에 적합한 감독 활동

(3) 과학적 관리론과 인간관계론 비교

유사점
① 조직구성원에게 리더십 스타일을 적용할 때 외부환경을 무시하였다. ② 생산성향상이 궁극적인 목적이며, 목적 달성을 위해 관리기능적으로 접근하였다. ③ 작업 계층의 조직구성원만 연구의 대상으로 하고 관리자는 제외하였다. ④ 욕구의 단일성을 중시하였다. ⑤ 인간은 목표 달성의 수단이며 관리자에 의한 동기부여를 강조하고 스스로 동기부여를 하는 자아실현 인이 아니라고 보았다.

차이점	
과학적 관리론	인간관계론
• 공식 조직을 강조, 직무 중심 • 정태적 인간관, 인간을 기계의 부품화 • 기계적 능률성 • 합리적·경제적 인간(X이론) • 시간–동작연구 등 • 과학적 원리 강조 • 물질적 자극으로 경제적 동기 강조	• 비공식 조직을 강조, 인간 중심 • 동태적 인간관, 인간을 감정적 존재로 인식 • 사회적 능률성 • 사회적 인간(Y이론) • 호손실험 • 보편적 원리에 치중하지 않음 • 비경제적·인간적 동기 강조

3) 현대적 관리이론

현대적 관리이론은 1960년대 이후에 주를 이룬 이론이며, 통합적 관점으로 여러 가지 이론들이 이에 속하나 대표적인 이론으로는 체계이론과 상황이론을 들 수 있다.

(1) 체계이론 ★★★★★

체계이론은 1952년 버틀란피(Ludwig von Bertalanffy)에 의해 개발되었으며 조직을 하나의 체계로 보면서 조직에 있어서 인간의 행동은 태도, 성격, 의사소통, 보상제도 등과 같은 다양한 요소의 상호작용에 의해 결정된다고 하였다.

① 체계이론의 특징
  ㉠ 조직은 하나의 시스템이며 상호 의존하는 하부체계와 상호 관련이 있는 하부체계로 구성된다.
  ㉡ 조직은 투입, 변환, 산출이 계속 반복하여 이루어지며 균형 상태를 유지하려는 특성을 갖는다.
  ㉢ 조직은 개방적이고 역동적이며 많은 목표와 기능을 갖는다.
② 개방체계의 요소와 간호서비스

개방체계	간호서비스 체계
투입(자원)	자금, 사람, 기술, 정보, 환자중증도, 환자의 간호요구(소비자 투입요소)와 간호인력의 기술, 경험, 태도, 교육훈련

변환과정(상호작용)	간호서비스, 관리, 기획, 조직, 인사, 지휘, 통제, 의사결정, 의사소통, 동기부여 및 갈등관리
산출	임상결과, 더 나은 삶의 질, 고객 만족, 간호사 만족, 간호의 질 평가, 간호시간, 재원일수, 환자 만족, 조직의 활성화, 이직률
피드백	정부 규제 인증, 소송

체계이론의 용어정리

(1) 체계의 개방성 : 환경과 에너지를 교환하는 정도
    ① 개방체계 : 환경과 내부의 구성요소 간에 서로 상호작용이 있는 집합체
    ② 폐쇄체계 : 환경과 내부의 구성요소 간에 서로 상호작용이 없는 집합체
(2) 전체성
    부분들의 집합인 체계는 하나의 통합된 단일체로서 반응
(3) 경계
    ① 외부체계에서 들어오고 외부체계로 나가는 에너지의 흐름을 규제하는 기준
    ② 규범·가치·태도 및 다른 체계와의 상호작용 등 교환을 촉진하거나 억제하는 기능
(4) 체계의 에너지 교환
    ① 네겐트로피(negentropy) : 체계 생존에 중요한 요소로서 체계의 에너지를 증진시키는 긍정의 에너지
    ② 엔트로피(entropy) : 체계를 혼잡하게 하고 비조직화를 조장하는 부정의 에너지
(5) 균등종국성
    하위체계는 각기 달리 활동하나 모든 체계는 공통된 목표 달성을 지향하여 종국적으로 전체 목표를 달성
(6) 항상성(동태적 균형)
    본래의 목표 기능에서 일탈하려고 할 때 체계는 이를 방지하고 균형을 유지하며 항상성을 유지함
(7) 환류(회환, Feedback)
    체계의 산출이 환경을 통해 평가되고 이 평가 결과가 다시 그 체계로 되돌아오는 것

(2) 상황이론

상황이론의 기본적인 원칙은 관리자가 의사결정을 할 때 상황과 상황적인 모든 요소를 고려하는 것이다. 보다 자세한 내용은 지휘의 리더십이론을 참고하도록 한다.

① 상황이론의 특징
    ㉠ 조직은 하위체계들로 구성된 하나의 개방체계로 모든 조직과 모든 상황에 맞는 유일한 조직이론은 없다.
    ㉡ 상황에 따라 관리기법이 알맞게 변해야 한다는 이론이다.
    ㉢ 상황에 따라 적절한 일을 적절한 시간에 적절한 방법으로 수행하기 위한 틀을 제공한다.

② 상황이론의 3가지 고유변수

상황이론의 기본적인 원칙은 관리자가 의사결정을 할 때 상황과 상황적인 모든 요소를 고려하는 것이다. 곧 세 변수 간의 관계에서 상황과 조직 특성의 적합이 조직의 유효성을 결정한다.

㉠ 상황 변수 : 조직의 상황을 나타내는 일반적인 환경, 기술, 조직규모 등

㉡ 조직특성 변수 : 조직의 내부 특성을 나타내는 조직구조, 관리체계, 관리과정 등

㉢ 조직성과 변수 : 조직의 성과 또는 능률 등을 나타내는 변수(효율성, 능률성)

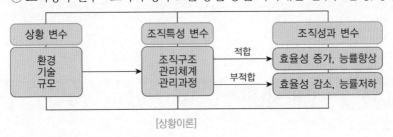

[상황이론]

③ 상황이론이 관리에 미친 영향

㉠ 조직의 효율성을 높이기 위한 조직과 상황 간의 적합, 부적합 관계를 규명하였다.

㉡ 조직특성과 상황 간의 관련성을 체계적으로 연구할 수 있는 개념적 틀을 제공해주었다.

기획과 의사결정

We Are Nurse

위아너스
간 호 사
국가시험
이 론 편

간호관리학

UNIT 01 기획의 개념 ★★★★★★★

1) 기획의 정의

① 기획은 관리과정의 첫 단계이며, 미리 무엇을 해야 할지, 어떻게 해야 할지, 누가 행할지를 결정하는 것이다.

② 조직이 달성해야 할 목표를 설정하고, 이를 효율적으로 달성하기 위하여 구체적인 행동방안을 모색하고 결정하는 행위나 과정이다.

③ 기획에는 미래에 수행해야 할 여러 행동 대안 가운데 최선의 대안을 선택함으로써 목표에 대한 합리적이고 효과적인 접근방법이 제시되어야 한다.

2) 기획의 특성 ★★

① 기획은 미래지향적이다. 기획은 미래에 일어날 일들을 미리 예측하고 상황을 분석하여 바람직한 상태로 미래를 전개시키기 위한 활동이다.

② 기획은 최선의 대안을 선택하는 합리적 의사결정 과정이며, 행동지향적 과정이다.

③ 기획은 목표지향적 활동이다. 기획은 설정된 목표를 달성하기 위해 구체적인 방법을 제시하는 활동이다.

3) 기획의 기능

① 조직목표를 명료화하여 효과적으로 성취하게 한다.

② 계획을 집행하고 안정적으로 시행하는 데 이바지한다.

③ 자원을 효율적으로 활용할 수 있게 한다.

④ 계획의 타당성을 확보할 수 있다.

⑤ 미래의 변화를 예측할 수 있다.

⑥ 조직을 미리 조정하고 효과적으로 통제할 수 있다.

4) 기획의 필요성 ★★

① 목적과 목표를 성공적으로 이끌 수 있다.

② 방향제시를 해준다.

③ 자본과 인적자원을 효과적으로 사용하도록 유도한다.

④ 위기상황을 대처하도록 도와주고 의사결정의 융통성을 제공한다.

⑤ 제한된 자원을 효율적으로 활용하게 하기 때문에 비용 효과적이다.

⑥ 변화에 대처할 수 있는 기준을 제공한다.

⑦ 효과적인 통제를 위한 수단이다.

5) 기획의 원칙 ★★★★★

(1) 목적부합의 원칙(=목적성의 원칙)

① 비능률과 낭비를 피하고 효과성을 높이기 위하여 목적이 명확하고 구체적으로 제시
되어야 한다.

② 간호조직의 공동목적을 달성할 수 있도록 계획안을 작성하여야 한다.

(2) 단순성 및 표준화의 원칙(=간결성의 원칙)

① 기획은 다른 부서와 함께 공유할 수 있어야 하기에 간결하고 명료한 표현이어야 한다.

② 기획은 난해하거나 전문적인 용어나 술어는 가능한 한 피해야 하고 기획의 대상을
표준화하여야 한다.

(3) 신축성의 원칙(=탄력성의 원칙)

① 변화하는 상황에 대처해서 하부 집행기관이 창의력을 발휘할 수 있게 탄력적이어야
한다.

② 유동적인 환경과 상태에 대하여 융통성과 탄력성을 가지고 필요에 따라 수정될 수
있어야 한다.

(4) 안정성의 원칙

① 기획은 빈번한 수정으로 기획 자체가 방향을 잃어서는 안 된다.

② 일반적으로 안정성이 높으면 효과적이고 경제적이다.

(5) 능률성의 원리(=경제성의 원칙, 효율성의 원칙) ★

① 기획에는 인적·물적·시간적 요소가 많이 소요되므로 가능한 한 기존 자원을 최대로
활용하여 주어진 비용으로 최대의 효과를 나타내는 것이어야 한다.

② 현재 사용 가능한 자원을 최대한 활용하고 새로운 자원은 최소화한다.(최소투입, 최
대효과)

(6) 장래예측성의 원칙

외부환경의 여러 가지 변화와 불확실성을 예측하고 이에 대처해야 한다.

(7) 포괄성의 원칙

계획안의 수행 단계에서 인원, 물자, 설비, 예산의 부족 등으로 차질이 생기지 않게 포괄적인 사전 검사가 이루어져야 한다.

(8) 균형성의 원칙

어떠한 기획이든 그와 관련된 다른 기획 및 업무 사이에 적절한 균형과 조화를 이루지 않으면 안 된다.

(9) 필요성의 원칙

기획은 정당한 이유에 근거한 필요가 반드시 있어야 한다.

(10) 계층화의 원칙(=계속성의 원칙)

기획은 가장 큰 것부터 시작하여 구체화 과정을 통해 연차적으로 기획을 파생시킨다. 기본 기획에서 여러 가지 구체화된 기획이 파생되는 현상을 기획의 계층화라고 한다.

(11) 일반성의 원칙

기획은 어느 특수한 관리계층만의 독특한 기능이 아니고 모든 관리 기능이기 때문에 일반성을 갖는다고 할 수 있다.

6) 기획의 과정

(1) 목표 설정

조직의 목표를 결정하는 것은 기획과정의 가장 중요한 활동

(2) 상황분석 및 문제점 파악

현재와 미래의 상황 간의 차이점으로 발생할 수 있는 장애요인을 규명

(3) 대안의 제시와 선택

대안의 시행 가능 여부, 기대효과, 효율성 등을 충분히 검토한 후 대안을 선택

(4) 대안의 결정

조직의 외부환경과 조직 내 자원 여건에 따라 수행 가능한 대안 중에서 가장 적합하다고 생각되는 방안이 되는 기획을 선택하여 우선순위를 결정하는 단계

(5) 업무 수행

결정된 최종안에 따라 적합한 간호활동 수행

(6) 활동 평가

실제 자료를 수집하여 예측상황과 비교하여 평가 후 필요시 기획 수정

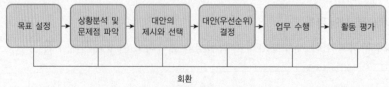

[기획과정의 단계]

7) 기획의 방법

(1) 기획예산제도(PPBS;Planning Programming Budgeting System)

기획예산제도는 계획수립과 예산편성을 유기적으로 연관시킴으로써 자원배분에 대한 의사결정을 합리적으로 일관성 있게 하려는 제도

(2) 간트차트(Gantt chart, bar chart)

① 일직선 위에 각 활동의 착수시간과 완료시간을 나타내면서 계획과 실제 업무진행 결과를 비교하여 현재 활동의 진행상황을 표시할 수 있는 기법이다.

② 관리자가 진행 중인 업무나 프로젝트를 쉽게 파악하고 일정을 확인하고 평가하는데 유용하다.

③ 간트차트는 작성이 쉽고 작업의 진척도를 그래프로 알기 쉽게 보여줄 수는 있지만 서로 다른 작업 간의 관계나 상호의존성을 표시할 수는 없다.

[간트차트]

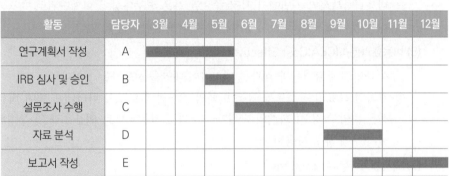

활동	담당자	3월	4월	5월	6월	7월	8월	9월	10월	11월	12월
연구계획서 작성	A										
IRB 심사 및 승인	B										
설문조사 수행	C										
자료 분석	D										
보고서 작성	E										

(3) CPM(Critical Path Method, 주경로기법)

① 활동 상호 간의 연관성을 고려하면서 프로젝트를 기획하고, 관리하며 통제할 수 있는 효율적인 프로젝트 관리기법이다.

② 확정적인 값을 이용하여 활동의 소요시간과 비용이 소요되는 사항을 추정한다.

(4) PERT(작업망 체계모형, 프로그램평가 검토방법)

① 복잡한 프로젝트의 일정계획을 세우기 위하여 사용되는 흐름 도표이다.

② 불확실한 상황에 대하여 확률적인 방법에 의해 활동의 소요시간과 비용을 계산하여 각 하위 과업이 달성되는 데 소요되는 시간을 3가지로 추정한다.

③ 3가지 소요시간은 낙관적 소요시간, 가능성이 많은 소요시간, 비관적 소요시간이다.

④ 관리자는 PERT를 사용하여 프로젝트 전체의 흐름을 파악하고, 각 과업들의 달성순서와 예상소요시간을 확인할 수 있다.

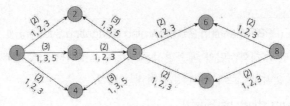

[PERT모형]

(5) 비용편익분석(CBA;Cost Benefit Analysis)

① 투입되는 비용과 산출량의 상관관계를 고려하여 편익이 큰 것을 기준으로 대안선택 여부 혹은 우선순위를 명백히 하는 것을 의미한다.

② 금액으로 표현하거나 환산될 수 있는 것을 편익으로서 측정하게 되며 대안 가운데 비용이 같다면 그중 편익이 가장 큰 대안을 선택하거나, 반대로 편익이 같다면 비용이 가장 적게 드는 대안을 선택하게 된다.

③ 비용편익분석의 기법에서 가장 중요한 것은 연구대상이 화폐단위로 측정되어야 한다는 것이고, 화폐의 가치가 시간에 따라 변화한다는 데 있다.

(6) 비용효과분석(CEA;Cost Effectiveness Analysis)

① 각 대안의 소요비용과 효과를 대비하여 대안을 선택하는 것이다.

② 효과인 목표의 달성도를 금액 이외의 계량적 척도로서 나타내게 되며 비용효과 분석은 편익 측정 시 화폐의 단위가 아니라도 가능하므로 외부효과 및 무형편익이 많을 경우에 자주 사용한다.

(7) 의사결정나무(decision tree)

① 의사결정자가 선택할 수 있는 대안과 그에 따른 결과를 나뭇가지 모양으로 나타낸 도표를 말한다.

② 관리자는 의사결정나무를 사용하여 특정한 문제에 대하여 가능한 대안, 결과, 위험, 정보요구도 등을 확인할 수 있다.

③ 의사결정나무는 최소 2개 이상의 대안들로 시작하며, 각 대안별로 발생할 수 있는 사건과 예상되는 결과를 제시한다.

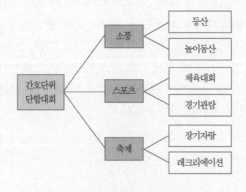

[의사결정 나무]

🔖 UNIT 02　기획의 유형

1) 시간에 따른 분류

(1) 단기기획 : 1년 미만

3년 미만의 기획을 말하며, 대개 1년 이내의 예산, 주요업무기획으로 세분화된 구체적인 기획이다.

(2) 중기기획 : 1년 이상 ~ 5년

대개 5년 내외(3~7년)의 기획으로 중기 기획은 단기 운영계획의 지침을 제공하며, 정치적 변수나 기획대상의 성격 등과 관련하여 가장 많이 이용되는 기획이다.

(3) 장기기획 : 5년 이상

10~20년의 기획을 말하며 미래에 대한 예측성이 낮고, 실현가능성이 적다. 중·단기 기획의 포괄적인 지침이 될 수 있으며 미래의 비전을 제시하는 이점이 있다.

2) 적용범위에 따른 분류 ★★

(1) 전략적 기획 ★

① 포괄적인 조직 전체의 활동계획이며 위험하고 불확실한 환경하에서의 기획이다.
② 상층관리층이 주관하며 장기적인 기획으로 기업의 장기적 목적과 관련이 있다.

(2) 전술적 기획

① 전략적 기획을 바탕으로 하위 부서의 기획기준을 제공한다.
② 덜 위험하고 확실성이 낮은 환경하의 기획으로 중간관리층이 주관하며 중기기획 및 장기적인 목적의 수행과 관련이 있다.

(3) 운영적 기획 ★★

① 하위 조직단위의 활동에 대한 기획으로 확실성이 높은 환경하의 기획이다.
② 일선관리자 층 또는 일반구성원이 주관하는 단기기획으로 중기적인 목적의 수행과 관련이 있다.

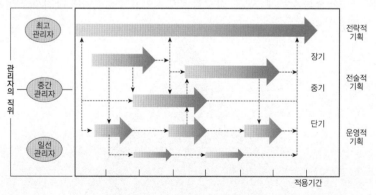

[전략적, 전술적, 운영적 기획 간의 관계] - 염영희 외, 간호관리학, 수문사

3) 관리계층에 따른 기획의 범위

(1) 최고관리자 ★

① 조직의 전반적인 전략적 기획, 장기계획

② 위험하고 불확실한 환경에서 이루어지며 장기적인 목적과 관련된다.

③ 조직이 지향하는 미래의 분명한 목표와 방향을 제공한다.

(2) 중간관리자

① 전술기획, 중기계획

② 덜 위험하고 확실성이 낮은 환경에서 이루어지며 장기적인 목적 수행과 관련된다.

③ 조직의 광범위한 운영정책을 실세로 수행하는 조직구성원들을 시위, 감독하는 섯이다.

④ 전략 목적을 수행하기 위해 세워진 수행계획으로 목표와 관련된 프로그램이나 프로젝트 및 계획을 실행하기 위해, 필요한 실무와 인력에 관련된 방침, 절차, 규칙 등을 수립한다.

(3) 하위관리자 및 일선관리자 ★★★

① 운영기획, 단기계획

② 확실성의 환경에서 이루어지며 중기적인 목적 수행과 관련된다.

③ 전술적 기획에 따라 수립된 목표를 수행하고, 계획수립 과정에 참여할 수도 있다. 하위 조직단위의 관리책임을 수행(직접적인 환자간호관리를 위한 일 단위, 주 단위 계획안, 간호단위 예산수립 등) 및 직접 환자간호에 관여한다.

🔖 UNIT 03　　기획의 계층화 개념 ★★★★★★

① 기획은 서열에 따른 계층을 형성하고 있으며 상위에 위치하는 기획은 다음 단계의 모든 기획에 영향을 미친다.

② 조직 내에는 많은 유형의 기획이 있으며 하위계층의 기획이 더 넓어지는 것은 기획의 구성요소의 수가 증가함을 의미한다.

③ 기획의 구성요소는 상위계층으로 갈수록 일반적이고 추상적이며 하위계층으로 갈수록 구체적인 특징을 지닌다.

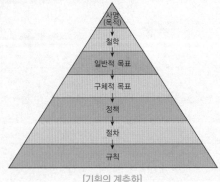

[기획의 계층화]

1) 기획의 계층별 내용 ★★★

(1) 비전

① 조직의 사업 영역과 성장 목표가 명시된 조직의 바람직한 미래상이다.
② 비전의 사전적 정의는 '내다보는 힘, 미래를 기획하는 지혜, 마음속에 있는 상상의 그림'이다.
③ 실제적으로 볼 수 없는 무엇에 대한 정신적인 이미지라고 정의할 수 있다.
④ 비전을 정립하는 이유는 조직 구성원이 변화하려는 노력을 한 방향으로 모이기 위함이다.

(2) 목적 및 사명

① 조직의 사회적 존재 이유 혹은 존재가치로서 조직의 사명을 명시한 것이다.
② 조직의 사전적 정의는 "특수한 업무"이기에 조직의 목적에는 그 조직이 지닌 특수한 업무가 포함되어야 한다.
③ 기획계층의 상부에 위치하며 철학, 목표의 지표가 된다.
④ 간호조직의 목표를 설정하는 이유는 간호조직의 존재 이유가 무엇이며, 왜 필요한지를 밝히는 것이다.

(3) 철학

① 조직구성원의 행동을 이끄는 조직의 목적 달성을 위해 조직구성원을 움직이게 하는 가치 또는 신념을 진술한 것이다.
② 목적을 달성할 수 있는 방법과 목적을 향한 방향성 제시에 관한 조직 구성원의 신념을 진술하고 있다.
③ 조직의 철학이란 조직경영의 의사결정 과정에서 우선적으로 강조되는 가치와 기준이며 조직 구성원의 신조가 되고 함께 공유해야 할 가치와 신념체계이다.
④ 간호부서의 철학에는 다음과 같은 내용이 포함되어야 한다.
　㉠ 간호부의 철학은 병원 철학과 일치해야 한다.
　㉡ 간호 대상자인 인간에 대한 신념이 나타나야 한다.
　㉢ 간호 개념에 대한 진술, 간호 행정의 의미, 교육과 연구에 대한 진술, 타 분야 및 타 학문과의 관계에 대한 진술이 있어야 한다.

(4) 목표 ★

① 목적을 구체적 수치로 표현한 것으로 조직구성원에게 제시하는 구체적 행동지침이며 업무를 수행하는 최종 지점이다.
② 조직의 비전을 실현하고 목적과 사명 및 철학을 실천하기 위한 구체적인 행동지침이다.
③ 일반적 목표와 구체적 목표
　㉠ 일반적 목표
　　• 목적과 철학을 달성하기 위한 행위를 진술하는 것으로, 광범위하지만 측정 가능하고 현실적이다.

- 병원 전체의 목표는 원내 각 부서의 직종을 포괄하여 작성되므로 다소 추상적이다. 그러므로 직종별, 단위조직별로 구체화하여 작성할 필요성이 있다.
ⓛ 구체적 목표
  - 일반적 목표에 비해 광범위하기보다는 선택적이어야 하고 단일하기 보다는 부서에 따라 다양해야 한다.
  - 구체적 목표는 간호의 생산성을 측정할 수 있는 도구이며 간호의 기본적 전략이다.
  - 구체적 목표는 자원과 미래를 만들 수 있는 힘을 발휘하도록 사명과 방법을 제시함으로써 조직, 부서 모든 간호단위에 필수적이며 명확하게 기술되어야 효과적이다.
④ 조직 목표 설정 시 고려해야 하는 원칙은 다음과 같다.
  ㉠ 현실적으로 타당하며 예측 가능할 것
  ㉡ 조직구성원과 협의하여 설정할 것
  ㉢ 서면화하여 실무자 및 조직과 관련된 다른 부서가 내용을 알고 있을 것
  ㉣ 설정된 목표의 달성도는 적기에 평가할 것
  ㉤ 목표는 목적이 성취된 정도를 측정할 수 있는 결과로 서술할 것

(5) 정책

① 정책은 조직의 철학과 목표로부터 도출되며 조직의 목표를 성취하기 위한 방법을 제시하고, 목표를 행동화하기 위한 과정 및 활동범위를 알려주는 포괄적인 지침이다.
② 정책은 암시적인 경우도 있고, 문서화되는 등 직접적으로 표현되는 경우도 있다.
③ 의사결정과 행위의 기초가 되는 계획을 조정하고 업무통제를 도와주며 편람으로 활용 가능하고 적절하게 직원에게 이용되어 일관성 있는 관리를 가능하게 한다.
④ 정책은 조직의 갈등을 방지하고 공평성을 증진시킨다.

(6) 절차

① 절차는 진행을 확인하거나 정책을 이행하기 위해 거치는 과정으로 단계적·순서적으로 활동을 기술하여 특정 업무를 수행하는 관계나 방법을 제시하는 것이다.
② 절차는 정책보다 자세한 업무행위의 지침으로 요구되는 행동의 시행순서를 기술한다.
③ 절차를 잘 설정하면 간호인력의 시간과 비용을 절약할 수 있고, 생산성이 증가한다.
④ 절차의 장점은 다음과 같다.
  ㉠ 보다 효과적인 운영을 가능하게 한다.
  ㉡ 관리 노력을 유지하도록 하며 권한의 위임이 촉진된다.
  ㉢ 통제를 촉진하고 간호활동을 조정하는데 도움이 된다.
⑤ 구성원의 참여적 관리를 장려하지 않기 때문에 이로 인해 개인적 판단력과 의사결정이 제한된다.

(7) 규칙

① 절차에 관련되어 행동을 지시하고 특별한 상황에서 행해야 할 것과 금지해야 할 것을 알려주는 명확한 지침이다.

② 규칙과 규정의 대부분은 정책과 절차편람에 포함되어야 하며 자유재량권이 주어지지 않는다.

③ 규칙은 변동을 인정하지 않으며 변화가 있는 경우는 서면화 된다.

④ 규칙은 절차에 관련되어 행동을 지시하지만 행동의 시간적 순서를 나타내는 것은 아니다.

⑤ 규칙은 정책보다 훨씬 더 엄격하고 제한된 것으로 표준적인 업무처리 방법상 기준이 된다.

(8) 계획안

① 기획보다 하위의 구체적 개념으로 기획의 결과물이며 목표 달성을 위한 수단을 구체화한 청사진이다.

② 계획안에 포함되어야 할 요소는 다음과 같다.

　㉠ 사업의 목적과 목표에 맞는 예상되는 결과를 예견해서 포함시켜야 한다.

　㉡ 목표 달성에 필요한 정책, 프로그램, 절차, 규칙 등의 수단이 포함되어야 한다.

　㉢ 활동에 필요한 자원의 종류와 양을 포함시킨다.

　㉣ 계획안 수행을 위한 의사결정의 절차와 방법이 명기되어야 한다.

　㉤ 계획안을 보완하기 위한 조정절차가 포함되어야 한다.

🔬 UNIT 04　의사결정(decision making) ★★

1) 의사결정의 정의

개인, 집단 또는 조직이 문제를 해결하기 위하여 목표를 설정하고 설정한 목표를 달성하기 위하여 이용 가능한 여러 대안 가운데 하나의 대안을 선택하는 과정이다.

2) 의사결정의 특성 ★

① 의사결정은 목표 달성을 위한 수단이 되며 지속적인 과정이다.

② 의사결정은 모든 계층에 필요한 관리의 일반적 과정이다.

③ 의사결정은 미래 행동에 영향을 미치는 동적인 과정이다.

④ 의사결정은 변화를 위한 핵심적 과정이다.

⑤ 의사결정은 여러 개의 대안 중 최선의 대안을 선택하는 과정이다.

⑥ 의사결정은 기획의 전 과정에서 일어난다.

⑦ 의사결정은 동적인 과정이며 행동지향적인 과정이다.

⑧ 의사결정의 질은 관리자의 업적과 효과를 나타내는 척도이다.

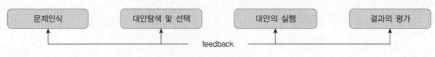
[의사결정의 과정]

3) 병원조직 의사결정의 특징

① 병원조직은 다양한 목적을 가지고 있다.

② 의료와 행정 등 두 가지 이상의 계층의 지휘를 받게 된다.

③ 나타나는 결과를 예측할 수 없는 특성으로 계량적 목표 설정이 어렵다.

④ 의료는 무형의 서비스로 가시적인 척도를 나타내는 것이 어렵다.

⑤ 다양한 전문인력으로 복잡하게 구성된 집약적이고 협동적인 조직이다.

4) 의사결정 유형에 따른 분류

의사결정의 유형은 문제의 적용수준, 문제의 구조화 정도, 문제의 분석대상, 문제의 결과 예측 가능성에 따라 분류될 수 있다.

(1) 문제의 적용수준에 따른 유형 ★★★★

① 전략적 의사결정

㉠ 최고관리층이 내리는 의사결정

㉡ 조직의 목표를 세우는 것

㉢ 조직과 환경과의 동태적인 균형을 확립하려는 의사결정

㉣ 장기적인 기획의 의사결정

㉑ 양질의 간호 제공을 위한 보호자 없는 병동 운영

② 전술적 의사결정(관리적 의사결정)

㉠ 중간관리층이 내리는 의사결정

㉡ 전략적 의사결정을 구체화하여 최상의 성과를 내도록 하는 관리적 의사결정

㉢ 자원의 조달 및 개발, 조직구조 관리 등 자원을 조직화하는 의사결정

㉣ 중·단기 기획의 의사결정

㉑ 보호자 없는 병동을 위한 증원 여부 결정 → 간호사 업무량, 환자만족도 분석

③ 운영적 의사결정(업무적 의사결정)

㉠ 일선관리자가 내리는 의사결정

㉡ 전술적의사결정을 구체화하고 일상적으로 수행되는 업무에 관한 의사결정

㉢ 인적·물적 자원을 조달하고 이를 결합하거나 기존 결합방식을 변경하여 효율적인 최적화 상태에 목적을 두는 의사결정

㉣ 정형적 의사결정과 관련

㉑ 세부운영계획 → 간호전달체계, 업무분담 등

5) 문제의 구조화 정도에 따른 유형 ★★★

(1) 정형적 의사결정

① 구조적 의사결정으로 반복적이고 주기적으로 이루어지는 일정한 형태의 의사결정이다.

② 미리 설정된 대안의 기준이 있고 인과관계가 매우 확실한 경우의 결정상황에서 이용된다.

　예 규정과 표준운영절차에 따르는 일상 업무 등

(2) 비정형적 의사결정

① 비구조적 의사결정으로 불규칙적이고 일정하지 않은 업무상황에서 내리는 의사결정이다.

② 과거의 경험이나 기준에 근거하지 않고 불확실한 상황에서 결정을 내려야 할 때 이용되며 집단토의 등의 절차를 거친다.

　예 창의적 발상, 불확실성에 대한 예견 등

6) 결과예측 가능성에 따른 의사결정

(1) 확실성하에서의 의사결정

의사결정의 결과를 확실하게 예측할 수 있을 경우

(2) 불확실성하에서의 의사결정

의사결정의 결과에 대해 고도의 불확실성이 존재하는 경우

(3) 위험하에서의 의사결정

확실성과 불확실성의 중간으로서 결과에 대해 확률이 주어질 상황에서의 의사결정. 조직에서 이루어지는 대부분의 의사결정이 여기에 속한다.

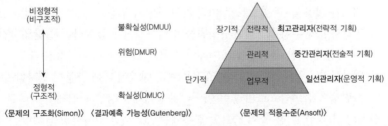

[의사결정 유형의 분류]

7) 개인적·집단적 접근방법 ★★★★★★

(1) 개인적 의사결정

① 개인이 자신의 평가기준에 따라 의사결정을 하는 것

② 개인적 의사결정에 영향을 미치는 요인

　㉠ 의사결정을 하는 관리자의 가치관

　㉡ 자원 및 인력에 대한 태도

© 문제에 대한 인식

② 개인의 성격

⑩ 조직에서의 역할

(2) 집단적 의사결정

① 집단에 의해서 이루어지는 의사결정

② 개인들의 집합인 집단에서 여러 사람이 함께 의사결정에 참여하는 방법

[개인적 의사결정과 집단적 의사결정의 장단점]

구분	장점	단점
개인적 의사결정	독창성, 신속성	• 합리성이 낮음 • 정보의 한계 • 집단적 의사결정보다 질서정연하지 못함
집단적 의사결정	• 풍부한 정보와 지식의 활용 • 분업과 협업 가능 • 충실한 대안 평가 가능 • 정당성과 합법성의 증대 • 해결책에 대한 수용성 증가	• 시간 낭비 • 지나친 순응입력 • 책임소재의 모호성 • 창의성 부족 • 집단 내 갈등

(3) 개인·집단의사결정의 선택기준

① 의사결정의 질을 향상시키기 위해서는 집단의사결정이 효과적인 상황과 개인의사결정이 효과적인 상황에 대한 선택기준을 설정해야 한다.

② 의사결정의 질, 수용성, 정확성 등이 중요할 경우에는 집단의사결정을 택하는 것이 좋다.

　　③ 의사결정의 질 : 집단의사결정은 다양한 조직구성원들에 의하여 더 많은 정보와 지식을 활용할 수 있으므로 여러 가지 대안과 접근을 고려할 수 있다.

　　⑥ 결정사항의 수용성 : 집단구성원들이 의사결정에 참여하는 집단의사결정은 결정된 사항에 대한 구성원들의 이해와 수용 가능성을 증대시켜 준다.

　　© 의사결정의 정확성 : 집단의사결정은 여러 대안에 대해 충분히 평가할 수 있고 여러 사람들이 참여함으로써 좋은 아이디어에 대해 다양한 관점에서 바라볼 수 있다.

③ 신속성, 창의성, 비용 등이 중요할 경우에는 개인적인 의사결정을 택하는 것이 좋다.

　　③ 의사결정의 신속성 : 집단의사결정은 결정이 내려지기까지 상당한 기간이 필요하여 적절한 시기를 놓쳐버릴 가능성이 크다.

　　⑥ 창의성이 중요한 사항 : 집단의사결정은 집단구성원의 창의성을 제약할 수 있다.

　　© 비용 : 집단의사결정은 우선 구성원들이 한자리에 모이게 하는 데 비용이 들고 집단의견을 조정하는 데 더 많은 비용이 든다.

의사결정 방법	선택기준
집단의사결정 ★	• 의사결정의 합법성과 정당성 • 의사결정의 질 • 의사결정의 수용성 • 의사결정 사항의 정확성
개인의사결정	• 의사결정의 신속성 • 의사결정의 창의성 • 비용절감

8) 창의적인 의사결정 기법 ★★

집단의사결정을 창의적으로 할 수 있는 방법에는 브레인스토밍, 명목집단기법, 델파이기법, 전자회의 등이 있다.

(1) 브레인스토밍(Brainstorming)

적절한 수(5~10명)의 참여자가 개방적 분위기에서 자유롭게 아이디어를 창출할 수 있어야 하고, 그 아이디어를 결합 또는 교체하여 실행 가능한 방안을 도출하는 방법이다.

① 브레인스토밍 4대 원칙
   ㉠ 비판 금지(판단연기)
   ㉡ 최대한 많은 아이디어를 제시(대량발상)
   ㉢ 자유분방
   ㉣ 결합과 개선 촉구

② 브레인스토밍의 장점과 단점

장점	단점
• 창의성이 유발되고 집단 구성원이 동등한 입장에서 비판 없이 자유로운 사고를 할 수 있다. • 짧은 시간에 아이디어를 대량 발상할 수 있다. • 다른 구성원의 아이디어를 알게 됨으로써 학습의 기회와 새로운 시각을 자극받을 수 있다. • 소수 의견이 위축되거나 소수 구성원에 의한 지배가 이루어지지 않는다.	• 아이디어를 이해하기 위한 시간적 여유가 없어 주제와 벗어난 아이디어를 제시할 가능성이 있다. • 집단의 합의를 중요시하여 올바른 결론을 내리기가 힘들다. • 자발적으로 아이디어는 개발할 수 있으나 규칙을 준수하면서 아이디어를 구조화하기 힘들다. • 자유스러운 분위기 조성이 쉽지 않다. • 단순한 문제를 결정하는 데 적합하며, 복잡한 문제의 논의에는 적합하지 않다.

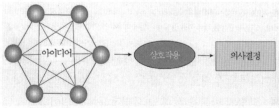

[브레인스토밍의 관계성]

(2) 명목집단기법 ★

① 명목집단기법은 구성원들이 서로 대화나 토론 없이 종이에 아이디어를 적어서 제출한 후 제출된 내용을 모아 토론 후 다수결로 의사결정을 하는 기법이다.

② 구성원 간의 대화가 없이 각자 독립적으로 자신의 의견을 제시할 수 있기 때문에 의사결정을 방해하는 타인의 영향력을 줄일 수 있다.

③ 명목집단기법이 효과적인 상황

ⓐ 새로운 사실을 얻어내고자 할 때

ⓑ 조직구성원의 영향력에서 벗어나 창의적인 아이디어를 얻으려 할 때

ⓒ 정보의 종합이 필요할 때

ⓓ 최종 결정을 내릴 경우

④ 명목집단기법의 단계

ⓐ 한 집단으로 구성원들이 모인다. 어떤 토의가 이루어지기 전에 각 구성원들은 독립적으로 문제에 대한 아이디어를 문서로 작성한다.

ⓑ 다음에 각 구성원들은 집단에 하나의 아이디어를 제출한다. 각 구성원들은 모든 아이디어가 제출되고 기록될 때가지 탁상 주위를 돌아 다닌다.

ⓒ 재조정된 아이디어에 대한 토론 후 의사결정을 한다.

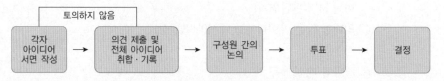

[명목집단기법의 진행 순서]

⑤ 명목집단기법의 장점과 단점

장점	단점
• 구성원 상호 간의 갈등 해소와 소수 지배현상을 배제할 수 있다. • 브레인스토밍의 장점을 가지고 있으며 아이디어 도출과 평가과정이 분리되어 창조적인 아이디어 탐색과 개발이 가능하다. • 하나의 아이디어에만 집착하는 경향이 배제되고 의견의 불일치로 인한 논란이 일어나지 않는다. • 의사결정에 대한 종결이 확실하게 이루어진다.	• 구성원이 자신의 아이디어를 정확히 기술할 수 있어야 한다. • 구성원의 의사결정 과정을 돕기 위해 충분한 지식을 가진 리더를 필요로 한다. • 문제를 바꾸거나 수정하기 어렵기 때문에 문제에 대한 사전 정보와 관련 자료들을 충분히 준비하여야 한다. • 의사결정 과정이 구조화되어 있어 융통성이 적다.

(3) 델파이법

① 전문가 집단의 신뢰성 높은 의사결정을 얻어내기 위한 기법으로 다수 전문가의 독립적인 아이디어를 우편으로 수집하고, 아이디어를 분석·요약한 후 응답자들에게 다시 제공하는 방법의 반복을 통해 의사결정하는 기법이다.

② 델파이법은 불확실한 미래에 관한 의사결정에 좋은 방법으로 전문가 집단에서 신뢰성 높은 합의를 얻어내는 것이 목표이다.

③ 델파이법은 아이디어에 대한 전반적인 합의가 이루어질 때까지 논의를 반복하는 기법이다.

④ 델파이법의 장점과 단점

장점	단점
• 지역의 제약이 없이 다양한 전문가가 참여할 수 있다. • 동등한 조건에서 참여가 가능하고, 익명을 유지하기 때문에 소수의 지배나 집단사고 현상이 없다. • 단계별 진행으로 변화의 추적이 용이하다. • 정확한 자료를 기록으로 남길 수 있고 응답자는 충분한 시간을 갖고 설문지에 응답을 할 수 있다.	• 응답자 간에 대면이 아닌 서면에 전적으로 의존하기 때문에 의사소통의 제한성이 있다. • 시간이 많이 소요된다. • 문제에 대한 잘못된 이해나 필답능력에 따라 정확한 의사전달이 안 될 수가 있다. • 응답 도중 여러 가지 이유로 응답자가 탈락하거나 회신이 누락될 수 있다. • 응답자 상호 간에 아이디어가 상충될 경우 갈등이 해소되지 않을 수 있다.

(4) 전자회의

① 고도의 컴퓨터 기술과 명목집단기법을 혼합하여 컴퓨터를 이용하여 문제를 제시하고 서로의 의견을 컴퓨터로 교류하는 방법이다.

② 전자회의의 장점은 익명, 정직, 신속성이다.

(5) 집단노트기법

① 확인된 문제에 대하여 해결안과 아이디어를 기록하고, 다른 사람에게 넘김

② 그 사람이 노트의 내용을 보고 자신의 의견을 첨가하여 새로운 아이디어를 구성하여 전체적으로 종합하여 문제를 해결하는 방법

(6) 강제연상기법

① 상황과 관련된 개념을 자유롭게 연상해 본 후 연상된 개념목록을 만들고, 상황과 관련된 원래 개념과 연상된 개념목록 간에 관련성을 찾아서 의사결정을 하는 기법이다.

② 목록을 논리적으로 분석함으로써 상황을 개선시키기 위한 유용한 개념을 선택할 수 있는 방법이다.

(7) 브레인라이팅

① 구성원이 많아도 6인씩 소그룹으로 나누어 일시에 시행함으로써 많은 아이디어를 얻을 수 있는 방법으로 일명 6.3.5법이라고 한다.

② 6인의 참가자가 3개씩의 아이디어를 5분마다 내는 과정을 6번 반복한다.

③ 구성원에게 카드를 배부한 후 5분간 주제에 대한 3개의 아이디어를 발상하여 카드에 기록하도록 한 다음 오른쪽 구성원에게 카드를 전달한다.

④ 다른 사람의 카드를 시계방향으로 돌려가면서 돌려받은 사람이 이미 기록되어 있는 아이디어에서 새로운 힌트를 얻어 새로운 아이디어를 적어낸다.

(8) 유추법

① 하나의 상황을 다른 상황과 비교하고 둘 사이의 유사성을 밝히는 과정에서 문제해결을 위한 새로운 아이디어가 떠오르게 되는데 이러한 생각의 유사성을 이용하여 새로운 아이디어를 얻는 방법이다.

② 유추법의 특징은 문제를 보는 정형적인 시각에서 벗어나기 위해서 친숙한 것을 낯선 것으로 만드는 데 있다. 즉, 다른 관점에서 친숙한 세계를 봄으로써 사물이 다르게 보이도록 하여 새로운 아이디어를 창출하게 한다.

UNIT 05 목표에 의한 관리 ★★★★★★

목표에 의한 관리(MBO : Management By Objectives)

1) MBO의 개념

① MBO는 결과지향적이고 단기적인 목표를 추구하며 구성원의 참여, 목표 설정, 피드백 과정이 구성요소로 포함되어야 한다.

② 목표의 달성도를 측정·평가하여 피드백을 통해 조직운영 활동을 강화한다.

③ 명확한 목표를 제시하여 효과적인 통제의 수단으로 사용되며 개인의 능력을 마음껏 발휘할 수 있고 이에 따른 권한과 책임소재를 명확히 하여 스스로를 통제하는 과정이다.

④ 조직 구성원의 참여과정을 통하여 상급자와의 협의에 의해 양적으로 측정 가능하면서 구체적이며 단기적인 성취목표를 설정한 다음 스스로 업적목표의 달성도를 평가해서 그 결과를 보고하게 한다는데 핵심이 있다.

2) MBO의 특징

① MBO는 구성원 참여, 목표설정, 피드백 과정이 포함된다.

② 결과지향적이고 단기적인 목표를 추구한다.

③ 개인의 능력발휘와 책임소재를 명확히 하고 자기를 통제하는 과정이다.

④ 목표의 달성도를 측정·평가하여 피드백을 통해 조직운영 활동을 강화한다.

⑤ 명확한 목표를 제시하여 효과적인 통제의 수단이 된다.

3) 목표관리의 구성요소

목표관리의 중요한 구성요소는 목표설정, 부하들의 참여, 피드백이다.

(1) 목표설정 ★★

① 목표관리에서 가장 중요한 것은 명확한 목표의 설정이다.

② 목표관리의 목표는 조직 전체의 목표와 조화를 이루고, 조직의 모든 수준에서 목표관리 접근에 부합되어야 한다. 따라서 조직구성원 개인 차원에서의 목표를 먼저 설정하는 것은 옳지 못하다.

③ 목표관리의 목표는 기획의 기술적인 측면과 인간적인 측면을 동시에 고려해야 한다.

④ 목표관리의 목표는 목표수행에 참여하는 자들에 의해 공식화되어야 한다.

⑤ 목표관리의 목표는 누가, 무엇을, 어떻게, 언제, 어디서 수행될 업무인가, 시간, 돈, 에너지, 자원, 정서에 소요되는 비용도 무엇인지에 대한 답변을 제시해야 한다.

⑥ 목표관리의 목표는 측정 가능하여 관찰 가능하고 행동용어로 기술되어야 하며 결과가 실제적으로 측정 가능해야 한다.

⑦ 목표를 설정하기 전에 책임소재가 명확히 기술된 책무수단이 설정되어야 한다.

⑧ 목표관리의 목표는 정기적인 회의를 통해 관리자와 다른 참여자 간에 구두나 문서형식으로 검토되어야 한다.

⑨ 설정된 목표가 유용하지 않을 경우 변화나 삭제가 가능할 만큼 목표관리의 목표는 유연성이 있어야 한다.

(2) 구성원의 참여 ★

① 구성원들이 자신의 수행할 목표를 상사와 협력하여 설정하기 때문에 구성원들의 직무 만족도가 높아지고 생산성이 증가하게 된다.

② 목표설정에 구성원을 참여시키는 목적은 2가지이다.
　㉠ 목표의 실현 가능성을 높일 수 있다.
　㉡ 구성원들의 목표 수용성 정도를 높일 수 있다.

(3) 피드백

① 목표를 수량화하여 구체적으로 명시함으로써 관리자가 구성원들의 업무진행 상황과 평가에 관한 정보를 제공할 수 있다.

② 피드백이 명확하게 이루어져야 집단의 문제해결 능력이 증진되고, 개인의 직무수행 능력도 증대된다.

4) MBO의 성공 요건

① 최고관리층의 적극적 지원
② 분권화, 자율적 관리 절차(자율성 강조)
③ 올바른 목표의 설정 및 평가
④ 조직 내 원활한 의사소통과 환류 과정의 형성
⑤ 성과에 대한 적절한 보상체계

5) MBO의 장점(기능)

(1) 업무의 효율성과 생산성의 향상

명확한 목표와 수단·방법을 미리 계획하여 업무를 수행하기 때문에 업무 진행이 매우 효율적이고 업무의 양과 질도 개선된다. 조직의 생산성을 향상시키는 효과를 얻을 수 있다.

(2) 업무능력의 개발과 촉진

현재의 상황보다 높은 업무목표를 정해놓고 도전하는 것이 목표관리이므로 목표 달성을 위해 노력하는 과정에서 구성원의 능력이 향상되며 직업적 발전과 자기계발을 촉진하게 된다.

(3) 기획과 통제의 수단

목표관리는 통제기준으로서 명확한 목표를 제시해줄 뿐 아니라 자기통제를 통해 스스로 업무를 평가하고 이를 통제함으로써 객관적인 업적 평가 및 효과적인 통제를 가능하게 해준다.

(4) 공정한 업적 평가와 반영

조직원 개개인의 업적을 정확하게 평가하여 그 결과를 임금, 상여금, 승진에 올바르게 반영할 수 있다.

(5) 조직구성원의 활성화

목표관리란 구성원 스스로가 목표를 정하고 그것을 달성하기 위해 주체적으로 업무에 임하여 결과에 대해 자가평가하는 제도이다. 구성원 스스로가 업무계획과 효과적인 수단·방법을 결정하여 상사의 지원과 격려를 받으면서 의욕적으로 일하기 때문에 근무의욕이 향상되고 조직구성원이 활성화된다.

(6) 조직구성원의 참여와 민주성 제고

구성원의 광범위한 참여와 Y이론적 인간관, 자아실현인관 등을 전제로 하는 목표관리는 조직의 민주성을 제고한다. 또한 관료제에 나타나는 경직성, 집권적 구조, 권위적 행태 등 전통적 특성 타파에 기여할 수 있다.

6) MBO의 한계점

(1) 목표 설정의 곤란

조직의 목표를 명확하게 제시하는 것은 매우 어려운 일이며, 또한 최종목표에 동의하는 경우에도 중간목표 사이에는 이해가 상충되고 갈등이 발생하는 것이 보통이다.

(2) 장기적인 목표 등한시

① 목표관리는 목표와 성과의 계량적인 측정을 강조함으로써 가치, 질이 우선시되는 구성원의 발전과 인간관계의 개선과 같은 계량화할 수 없는 업무보다는 양을 중요시하는 경향이 있다.
② 조직의 미래보다는 단기목표를 강조하는 경향이 있다.

(3) 비신축성 경향

목표가 더 이상 의미가 없게 된 경우에도, 관리자들은 일정 기간 동안 이를 변경하지 않으려는 경향이 있다.

(4) 불확실한 상황에서 적용 곤란

불확실하고 유동적인 환경에서는 적용이 어렵다.

(5) 관료제 조직에 적용상 한계

인간중심주의적 또는 산출중심주의적 관리방식에 경험이 없는 조직에 목표관리를 도입하려고 하면 강한 저항에 부딪히게 되며 군대조직과 같이 계층성과 권력성이 강한 관료제 조직에는 적용상 한계가 있다.

CHAPTER 03

예산과 의료비지불제도

간호관리학

UNIT 01 재무관리

1) 재무관리의 개념

① 재무관리란 기업가치를 극대화하기 위한 의사결정을 수행하는 관리활동이다.

② 조직운영에 필요로 하는 자금을 합리적으로 조달하고 그 조달된 자금을 효율적으로 운영하는 것이다.

③ 자원분배를 계획하고 조직의 효율적 운영을 계획하기 위해 구상하는 일련의 활동이다.

④ 병원 재무관리는 기본적으로 병원의 자금흐름과 관련된 모든 활동을 효율적으로 수행하기 위한 활동이다.

2) 병원 재무관리 목표

① 적정수익의 극대화와 병원가치의 극대화이다.

② 병원가치의 극대화는 병원이 벌어들일 미래의 현금흐름을 시간성과 불확실성을 고려하여 현재의 가치로 나타낸 것이다.

3) 재무제표

(1) 재무제표의 개념

① 일정 기간 동안의 기업 경영활동을 화폐가치로 기록·계산하고, 기업의 노력과 경영성적, 기업이 소유한 자산·부채 및 기업자본의 재정상태 등을 명확하게 하기 위한 보고서이다.

② 병원의 활동을 측정 기록하여 작성되는 회계보고서이며 일반적으로 병원에서 사용되는 재무제표로서는 대차대조표와 손익계산서가 있다.

(2) 대차대조표

① 기업의 재무상태를 일정 시점에서 나타내는 표이다.

② 대차대조표 작성일은 대차대조표일(balance sheet date)이다.

③ 대차대조표의 왼편은 자산을 기록하는 차변, 오른편은 부채와 자본을 기록하는 대변이다.

유동자산		유동부채
		고정부채
고정자산		자기자본

| 차변 : 자산 | = | 부채 + 자본 : 대변 |

[대차대조표의 구성]

④ 대차대조표의 3가지 요소

　㉠ 자산 : 기업이 보유한 재화를 가리키는 것으로 유동자산과 고정자산으로 나뉜다.

　　예 현금, 판매를 목적으로 보유하는 상품재고, 토지, 건물 등

　　• 유동자산 : 1년 이내에 현금으로 전환 가능하거나 사용되어 없어질 자산

　　• 고정자산 : 1년 이후에 현금으로 전환되거나 1년 이상에 걸쳐 사용되는 자산

　㉡ 부채 : 기업이 갚아야 할 채무, 빚을 의미하며 유동부채와 고정부채로 구분된다.

　　예 은행으로부터의 차입금, 외상 매입대금 등

　　• 유동부채 : 1년 이내에 상환해야 하는 부채

　　• 고정부채 : 1년 이후에 상환해야 하는 부채

　㉢ 자본 : 기업이 보유하는 재화에서 기업이 갚아야 할 채무를 뺀 잔여분

　　(자본＝자산－부채)

　　예 자본금, 자본잉여금, 이익잉여금 등

(3) 손익계산서(포괄손익계산서, income statement) ★★

① 손익계산서의 개념

　㉠ 일정 기간 동안의 비용과 수익을 대응시켜 기업의 성과를 나타내는 보고서이다.

　㉡ 손익계산서는 현금기준보다는 발생기준에 의해 작성되는데 이는 영업 기간 동안의 비용과 수익을 대응한다는 것을 의미한다.

　㉢ 손익계산서의 궁극적인 목적은 일정 기간 동안의 경영성과인 순손익을 표시하는데 있다.

　㉣ 일정기간 내의 수익과 발생의 비용을 명확히 하여 기업의 경영성과을 나타내는 것이다.

② 손익계산서의 구조

손익계산서는 발생주의 회계를 사용인식한 수익과 비용의 집합으로 다음과 같은 구조이다.

일정 기간의 수익(revenue) - 일정 기간의 비용(expense)
= 일정 기간의 순이익(net profit)

(4) 현금흐름표(cash flow table)

① 현금흐름표는 일정 기간 동안 현금의 유입과 유출 내역을 보여주는 보고서이다.

② 기업의 이익을 평가하는 데 유용하게 사용되며 기업에 대한 정보제공으로 의사결정을 더 잘 할 수 있도록 한다.

③ 현금흐름표가 별도로 필요한 이유

㉠ 대차대조표와 손익계산서의 작성이 발생주의 원칙을 따르기 때문에 실제 현금의 입출금과는 차이가 있기 때문이다.

> **환자가 수술을 받고 퇴원하면서 수술비 100만원이 발생한 경우**
> • 의료수입은 발생주의 원칙에 따라 100만원 발생
> • 퇴원 시 환자의 본인부담금 20만원+수가청구금 80만원(2달 정도 소요)
> • 환자가 퇴원하는 시점에서 병원으로의 현금유입은 20만원만 이루어짐

㉡ 조직이 유동성에 대처하기 위해서는 현금의 크기가 중요하므로 재무제표에서 현금의 입출금 내역과 잔액을 별도 표시해야 한다.

(5) 대차대조표, 손익계산서, 현금흐름표 비교

구분	내용
대차대조표	특정 시점(예를 들어 연초 또는 연말)에 자금의 조달, 자금의 사용을 나타내어 병원의 재무상태를 알려주는 표
손익계산서	병원이 특정 기간(예를 들어 1년) 동안 얼마나 영업을 잘했는지 나타내는 표
현금흐름표	1년 동안 병원에 현금이 어떻게 유출입되어 얼마나 현금이 증(감)했는지를 나타내는 표

🔬 UNIT 02　　예산

1) 예산의 개념 ★★★

① 예산은 조직활동의 기대되는 결과를 화폐가치로 표현해 놓은 업무계획서로 미리 계획된 것과 실제의 결과를 비교하여 조직의 운영을 계획하고 통제하는 과정이다.

② 병원 예산이란 병원의 운영활동을 그 계획에 맞추어 조직하고 의사소통하고 통제하는 수단을 제공하는 도구이다. 또한 병원경영의 재무성과를 병원의 목표, 정책, 계획에 따라 평가하는 도구이다.

2) 예산의 장점

① 간호관리자들의 문제와 위기를 예측하여 효율적으로 대처할 수 있게 한다.

② 조직 운영의 평가와 통제를 위한 준거수단으로 활용된다.

③ 계획된 목표에 의한 관리가 이루어질 수 있게 한다.

④ 조직의 의사전달과 조정의 수단으로 제공된다.

⑤ 병원의 제반 활동을 비판적 또는 창조적 사고로 분석하게 한다.

⑥ 간호관리자의 사고를 현재보다 미래지향적으로 변화시킨다.

3) 예산 수립의 필요성

① 계획의 실현 가능성을 조기에 알려주어 종합적인 계획을 구체적으로 할 수 있다.
② 자원의 활용과 직원의 능률성을 높이고 원활한 정보교환이 이루어질 수 있다.
③ 계획 수행 시 절차상의 승인 및 교섭 등의 번거로움을 피할 수 있다.

4) 예산의 기능

(1) 기획기능

조직의 계획을 화폐가치로 표현하여 금액으로 구체화시키는 기능이 있다.

(2) 조정기능

조직 내 한정된 자원을 형평성 있고 계획에 맞게 사업별, 부문별로 적정하게 배분하는
기능이 있다.

(3) 통제기능

조직의 운영 결과물인 사업성과를 평가하여 다음 번 계획을 수립하고 조직 운영의 개선
자료로 제공하는 기능이 있다.

(4) 예산의 기능을 기획기능과 통제기능으로 구분하기도 한다.

5) 예산 수립의 선행조건

① 예산 편성 및 예산 운용에 대한 권한과 책임의 한계가 명백한 조직구조
② 신뢰할 수 있는 통계자료를 제공하는 체계
③ 예산이 부서수준에서 이루어질 수 있는 자율권의 확대 및 부여
④ 모든 관리자들은 예산과정에 참여하고 예산개발을 위해 노력
⑤ 예기치 못한 지출에 대비할 수 있는 융통성
⑥ 예산개발에 참여할 직원들은 병원의 재정목표와 집행에 대한 방침을 이해해야 함
⑦ 예산 규모는 병원 예산 규모를 참고해야 한다.

6) 간호부 예산의 유형 ★★

예산의 유형에는 여러 가지가 있으며 크게 인력예산, 운영예산, 자본지출예산(자본예산)이
있으며 그 외에 현금예산, 유동예산이 있다.

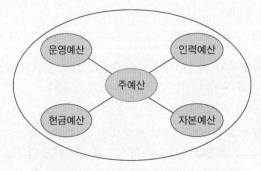

[간호부 예산의 종류]

(1) 운영예산(관리예산)

① 모든 관리자들이 참여해야 하는 비용 중 두 번째로 큰 영역으로 운영세입과 비용에 대해 매일 세우는 계획이다.

② 운영예산에는 부서의 활동을 완수하기 위해 1년 이내에 소비하거나 사용할 서비스나 재화가 포함된다.

③ 간호단위 관리자가 가장 많이 관여하는 예산이며 환자간호에 직·간접으로 사용되는 비용이다.

④ 운영예산에 포함되는 것은 다음과 같다.

    ㉠ 사원과 직원들의 요구와 노동비용으로 구성된 비용예산

    ㉡ 공급품, 장비, 총비용에 해당하는 비용 예산

    ㉢ 세입예산으로 구성되지만 단위와 주로 관련이 있는 것은 매일의 전기 사용료, 기계, 기구의 유지 보수비용, 내·외과적으로 필요한 공급품 등

    ㉣ 인건비, 교육훈련비, 유니폼비, 부담금, 환자피복비, 소모품, 세탁비, 수선보수유지비, 감가상각비, 오락비, 의약품비, 후생복지비, 서적 및 정기간행물 구입비 등

(2) 자본예산(capital budget)

① 자본지출예산이란 투자로 인한 수익이 앞으로 1년 이상에 걸쳐 장기적으로 실현될 가능성이 있는 투자 결정에 대한 전체적인 계획과정의 수립을 의미한다.

② 자본지출예산은 장기계획과 관련된 투자예산과 주요 설비비품의 구입을 위한 지출설비예산으로 이루어지며 주요 물품구입이나 프로젝트에 대한 비용으로 일정 기간에 반복적으로 재사용되는 장비의 항목을 말한다.

    ㉠ 투자예산 : 땅, 건물, 비싸고 긴 수명을 가진 중요 시설물의 구입, 신제품 개발 및 사업확장, 광고비, 시장조사비 및 연구개발 등에 대한 투자예산 등

    ㉡ 설비예산

      • 장기 계획 : CT나 MRI 구입, 전략에 의한 건물 내부수리, 빌딩이나 주요 장비(보통 5~7년 이상의 긴 수명을 가진) 구입, 병원시설의 보수, 고가의 의료장비 구입, 의료연구소 설립 등

      • 단기 계획 : 일년 예산범위 내에서 구입하는 장비, 호출기 구입, 병원침대 구입, 투약카트 구입 등

(3) 인력예산(personal budget)

① 조직의 운영에 필요한 구성원이 제공하는 노동력에 대한 비용이다.

② 의료기관은 노동집약적인 특성으로 인해 인력예산의 비중이 가장 크다.

③ 간호단위의 경우도 마찬가지로 간호부 전체예산에서 인력예산이 가장 큰 비중을 차지한다.

④ 인력예산에는 실제 노동시간(생산시간이나 봉급이라고도 함)과 실제 근무하지는 않지만 조직에서 비생산적이거나 혜택시간 등을 위해 지불하는 시간을 고려해야 한다.

⑤ 조직의 운영에 필요한 구성원이 제공하는 노동력에 대한 비용으로 정규인력, 예상되는 인력, 응급상황의 대치나 인력의 증대 등이 포함된다.

⑥ 비생산시간에는 여러 가지 혜택을 위해 지불하는 비용, 신규 채용자 오리엔테이션, 이직, 병가 및 휴가, 교육시간 등이 포함된다.

⑦ 간호조직이 인력예산을 세울 때 고려해야 할 사항
  ㉠ 현재 시행 중인 간호업무 분담체계
  ㉡ 간호인력의 구성
  ㉢ 주어진 간호서비스의 수준
  ㉣ 병상 가동률

(4) 현금예산(cash budget)

현금예산은 자본예산을 제외한 사실상의 운영예산으로 필요한 만큼의 가용자금을 마련하고 여분의 자금을 유익하게 사용하기 위해서 현금수입과 지출이 적합하게 유지되도록 계획하는 것으로 조직의 현금 입출금을 말하며 구성원의 급여, 세금, 외상매입금에 대한 지불 등이 포함된다.

7) 예산 수립 방법

(1) 품목별 예산제도(LIBS : Line Item Budgeting System)-통제기능

품목별 예산제도는 통제를 지향하는 예산으로 지출의 대상이 되는 물품 또는 품목을 한 줄로 나열한 것이다.

(2) 기획예산제도(PPBS : Planning Programming Budgeting System)-기획기능

① 장기적 기획과 단기적 예산을 하나로 결합하여 기획과 동시에 통제가 가능한 예산 방법이다.

② 의사결정의 일원성을 확보할 수 있어서 예산의 절약과 능률성을 최대로 하려는 기획 지향 예산이다.

③ PPBS의 효과는 다음과 같다.
  ㉠ 의사결정의 일원화 : 사업계획의 목적, 대안, 효과 및 비용이 서로 밀접하게 관련되어 있으면 있을수록 상위측에서 의사결정이 쉬워져서 의사결정의 일원화가 용이하다.
  ㉡ 조직체를 통합적으로 운영 가능 : PPBS는 목표달성을 위한 각종 대안을 여러 측면에서 그 비용, 효과를 검토하거나 분석해 볼 수 있기 때문에 각 분야 간의 상호 이해가 보다 잘 될 수 있어서 이해를 바탕으로 통합적 운영을 가능하게 해준다.

(3) 성과주의 예산(PBS : Performance Budgeting System)-관리기능

예산을 투입하여 무엇을 성취하는가에 초점을 두는 것으로 부서의 기능, 활동 및 사업계획을 중심으로 예산을 편성하는 방법이다.

(4) 영기준 예산제도(ZBB : Zero-Base Budgeting)-감축기능 ★

① 영기준 예산제도는 기준예산이라고도 하며 전년도 예산을 기준으로 하지 않고 "영
　(0)"을 기준으로 새롭게 예산을 편성하는 감축 중심의 예산제도이다.

② 점진적 예산 방법은 화폐중심적인데 비해 ZBB는 목표와 활동 중심적이다.

③ 자금사용의 우선순위를 결정하기 위한 도구로 "가이드라인" 또는 "결정 기준틀"을
　이용하는 것이 ZBB의 핵심이 된다.

④ 영기준 예산제도의 장점

　㉠ 실무자들의 아이디어를 받아 기획하고 구성원들의 예산관리 참여가 가능하여
　　혁신적인 분위기를 촉진한다.

　㉡ 기획과 예산 사이의 커뮤니케이션 장애를 없애고, 조직의 목적을 구상하며, 목표
　　를 기획하게 한다.

　㉢ 우선순위를 고려하여 자원을 효율적으로 사용하게 한다.

　㉣ 중간관리자는 실행 가능한 예산을 수립하고 상급관리자와의 협력과 조정에 따
　　라 예산의 순위를 결정하고 실행하게 되어 상급관리자와 중간관리자 간의 상호
　　이해와 위임능력을 촉진한다.

⑤ 영기준 예산제도의 단점

　㉠ 새로운 예산 수립 방법이므로 관련 지식과 기술을 배우는 데 시간과 비용을 투자
　　해야 한다.

　㉡ 과거 지출의 적절성을 다양한 시각에서 분석해야 하고, 과정이 복잡하여 시간이
　　많이 소요된다.

(5) 점진적 예산제도(IB : Incremental Budgeting)

① 점진적 예산제도는 목표지향 예산이다.

② 전년도의 경비에 근거하여 차기년도의 물가상승률이나 소비자물가지수 등을 추가하
　거나 곱한다.

③ 차기년도의 예산을 세우는 화폐중심적 방법이다.

④ 간단하고 신속하며 전문적 지식이 필요하지 않다.

⑤ 현재 책정되어 있는 수가에 대해서는 동기부여가 되지 않으며 우선순위가 고려되지
　않기 때문에 비효율적이다.

8) 예산의 수립 과정

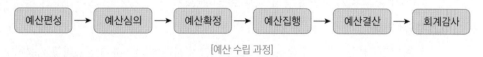

예산편성 → 예산심의 → 예산확정 → 예산집행 → 예산결산 → 회계감사

[예산 수립 과정]

(1) 예산편성

예산편성 지침의 작성부터 예산안 확정에 이르기까지 예산안을 작성하는 일련의 과정
을 말한다.

(2) 예산심의

감독기관으로부터 예산집행 전에 심사와 의결을 받는 과정이다.

(3) 예산확정

조직에 필요한 예산을 확정하는 단계이다.

(4) 예산집행

예산의 심의, 확정된 후 실행되는 수익과 지출 관련 행위를 말한다.

(5) 예산결산

실제로 집행된 예산의 실적을 표시하는 과정이며 예산의 사후적 평가이다. 이러한 예산의 결산은 다음 예산을 편성·심의할 때 기본적인 정보가 된다.

(6) 회계감사

조직의 재정적 활동과 수익·지출 결과에 관한 사실을 확인·검증하고 결과의 보고를 위해 장부에 기록된 내용을 제3자가 체계적으로 검사하는 행위를 말한다.

UNIT 03 　진료비 지불제도

1) 진료비 지불제도의 개념

① 보건의료기관이 대상자에게 제공한 의료서비스에 대하여 의료비를 산정하는 방식
② 우리나라의 진료비 지불제도 : 행위별수가제를 바탕으로 포괄수가제와 일당수가제 방식을 혼용
③ 우리나라 건강보험 수가 : 상대가치 점수(업무량, 비용, 위험도로 구성)를 기준으로 산정

2) 진료비 지불제도의 유형

(1) 행위별수가체계(fee-for-service)

① 의료진이 제공한 진료의 내용과 서비스의 양에 따라 항목별로 의료비가 책정된다.
② 진료행위, 진료재료, 의약품별로 미리 정해진 각각의 항목당 가격을 공급자에게 지불하는 방법이다.
③ 장점 : 현실적으로 시행하기 쉽고 합리적이며, 의료서비스의 질이 높고 양이 많음
④ 단점 : 과잉진료 조장, 건강교육과 간호행위에 대한 수가 제외, 진료비 계산과 보험청구에 많은 시간과 인력 낭비, 국민 의료비 증가

(2) 포괄수가제

① 제공한 서비스 항목과 수량에 직접 관계없이 사례에 기초하여 진료비를 지불하는 방식으로 DRG(Diagnosis related group)가 대표적인 방법(미국-Medicare, Medicaid)이다.
② 장점 : 의료비 절감 및 증가 억제, 조기퇴원 및 재원일수 단축, 자원이용 감축
③ 단점 : 투입비용을 줄이려는 동기가 강화되어 서비스의 질이 저하

④ 우리나라의 경우 4개 진료과 7개 질병군이 대상
  ㉠ 안과 : 백내장수술(수정체수술)
  ㉡ 이비인후과 : 편도수술 및 아데노이드 수술
  ㉢ 외과 : 항문수술(치질 등), 탈장수술(서혜 및 대퇴부), 맹장수술(충수절제술)
  ㉣ 산부인과 : 제왕절개분만, 자궁 및 자궁부속기(난소, 난관 등)수술(악성종양 제외)
  ※ 7개 질병군에 해당되는 수술을 받았어도 의료급여 대상자 및 혈우병 환자와
     HIV감염자는 포괄수가제(DRG) 적용에서 제외된다.

(3) 일당수가제 ★

① 환자의 입원 1일 또는 외래방문 1일당 정해진 일정액의 수가를 산정하는 방식
② 투입자원이나 서비스 강도의 차이를 반영하지 않아 포괄수가제의 일종으로도 봄
③ 우리나라 적용 사례
  ㉠ 의료급여자의 정신과 입원진료비 : 입원료, 검사, 약품 정신요법료 모두 포함
  ㉡ 간호·간병통합서비스 수가 산정 시 적용
  ㉢ 보건기관(보건소, 보건지소, 보건진료소) 이용 시
    • 대상자가 보건기관을 방문하여 진료를 받거나 의료인이 환자의 가정을 방문하여 진료를 행한 경우로 성별, 연령, 질병의 종류, 합병증 유무, 진료소요시간에 관계없음
    • 진찰, 처방, 각종 검사, 처치 및 수술 등의 비용을 포함하며, 하루에 2회 방문에도 수가는 1회만 산정

(4) 인두제

① 의료공급자에게 일정한 수의 가입자를 등록시키고 등록기간 동안 의료공급자는 정해진 범위 안에서 모든 보건의료서비스를 가입자에게 제공하는 방식
② 장점 : 불필요한 의료서비스 제공 가능성 거의 없음, 건강증진과 질병예방을 위해 노력, 행정관리비용 절감
③ 단점 : 특수한 상황을 고려하지 않으므로 의료의 질이 낮아짐, 환자의 선택권 제한

UNIT 04 　 간호수가(간호료 지불제도) ★★★★

1) 간호수가의 개념 ★★★

① 간호사가 대상자에게 제공한 간호행위의 대가로 진료비를 산정하는 방식
② 우리나라 간호수가는 행위별수가제(30여 항목)와 일당수가제 적용
③ 간호수가 = 간호원가 + 일정액의 이익

2) 간호행위에 대한 수가화의 필요성

① 병원의 여러부서 중 간호부서가 소비부서가 아니라 병원의 이익을 창출하는 부서라는 것을 인식시키기 위함

② 대상자들이 필요로 하는 다양한 간호서비스를 개발하고, 질 높은 간호 제공

③ 간호서비스의 가치를 경제적, 사회적으로 인정받음으로써 간호직이 전문직으로 발전하는 기반 강화

④ 의사와 병원중심의 서비스에 대해 질 높고 상대적으로 저렴한 간호서비스가 좋은 대체서비스로 작용하여 국민의료비 절감에 기여

3) 우리나라 적용사례 ★★★

(1) 행위별수가(fee-for-service) ★

우리나라는 간호 개별행위 각각에 수가를 산정하여 환자가 간호서비스를 많이 이용할수록 간호수가가 많이 부가되게 하는 방법을 채택하여 적용하고 있다.

(2) 입원환자 간호관리료 차등제

① 입원환자 간호관리료 차등제의 도입 과정

㉠ 1999년 11월부터 각 병원의 일반병동의 간호사 확보수준에 따라 간호관리료를 6등급으로 세분화하고, 이에 따라 수가를 달리 지급하는 간호관리료 차등제가 도입되었다.

㉡ 2007년 4월 1일부터 기존 6등급 의료기관 중 간호사 확보수준이 크게 낮은 종합병원급 이하 보건의료기관에 대해서는 7등급을 신설하여 수가를 감산하는 제도로 보완하였다.

㉢ 2007년 10월 1일부터는 신생아중환자실, 2008년 7월 1일부터는 성인중환자실에도 간호관리료 차등제를 도입하여 실시하고 있다.

㉣ 2008년 2월부터는 의료취약지역 의료기관에 대해서는 감산하지 않으며, 서울과 광역시는 현행대로(5% 감산) 유지된다. 그 외 지역의 감산율은 5%에서 2%로 조정하는 등 지역에 따라 7등급의 감산율을 다르게 적용하도록 일부 개선되었다.

② 간호관리료 산정기준

㉠ 직전 분기 평균 가동병상수와 해당 간호단위에서 근무하는 평균간호사의 수의 비율, 즉 평균 간호사 1인당 병상수에 따라 구분한다.

㉡ 간호사 1인당 병상 수에 따라 1~7등급으로 구분하고 6등급을 기준수가로, 등급이 올라갈 때마다 기준수가의 10%씩 가산폭이 확대된다.

㉢ 7등급은 보건의료기관 소재지역의 도시화 정도에 따라 차등감산이 이루어진다.

㉣ 성인과 소아중환자실은 1~9등급으로 구분되고 보건의료기관 종별 구분이 없이 하나의 기준이 적용되는 특징이 있다.

③ 간호관리료

㉠ 간호행위 중에서 행위별 수가제로 수가화된 항목을 제외한 나머지 간호서비스 (활력징후 측정, 지지, 간호교육, 온열요법, 냉찜질, 침상정리, 기록과 보고 등) 수가가 모두 포함된다.

㉡ 환자의 간호요구도나 제공된 간호서비스의 종류와 양에 관계없이 일당수가로 입원료에 포함되어 있다.

ⓒ 간호관리료는 입원료의 일부이며 입원료는 입원환자 의학관리료 40%, 간호관리료 25%, 병원관리료 35%가 합산된 금액으로 의료기관 종별에 따라 산정한다.

4) 간호원가 산정방법

간호원가 산정방법은 환자분류체계에 따른 방법과 포괄수가체계에 의한 방법, 상대가치체계에 의한 방법으로 분류된다.

(1) 환자분류체계에 따른 간호원가 산정방법

① 환자분류체계에 따른 간호원가 산정방식은 환자의 위급상태에 따라 경환자군, 중등환자군, 중환자군, 위독환자군으로 나누어 각 군에 대한 간호원가를 산정하는 방법이다.

② 환자분류체계에 따라 간호원가를 산정하려면 우선 환자분류도구 및 결정지침을 개발해야 하고 병원이나 간호사마다 수행하는 간호서비스의 질과 양이 표준화되어야 한다. 또한 각 병원에서는 환자 수 대비 간호사 수의 기준을 확보하여야 하고 병동관리를 전산화하여 업무의 양을 줄이고 동시에 정확성을 확보하여야 한다.

③ 장점

ㄱ 과잉 간호서비스의 가능성을 배제하고 간호료 지불에 대한 투명성을 확보하며 간호인력 산정의 탄력성을 유지할 수 있다.

ㄴ 환자의 상태에 따른 차등화된 간호를 제공하므로 간호자원의 효율적 관리가 가능하다.

ㄷ 간호사가 환자관리를 주도할 수 있으며 환자의 중증도에 따라 간호기술이나 전문수준의 폭을 넓힐 수 있다.

④ 단점

ㄱ 환자의 중증도가 수시로 바뀌는 경우 원가의 손실 우려가 있고 환자의 중증도를 파악하기 위해 환자분류 사정업무를 추가적으로 수행해야 하는 번거로움이 있다.

ㄴ 병원 경영진은 경력 간호사나 간호단위별 간호사 수를 줄이려는 유인책을 갖게 된다.

ㄷ 간호의 질적 수준이 저하될 우려가 있다.

(2) 포괄수가체계에 의한 간호원가 산정방법

① 환자를 질병군별로 분류하여 간호원가를 산정하는 방법으로 환자 수 대비 간호사 수의 기준을 확보해야 하고 질병군별 간호표준화가 이루어져야 한다.

② 장점 : 간호료 산정을 위한 추가적인 간호업무가 없다.

③ 단점 : 간호의 질이 낮아질 위험성이 있다.

(3) 상대가치체계에 의한 간호원가 산정방법

① 상대적 가치로 접근하여 점수화하고 이를 금액화하는 산정방법으로 간호업무의 표준화가 필요하다. 보호자 없는 병동에서 실시하며 미국의 메디케어(medicare)가 여기에 속한다.

② 장점:난이도 있는 간호의 제공으로 간호의 양과 질을 높일 수 있다.

③ 단점:환자가 간호의 양을 선택할 수 있고 과잉간호가 발생할 우려가 있다.

④ 행위별 수가로 산정가능한 주요 간호행위의 상대가치 점수

간호사가 제공하는 다양한 간호서비스 중에서 행위별 수가로 별도 보상 받는 행위는 30여 항목에 불과하며, 수가화된 항목을 제외한 나머지 간호행위에 대한 가치는 입원료의 한 영역인 간호관리료에 일당수가로 포괄화되어 있다.

(4) 간호원가 산정 기준 및 산정요소 비교

간호원가 산정체계 간호원가 산정방식	간호원가 산정 기준	간호원가 산정요소
환자분류체계 과정원가 산정방식 (process cost accounting)	환자중증도	• 환자중증도별 간호표준 • 환자중증도별 간호시간 • 간호단위별 직접비 • 간호단위별 간접비
포괄수가제(DRG) 과정원가 산정방식 (process cost accounting)	질병군	• 질병별 간호표준 • 질병별 간호시간 • 간호단위별 직,간접비
상대가치체계 업무별 원가산정방식 (job-order cost accounting)	간호행위별 상대가치와 간호시간	• 간호행위별 간호표준 • 간호행위별 간호시간 • 간호행위별 상대가치 • 단위시간당 직접비 • 단위시간당 간접비

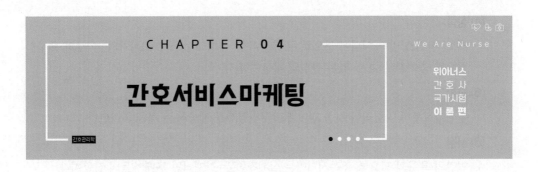

CHAPTER 04

간호서비스마케팅

간호관리학

We Are Nurse

위아너스
간 호 사
국가시험
이 론 편

UNIT 01 마케팅

1) 마케팅의 정의 ★

① 마케팅은 시장(market)이란 단어에 진행형인 ing를 합성한 단어로 움직이는 시장이란 뜻을 가지고 있다.

② 마케팅 분야의 유명한 학자인 필립 코틀러(P. Kotler)는 개인이나 집단이 제품과 가치 있는 것을 창출하고 이를 타인들과 교환함으로써 자신들이 가진 욕구와 욕망의 획득을 목적으로 하는 하나의 사회적 내지 관리적 과정이라고 하였다.

2) 마케팅의 관련된 주요 개념들

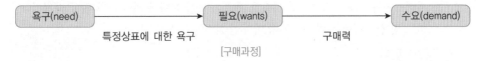

욕구(need)	→	필요(wants)	→	수요(demand)

특정상표에 대한 욕구　　　　구매력

[구매과정]

(1) 욕구

어떤 기본적인 만족이 결핍됨을 느끼는 상태이다.

의식주, 안전, 소속감, 존경 등에 대한 욕구

(2) 필요

기본적 욕구를 충족시킬 수 있는 구체적인 것에 대한 바람이며 충족 방식이 각기 다르다.

① 음식 : 된장찌개, 햄버거

② 의복 : 정장, 원피스, 캐주얼

(3) 수요

제품을 구입할 능력과 의지에 의해서 뒷받침되는 제품에 대한 필요이며 구매력이 뒷받침될 때 수요가 창출된다.

(4) 상품

재화, 서비스 및 아이디어 등으로 구성된 유형, 무형의 것으로 소비자의 1차·2차 욕구인 필요를 충족시켜 줄 수 있는 관심의 대상이 된다.

(5) 교환

누군가로부터 바람직한 것을 얻어내고 무엇인가를 제공하는 것을 의미한다.

(6) 시장

인간의 욕구와 필요를 충족시키려는 실제적 또는 잠재적인 구매자들의 집합이다.

3) 의료서비스 마케팅의 특징

① 노동집약적·전문적·개별적인 서비스이다.
② 공공의 책임을 지기 때문에 사회적으로 많은 규제를 받는다.
③ 병원은 관리와 의료라는 이원화 구조로 분리되어 있어서 운영상에 갈등이 발생한다.
④ 의료서비스는 환자를 대상으로 서비스를 제공하고 서비스에 대한 보상은 제3자 지불단체가 한다.
⑤ 의료서비스를 소비하기 전까지는 그 결과에 대해 알 수 없고 소비 후에도 그 질을 평가하기가 어렵다.

4) 간호서비스 마케팅의 정의 ★

① 서비스 동기가 이윤동기보다 더 큰 의미를 갖고 수요자가 적정 간호서비스를 받을 수 있도록 하기 위한 활동이다.
② 간호제공자는 효과적인 간호서비스를 이용하도록 간호의 가치관과 전문성을 발휘하여 서로 간의 만족을 도모하는 계획적인 활동을 의미한다.
③ 서비스제공자와 소비자와의 목표충족이 가능한 교환을 창출하기 위한 과정이다.
④ 의료 및 간호서비스 마케팅은 소비자 중심적인 특징을 갖는다.

5) SWOT 분석

(1) SWOT 분석의 정의

① 기업은 자신의 제품 혹은 기업이 처한 상황을 종합적으로 분석하기 위해서 SWOT 분석을 적용할 수 있다.
② 기업의 내부상황(강점, 약점)과 외부상황(위협, 기회)를 분석하여 마케팅 믹스에 적용하는 것이 SWOT 분석이다.

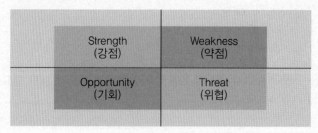

Strength (강점)	Weakness (약점)
Opportunity (기회)	Threat (위협)

[SWOT 분석표]

(2) SWOT 분석의 구성

내부역량	외부환경
강점(Strength) • 병원의 명성 • 최고의 의료진 • 최첨단 의료시설과 장비 • 지리적인 접근도의 용이	기회(Opportunity) • 국민소득의 증가 • 평균수명의 증가 • 의료수요의 증가 • 의료수요의 고급화 • 민간건강보험의 도입 • 대단위 주거단지의 조성 • 경기회복에 따른 소비심리의 회복
약점(Weakness) • 직원들의 불친절 • 경영진에 대한 불만 • 경쟁적 지위의 쇠퇴 • 의사, 간호사, 직원 간의 갈등 • 의료진과 직원들의 높은 이직률 • 복리, 후생, 임금상승으로 수익률 악화	위협(Threat) • 경기침체 • 낮은 보험수가 • 의료시장 개방 • 정부의 통제 및 규제 • 병원 노사분규의 확산 • 새로운 경쟁자의 등장 • 국민의식수준 향상에 따른 불만 및 관심의 증가

🩺 UNIT 02 　 서비스 마케팅 ★

1) 서비스의 개념

① 서비스는 고객의 편리와 욕구, 이익을 충족시켜 줄 목적으로 대상자의 명시적인 요청에 의해 제공되는 무형의 행위나 성과이며 어느 쪽의 소유로도 결정되어지지 않는 것이라고 할 수 있다.

② 판매를 목적으로 제공되거나 상품판매와 연계해서 제공되는 제반활동이라고 간단히 정의할 수도 있다.

2) 서비스의 특징

(1) 무형성 ★

① 서비스는 뚜렷한 실체가 있지 않아 보거나 만질 수 없고, 서비스를 제공받기 전에는 어떤 것인지 실체를 파악하기 어려우며 서비스 상품은 진열하기 곤란하며 커뮤니케이션도 어렵다.

② 해결전략

　㉠ 잘 훈련된 인적자원을 정보제공에 사용하여 고객 접촉빈도를 높인다.

　㉡ 구매 후에도 커뮤니케이션을 강화하여 입소문 마케팅을 적극적으로 활용한다.

(2) 비분리성

① 비분리성은 동시성이라고도 하며 생산과 소비가 동시에 일어나는 것을 의미한다.
② 서비스가 제공되는 시점에 소비자가 존재해야 제공이 가능하고 서비스 제공자와 상호작용하는 것과 참여 여부의 정도가 서비스의 결과에 큰 영향을 미친다.
③ 해결전략
　㉠ 서비스를 제공하는 조직구성원 선발 및 교육에 중점을 둔다.
　㉡ 서비스 제공자의 표준화 및 자동화를 강화한다.
　㉢ 가능한 여러 지역에 서비스망을 구축하고 고객관리에 세심한 관심이 필요하다.

(3) 이질성

① 이질성은 변화가능성을 의미하는데 동일한 서비스라 하더라도 누가, 언제, 어디서, 어떠한 방법으로 제공하느냐에 따라 매번 달라지기 때문이다. 이로 인해 서비스 표준화와 품질관리가 쉽지 않다.
② 해결전략
　㉠ 서비스 표준화의 설계 및 수행으로 일관성 있는 서비스를 제공한다.
　㉡ 서비스의 기계화·산업화·맞춤화가 시행되도록 한다.

(4) 소멸성

① 소멸성은 비분리성에 기본을 두는 개념으로 서비스는 결코 저장될 수 없다는 의미이다.
② 예를 들어 연주회, 비행기의 빈 좌석, 병원 입원실의 빈 침상들은 이용해야 하는 시기가 지나면 이용할 기회가 사라진다는 것이다.
③ 일반적인 제품처럼 재고라는 의미를 부여할 수 없다. 그러므로 수급 및 제공능력의 동시조절 및 비수기의 수요변동에 대비하여야 한다.

특성	문제점	해결전략
무형성	저장 불가능, 진열하거나 설명하기 어려움, 가격의 설정 기준이 모호함	유형적 단서 강조, 인적 원천을 정보제공에 사용, 구전활동 적극 활용, 대고객 접촉빈도 높임, 구매 후에도 커뮤니케이션 강화
비분리성	서비스 생산에 고객참여, 직접 판매만 가능, 집중화된 대규모 생산 곤란	조직구성원 선발 및 교육에 비중을 둠, 서비스 제공자의 자동화 강화, 세심한 고객관리 필요, 여러 지역에 서비스망 구축
이질성	표준화 및 품질통제가 곤란	서비스 표준의 설계 및 수행, 서비스의 기계화·산업화 강화, 서비스의 맞춤화 시행
소멸성	저장 및 재판매 불가능, 수요 및 공급의 균형문제	수급 및 제공능력의 동시조절, 비수기의 수요변동에 대비

－ 원석희, 서비스 운영관리 : 고객만족(CS)을 통한 가치창출

UNIT 03 간호서비스 마케팅 믹스 전략 ★★★★★★

1) 제품(Product) 전략

간호서비스에서의 제품 전략은 간호서비스 자체를 의미하며 질과 양으로 구성된다. 의료서비스의 개선과 특수 클리닉 개설에 따른 간호서비스 개발 등이 포함된다.

(1) 의료기관의 서비스 구분

① 입원서비스, 외래서비스, 건강증진서비스로 제품을 구분하여 기존 간호서비스를 향상시킬 부문과 개발할 부문, 새로운 간호서비스 개발부문을 각각 확인해야 한다.

② 기존 간호서비스 향상 : 간호의 질 평가와 질 보장을 통한 관리를 활용하여 간호단위별, 단계별로 체계적이고 지속적으로 진행·평가하도록 한다.

(2) 간호서비스 개발

① 최근 질병 추세와 관련된 간호서비스의 정형화 : 만성 퇴행성 질환, 노인질환 간호, 호스피스 간호, 치매노인을 위한 안전간호, 노인요양보호시설의 간호표준화 등

② 의료기관 내의 일반환자를 위한 서비스 : 안전간호, 감염간호, 응급환자 간호 등

③ 일반인의 건강유지·증진을 위한 서비스 : 종합건강검진센터, 운동처방 및 재활센터, 유전상담센터, 학교보건 간호표준화 모델 등

④ 특수 클리닉 개설에 따른 간호서비스 개발 : 심장병센터, 암센터, 재활센터, 노인병센터, 당일 수술병동, 주간치료관리센터, 호스피스센터 등

⑤ 전문화된 간호서비스 개발 : 가정전문간호, 호스피스간호, 임상전문간호사와 같은 전문간호사 활용모델, AIDS 간호, 통증관리센터 등

⑥ 기타 서비스 : 재난간호, 퇴원 후 가정간호연계 프로그램, 영유아 간호표준화 모델, 자살예방 간호 모델 등

2) 가격(Price) 전략 ★★

① 간호서비스에서 가격은 서비스를 이용하거나 소비하기 위해 소비자가 지불해야 하는 금액에 대한 가치이다.

② 현재 우리나라는 간호수가가 적용되기는 하지만 전국민의료보험제도로 인한 정부의 통제로 질 높은 간호서비스가 제공되고 있음에도 불구하고 실질적인 가격의 차별화는 이루어지지 않고 있다.

③ 가격전략의 실제

㉠ 경제적이고 합리적인 적정 보험수가 책정

㉡ 새로운 간호수가체계의 개발 ★

㉢ 가치비용 분석을 통한 기존 수가 조정 전략(가치비용분석)

※ 기존수가전략의 예 : 비급여 항목을 급여항목으로 변경하여 가격을 낮추는 것이다.

3) 유통(Place) 전략 ★★★★

유통이란 서비스가 생산자로부터 소비자에게 안전하고 무난히 전달되도록 지원해주는 활동으로 주로 고객의 편리를 추구하는 접근성과 관련된 개념이다.

(1) 물리적 접근성의 제고
　　① 제공되는 장소의 편의성을 강조
　　② 원격진료시스템, 가정간호서비스, 통원수술, 인터넷을 통한 환자상담 등

(2) 서비스 전달체계의 다원화
　　① 간호서비스를 병원만이 아닌 지역 및 가정으로까지 확대
　　② 자가간호를 위한 스마트 어플리케이션 적용, 지역사회 간호서비스센터 운영, 전화나 인터넷을 이용한 건강 및 간호상담 등

(3) 정보적 접근성
　　① 전문적인 수준을 갖춘 간호인력을 확보하여 상담이나 설명, 조언 등을 편리하고 수준 높게 제공
　　② 전화상담·설명·조언 등 대응하는 간호사의 전문성 수준

(4) 시간적 접근성
　　① 원하는 시간에 언제든 편리하게 서비스를 제공
　　② 병원예약, 대기시간, 진료시간의 연장, 야간진료 등의 시간을 줄여주는 것

4) 촉진(Promotion) 전략 ★★★★

촉진은 간호조직과 간호표적시장 양자 간에 간호서비스와 관련된 모든 정보에 관하여 적절히 의사소통하는 것이다. 일반적으로 마케팅에서 많이 사용되는 촉진 전략으로는 광고, 홍보, 인적 접촉, 판매촉진, 구서 등이 있으나 간호서비스는 비영리적 성격으로 인해 일방적인 광고나 홍보 등을 사용할 수 없다.

① 간호사 개개인의 전문적인 지식과 기술, 책임감 있는 행동 및 간호사의 외형적 모습, 태도 등을 통하여 고객접점 시 소비자 만족을 증대시킬 수 있는 전문적인 이미지 강화
② 다양한 건강관리 프로그램에 대한 안내서, 소책자 발간
③ 사회봉사적 차원의 간호활동에 대한 홍보를 통한 이미지 향상으로 간호서비스에 대한 수요를 자극
④ 병원홍보·광고 : 병원보, 의료신문, 안내서, 소책자, 게시판, 강연회, 사회활동, 방송출연, 건강교실, 개원광고, 이전광고, 신의료기술 및 설비광고, 신의료설비광고
⑤ 병원인적판매 : 인적접촉을 위한 노약자와 중환자를 위한 왕진

5) 촉진전략의 기능

① 가시화된 간호서비스의 가치에 관련된 정보전달 및 인식
② 간호서비스의 가치인정 및 간호수가 형성을 위한 유인책으로 기여
③ 전문적 이미지 제고 및 향상(친절, 책임감, 전문적인 인상)
④ 바람직한 포지셔닝 달성
⑤ 간호서비스에 대한 수요자극 및 창출

UNIT 04 　시장세분화, 표적시장, 포지셔닝

조직이 가지고 있는 경영상의 한계를 고려하여 다른 모든 조직과 경쟁하기보다는 시장을 세분화(market segmentation)된 시장 속에서 가장 유리하다고 생각되는 시장을 선택하고 이를 표적시장(targeting)으로 삼고 자신의 모든 능력을 투입하여 유리한 위치(positioning)를 차지하고자 계획하는 것을 STP 전략이라고 한다.

1) 시장세분화(market segmentation)

소비자의 욕구를 분석하여 비슷한 성향을 지닌 사람들의 집단을 다른 성향의 사람들의 집단과 분리하고 하나의 집단으로 묶어가는 과정을 시장세분화라고 한다.

(1) 시장선호성의 분포형태

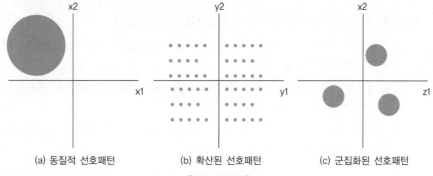

(a) 동질적 선호패턴 　　(b) 확산된 선호패턴 　　(c) 군집화된 선호패턴

[시장 선호패턴] -유동근, 통합마케팅

① 동질적 선호패턴
    ㉠ 모든 잠재고객이 이상적이라고 생각하는 "원하는 바"가 유사한 모습을 보여주는 것이다.
    ㉡ 이러한 모습을 동질적 선호패턴(homogeneous preference pattern)이라 한다.
② 확산된 선호패턴
    ㉠ "원하는 바"가 매우 상이한 모습을 보여주는 것이다.
    ㉡ 이러한 모습을 확산된 선호패턴(diffused preference pattern)이라 한다.
③ 군집화된 선호패턴
    ㉠ 이상적으로 생각하는 "원하는 바"가 몇 개의 군집을 형성하는 것이다.
    ㉡ 이러한 모습을 군집화된 선호패턴(clustered preference pattern)이라 한다.
    ㉢ 차별화마케팅으로 볼 수 있다.

(2) 효과적인 시장세분화 요건

① 측정가능성(measurability)
    각 세분시장의 규모나 구매력은 마케팅 관리자가 측정가능 해야 한다.
② 접근가능성(accessibility)
    선정된 시장에 조직의 마케팅 활동이 효과적으로 집중될 수 있어야 한다.

③ 실질적 규모(substantiality)

선정된 시장의 규모가 크고 수익성이 커서 별도의 시장으로 개척할 가치가 있어야 한다.

④ 실행가능성(actionability)

선정된 시장에 대한 마케팅 믹스 전략이 효과적으로 실행될 수 있어야 한다.

(3) 시장세분화 기준

① 지리적 특성 : 지리적 위치나 규모별로 표적시장을 선정하는 방법

② 인구통계적 특성 : 연령, 성, 가족 규모, 소득, 직업, 학력, 종교, 가족생활주기 등에 의해 표적시장을 선정하는 방법

③ 심리분석적 특징 : 사회계층, 라이프스타일, 개성 등에 의해 표적시장을 선정하는 방법

④ 행태적 특성 : 지식, 태도, 사용 정도, 반응 정도 등에 따라 표적시장을 선정하는 방법

(4) 간호서비스 시장의 시장세분화(McDonald & Payne의 분류)

① 간호고객 시장 : 간호서비스 시장 가운데 가장 중요한 시장으로 환자 및 가족, 개인, 지역사회 일반 대중이 있다.

② 간호내부 시장 : 간호사, 간호관리자, 의사, 병원행정가, 타 직종의 직원들, 기타 간호사와 함께 일하는 관련 직원들이 있다.

③ 영향자 시장 : 간호서비스 활동에 영향을 미치는 국회, 정부기관, 정치집단, 소비자단체, 건강보험공단 등을 들 수 있다.

④ 공급업자 시장 : 의료용품 제조업자 및 공급업자, 의료업 관련 각종 용역업자 등이 있다.

⑤ 간호사 모집시장 : 현재의 간호학생, 장래 간호사를 지망한 학생, 간호교육기관 등이 있다.

2) 표적시장(target market)

(1) 비차별화 마케팅

① 대량마케팅이라고도 하며 비차별화 마케팅은 잠재고객들이 동질적 선호패턴을 나타낸다는 가정하에 전체시장에 대해 한 가지 마케팅 믹스 전략을 적용하는 것이다.

② 가장 큰 표적시장을 대상으로 하기 때문에 비용을 절감할 수 있으며 대량생산, 대량유통, 대량광고 등이 이용되어 이를 대량 마케팅(mass marketing)이라고 한다.

(2) 차별화 마케팅

① 차별화 마케팅(differentiated marketing)은 잠재고객들이 군집화된 선호패턴을 나타낸다고 생각하고 전체시장을 몇 개의 세분시장으로 나누는 것이다.

② 나누어진 세분시장 중에서 하나를 표적시장으로 선정하여 그에 적합한 제품이나 서비스를 제공하는 것이다.

③ 이 전략은 비차별화 마케팅보다 총매출을 더욱 많이 달성하여 시장점유율을 증대시키는 장점이 있다.

④ 차별화에 따른 경비가 함께 증대된다는 문제점이 있다.

(3) 집중화 마케팅

① 집중화 마케팅(concentrated marketing)은 차별화 마케팅과 같은 개념이다.
② 그러나 비차별화 마케팅이나 차별화 마케팅은 2가지 모두 전체시장을 표적시장으로 삼는 데 반해 집중화 마케팅은 한 개 또는 더욱 소수의 세분시장만을 표적시장으로 삼고 표적시장에서의 시장 점유율을 확대하려는 전략이다.
③ 갑자기 표적시장이 붕괴될 수 있다는 위험성을 안고 있다.

(4) 일대일 마케팅

① 일대일 마케팅(one-to-one marketing)은 잠재고객들의 확산된 선호패턴을 개별적이고 독특한 하나의 시장으로 본다.
② 원하는 바가 매우 다른 개별 고객을 별도의 세분시장으로 간주하여 표적시장을 정밀하게 조정한 것이다.

3) 포지셔닝(positioning)

(1) 포지셔닝의 정의

① 포지셔닝이란 "어느 한 제품이 주어진 시장에서 차지하는 위치, 장소를 의미"하는 것이다.
② 특정제품이 경쟁제품과 비교하여 특정 속성에 대하여 소비자들의 마음속에 차지하는 상대적 위치를 의미한다.

(2) 포지셔닝의 유형

① 속성에 의한 포지셔닝 : 타 조직의 제품이나 서비스와 비교하여 차별화되는 속성이나 특성을 기준으로 포지셔닝하는 방법
② 이미지 포지셔닝 : 제품이나 서비스가 갖고 있는 추상적인 편익을 기준으로 포지셔닝하는 방법
③ 사용 상황에 의한 포지셔닝 : 제품이나 서비스의 사용 상황을 묘사하거나 제시하면서 포지셔닝하는 방법
④ 사용자에 의한 포지셔닝 : 특정 소비자 집단이나 계층에게 적절함을 묘사하거나 제시하면서 포지셔닝하는 방법
⑤ 경쟁 제품에 의한 포지셔닝 : 소비자의 지각 속에 자리잡은 경쟁 제품과 명시적, 묵시적으로 비교함으로써 조직의 효익을 강조할 수 있는 포지셔닝 방법

(3) 포지셔닝의 절차

① 소비자 분석 : 소비자의 욕구를 명확히 이해한다.
② 경쟁자 확인 : 표적시장의 범위를 정하고 경쟁자를 확인하여야 한다.
③ 경쟁자 포지션 분석 : 경쟁자가 현재 소비자에게 어떤 모습으로 지각되는지를 확인한다.
④ 자신의 포지셔닝 개발 : 소비자의 마음속에 자신이 차지하고 싶은 위치를 결정한다.
⑤ 포지셔닝 실행 : 원하는 위치에 따른 제품을 개발하고 마케팅 믹스를 결정한다.
⑥ 포지션 확인과 리포지셔닝 : 포지셔닝이 실행된 후 위치를 확인하여야 하며 적절히 포지션이 되었더라도 환경의 변화 등으로 목표 포지션이 재설정되면 그 위치로 이동하는 재포지셔닝(리포지셔닝, repositioning)을 필요로 한다.

(4) 포지셔닝 맵(positioning map)

소비자의 마음속에 내재한 자사제품과 경쟁회사 제품들의 위치를 2차원 또는 3차원의 도면으로 작성한 것으로 크게 제품 위주의 포지셔닝 맵과 소비자의 지각을 통해 작성하는 인지도가 있다.

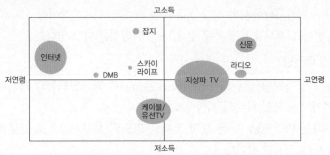

[포지셔닝 맵의 예 : 방송통신 매체별 관심도 포지셔닝]

(5) 포지셔닝 분석

① 어떤 상표, 기업 등과 같은 태도 대상들이 소비자의 욕구나 경쟁자와 관련하여 소비자의 마음속에 그려지는 모습을 확인하는 일로 지각 지도를 작성하고 그곳에 자신과 경쟁관계인 제품이나 서비스의 위치를 결정하기까지의 과정을 의미한다.

② 어떤 회사에서 새로운 제품을 개발했는데, 그 전의 기존 경쟁상품과 비교, 소비자의 지각 속에 자리잡은 경쟁제품이나 서비스의 위치를 결정하기까지의 과정을 말한다.

(6) 재포지셔닝(repositioning)

표적 소비자의 욕구가 변화하거나 새로운 브랜드가 시장에 진입하여 자사제품의 포지셔닝에 도전함으로써 경쟁우위를 잃었을 때 마케터가 자신이 원하는 방향으로 제품포지션을 이동시키는 것을 말한다.

4) 간호서비스의 표적시장

(1) 내부시장

간호사, 의사, 타 부서 및 타 직종 직원, 병원행정가

(2) 영향자 시장

국회, 정부기관, 정치집단, 소비자 단체, 의료보험공단 등

(3) 공급업자 시장 : 의료용품 제조 및 공급업자, 의료관련 용역업자

[예] 세탁, 청소, 경비, 간병인 등의 용역

(4) 간호의뢰 시장 : 의료관련 전문단체

[예] 간호협회, 의사협회, 병원협회, 간호학회

(5) 간호리쿠르트 시장

간호학생, 잠재 간호사 지망생, 간호교육기관 등

(6) 간호고객 시장

환자 및 그 가족, 건강한 개인, 지역사회, 일반대중 등

Camunas(1986)의 간호서비스 마케팅의 표적시장

- 1차 표적고객 : 환자, 조직의 타부서직원, 의사, 관리자, 이사진, 간호인력, 자원봉사자
- 2차 표적고객 : 경쟁단체
- 3차 표적고객 : 사회활동 그룹, 노동조합 등의 이익단체

McDonald & Payne(1996)의 간호서비스의 표적시장

- 간호고객 시장 : 환자 및 가족, 건강한 개인, 지역사회, 일반대중
- 공급업자 시장 : 의료용품 제조, 공급업자, 의료업 관련 용역업자
- 영향자 시장 : 국회, 정부기관 및 부서, 정치집단, 소비자단체, 의료보험공단, 대중매체, 법률가
- 내부시장 : 간호사, 의사, 타부서 직원, 병원행정가
- 리쿠르트 시장 : 간호학생, 간호사 지망생, 유후인력, 간호교육기관
- 의뢰시장 : 의료관련 전문단체, 의사

5) 간호서비스의 전개과정

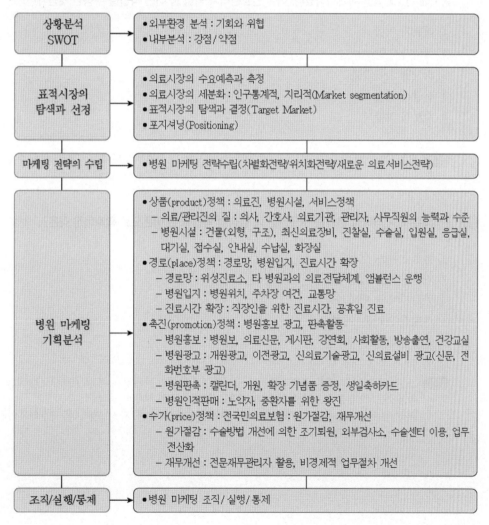

상황분석 SWOT	• 외부환경 분석 : 기회와 위협 • 내부분석 : 강점 / 약점
표적시장의 탐색과 선정	• 의료시장의 수요예측과 측정 • 의료시장의 세분화 : 인구통계적, 지리적(Market segmentation) • 표적시장의 탐색과 결정(Target Market) • 포지셔닝(Positioning)
마케팅 전략의 수립	• 병원 마케팅 전략수립(차별화전략/위치화전략/새로운 의료서비스전략)
병원 마케팅 기획분석	• 상품(product)정책 : 의료진, 병원시설, 서비스정책 　– 의료/관리진의 질 : 의사, 간호사, 의료기관, 관리자, 사무직원의 능력과 수준 　– 병원시설 : 건물(외형, 구조), 최신의료장비, 진찰실, 수술실, 입원실, 응급실, 대기실, 접수실, 안내실, 수납실, 화장실 • 경로(place)정책 : 경로망, 병원입지, 진료시간 확장 　– 경로망 : 위성진료소, 타 병원과의 의료전달체계, 앰블런스 운행 　– 병원입지 : 병원위치, 주차장 여건, 교통망 　– 진료시간 확장 : 직장인을 위한 진료시간, 공휴일 진료 • 촉진(promotion)정책 : 병원홍보 광고, 판촉활동 　– 병원홍보 : 병원보, 의료신문, 게시판, 강연회, 사회활동, 방송출연, 건강교실 　– 병원광고 : 개원광고, 이전광고, 신의료기술광고, 신의료설비 광고(신문, 전화번호부 광고) 　– 병원판촉 : 캘린더, 개원, 확장 기념품 증정, 생일축하카드 　– 병원인적판매 : 노약자, 중환자를 위한 왕진 • 수가(price)정책 : 전국민의료보험 : 원가절감, 재무개선 　– 원가절감 : 수술방법 개선에 의한 조기퇴원, 외부검사소, 수술센터 이용, 업무 전산화 　– 재무개선 : 전문재무관리자 활용, 비경제적 업무절차 개선
조직/실행/통제	• 병원 마케팅 조직/ 실행/ 통제

단원별 문제

01 병원의 B 간호부장은 의료기관 서비스 평가를 앞두고 간호질 향상을 위해 성과급제를 도입함과 동시에 간호인력을 재배치하였다. 이는 간호관리자 역할 중 어떤 역할을 수행한 것인가?

① 대표자 역할
② 섭외자 역할
③ 의사결정자 역할
④ 전달자 역할
⑤ 정보적 역할

> **해설** 간호인력을 재배치하였기 때문에 의사결정자 역할에 포함되는 자원분배의 역할을 시행했음을 알 수 있다.

02 관리이론의 패러다임 변화를 일으키는 데 결정적 역할을 한 이론으로 짝지어진 것은?

① 행정관리론, 상황이론
② 인간관계론, 체계이론
③ 관료제이론, 행태과학론
④ 과학적 관리론, 체계이론
⑤ 인간관계론, 상황이론

> **해설** 고전적 관리이론의 패러다임을 바꾼 것은 신고전적 이론의 인간관계론이며 현대적 이론으로 패러다임을 바꾼 것은 외부환경과 상호작용하는 개방체계로 조직을 바라본 체계이론이다.
> 관리이론은 고전적 이론부터 시작되었으며 이론의 한계점을 극복하고자 신고전적 이론과 현대적 이론으로 점차 변화되어 왔다.

정답 🏠 **01.** ③ **02.** ②

03 다음 중 과학적 관리론에 대한 설명으로 옳지 않은 것은?

① 근로자는 재정적 유인을 통하여 개인의 성과에 따라 보상을 받는다.
② 경영 전반에 과학적 관리방법을 제시하고 근로자 업무방법의 효율성을 최대화한다.
③ 근로자의 능력을 확인하여 각 근로자에게 적합한 업무를 수행할 수 있도록 배치한다.
④ 업무계획과 통제는 관리자의 역할로, 업무수행은 근로자의 역할로 이분된다.
⑤ 근로자의 인간적인 면은 경시되고 관리자의 일방적인 통제가 강조된다.

> **해설** 자칫 혼돈을 줄 수 있는 문제이다. 문제에 나오는 "경영전반"이라는 문구를 주의해야 한다. 경영의 전반을 보았다라고 함은 관리자와 구성원과 환경 모두를 바탕에 두었다는 의미로 받아들일 수 있는데 과학적 관리론은 구성원들의 작업량 확보에만 중점을 두었기 때문에 경영의 전반적인 부분을 다루었다고 볼 수 없다.

04 체계이론의 개방체계에 관한 설명으로 옳지 않은 것은?

① 조직을 둘러싼 환경을 강조한다.
② 조직의 여러 하위체계를 분리해서 본다.
③ 조직 내 하위체계는 다시 통합되어야 한다는 조직화 원리의 중요성도 부각된다.
④ 인간의 행동에 영향을 미치는 요소들 간에 복잡한 상호작용을 한다는 사실을 강조하였다.
⑤ 추상화의 수준이 높은 거대이론 또는 광범위이론에 바탕을 둔다.

> **해설** ② 개방체계에서 조직은 하나의 시스템이며 상호 의존하는 하부체계와 상호 관련이 있는 하부체계로 구성되어 있다고 보았다.

05 관리와 리더십에 대한 설명으로 옳은 것은?

① 관리가 '사람'에 중점을 둔다면, 리더십은 '시스템과 구조'에 중점을 둔다.
② 관리는 공식적 조직에서 이루어지지만, 리더십은 비공식 조직에서도 발휘된다.
③ 관리는 조직이 원하는 미래 방향으로 구성원을 변화시키는 것이고, 리더십은 조직의 현재 목표를 성취하기 위해 책임을 갖는 것이다.
④ 관리는 다른 사람의 행동에 영향을 주는 능력이고, 리더십은 자원을 배분하고 이용하는 능력이다.
⑤ 리더는 합리성과 통제를 위한 더 큰 공적 책임을 지니게 된다.

관리자	리더
• 공식적 조직 내의 직위를 갖는다. • 지위에 수반되는 권한에 기초한 합법적 권력을 갖는다. • 특정 기능, 의무, 책임을 수반한다. • 조직의 목적을 달성하기 위해 인간, 환경, 돈, 시간, 다른 자원들을 다루게 된다. • 지도자보다 합리성과 통제를 위한 더 큰 공적 책임을 지닌다. • 자발적 추종자분 아니라 비자발적 추종자도 지휘한다.	• 위임된 권한은 없지만 영향력(power)과 같은 다른 의미의 권력을 지닌다. • 관리자보다 더 폭넓고 다양한 역할을 지닌다. • 공식 조직의 부분이 아닐 수도 있다. • 그룹과정, 정보수집, 피드백, 힘 부여하기 등에 초점을 둔다. • 대인관계를 강조한다. • 자발적 추종자를 지휘한다. • 추구하는 목적에 조직의 목적이 반영될 수도 있고 반영되지 않을 수도 있다.

06 다음 관리이론 중 가장 최근에 소개된 것은?

① 직무와 관련된 사회적 환경과 인간관계를 중시하는 이론
② 조직구조 및 조직효과성에 영향을 미치는 상황요인을 규명하는 이론
③ 근로자의 효율성과 생산성을 향상시키기 위해 과학적 방법을 적용하는 이론
④ 생산성 향상을 위해 조직 내 인간행동에 영향을 미치는 요인을 규명하는 이론
⑤ 시간동작 연구를 통해 인간을 기계화, 표준화한 이론

해설 ② 상황이론에 대한 설명이며 상황이론은 가장 최근에 소개된 현대적 이론에 해당한다.
관리이론의 시대적 순서를 알고 있는지에 대한 문제가 반복되어 출제되고 있다. 시간의 흐름에 따른 관리이론을 각각 정리하고 개념을 잘 숙지하기 바란다.
①④ 신고전적 이론인 인간관계론에 대한 내용이다.
③⑤ 고전적 이론인 과학적 관리론에 대한 내용이다.

07 민츠버그의 관리자 역할 중 의사결정자 역할에 포함되지 않는 것은?

① 대변자 역할
② 문제해결자 역할
③ 자원분배자 역할
④ 협상자 역할
⑤ 기업가 역할

해설 ① 대변자 역할은 정보적 역할에 해당된다.

08 관리체계모형에서 투입요소에 속하지 않는 것은?

① 간호인력　　　　　　　　② 자금
③ 병원건물　　　　　　　　④ 간호연구성과
⑤ 간호정보

> **해설**　④ 간호연구성과는 산출요소에 해당한다.
> 투입요소에는 다음과 같은 것이 있다.
> ★ 특별히 인력을 소비자 투입과 생산자 투입으로 구분하는 것도 숙지해야 하는 내용임을 잊지 말자.
> 1. 간호인력, 물자(시설, 건물, 장비), 자금(재정), 정보, 기술, 시간, 환자 등
> 2. 인력은 소비자 투입과 생산자 투입으로 구분
>   ㉠ 소비자 투입 : 환자의 상태와 간호요구도
>   ㉡ 생산자 투입 : 간호직원의 기술, 경험, 태도, 교육 및 훈련 등

09 관리의 기능에 대한 설명으로 옳지 않은 것은?

① 조직 – 조직의 목표를 성취할 수 있도록 구성원들의 업무, 권한, 자원 등을 배당하는 과정이다.
② 통제 – 조직 목표 달성을 위한 활동이 계획대로 진행되고 있는지 확인하고 피드백을 통해 교정하는 과정이다.
③ 인사 – 조직 목표 달성을 위해 리더십을 발휘하고 직원들에게 동기를 부여하는 과정이다.
④ 기획 – 조직의 목표를 설정하고 이를 효율적으로 달성하기 위한 구체적인 행동방안을 선택하는 과정이다.
⑤ 지휘 – 지휘과정에는 리더십, 동기부여, 갈등관리, 의사소통, 주장행동, 스트레스관리 등이 포함된다.

> **해설**　③은 지휘에 해당하는 설명이다. 인적자원관리인 인사는 조직목표의 효율적인 달성을 위해 유능한 인력을 조달하고 유지·개발하며 이를 활용하는 과정이다.

10 과학적 관리론에 대한 설명으로 옳은 것은?

① 시간-동작 분석 등을 근거로 한 업무의 표준화에 관심을 둔다.
② 행정조직의 합목적적이고 효과적인 관리의 원리를 발견하는데 관심을 둔다.
③ 조직의 효율성을 높이기 위한 조직과 상황간의 적합, 부적합 관계를 규명한다.
④ 합법적 권한에 근거한 권력을 강조하고, 공식적인 규칙의 제정과 준수를 중요시한다.
⑤ 비공식조직의 중요성을 강조하였으며 인간의 사회적, 심리적 충족요인을 중요시한다.

① 테일러(F. Taylor)에 의해 1890년대에 시작되어 발전된 과학적 관리론은 시간-동작을 분석하여 유일 최선의 방법(one-best-way)을 강조한 것이 특징이다.
② 페이욜(H. Fayol)에 의해 주창된 행정관리론에 대한 설명이다.
③ 영국의 번스(Burns)와 스톨커(Stalker), 미국의 로렌스(Lawrence)와 로쉬(Lorsch)에 의해 개발된 상황이론에 대한 설명이다.
④ 막스 베버(Max Weber)에 의해 주창된 관료제 이론에 대한 설명이다.
⑤ 호손연구에 의해 이루어진 인간관계론에 대한 설명이다.

11 행정과 관리를 서로 비교했을 때 차이점으로 옳은 것은?

① 행정은 관리보다 경쟁성이 강하다.
② 행정은 관리에 비해 분명하고 단일목표를 추구한다.
③ 행정은 관리보다 정치권력을 많이 내포한다.
④ 행정은 관리보다 법령의 제약을 덜 받는다.
⑤ 행정은 관리보다 능률성을 강하게 추구한다.

행정에 대한 문제를 풀 때는 국가를 떠올리고, 관리에 대한 문제는 전문병원을 떠올리면 쉽게 답을 구할 수 있다. 각각의 주최를 국가와 병원으로 두고 내용을 숙지하면 행정은 매우 포괄적인 내용으로 국민 전체를 대상으로 한다는 것과 관리는 전문병원에서 특정 환자군을 대상으로 한다는 점에서 확연한 차이를 알 수 있음으로 문제 풀 때 도움이 되리라 본다.
① 경쟁성이 더 강한 것은 사익(私益)을 추구하는 관리이다.
② 관리는 행정에 비하여 목표가 분명하고, 단일한 목표를 추구한다.
④ 관리는 행정보다 법령의 제약을 덜 받는다.

12 다음은 창의적 집단 의사결정을 위한 단계이다. 어떤 기법을 사용한 의사결정인가?

• 구성원들이 한 집단으로 모인다. 그러나 토의가 이루어지기 전에 각 구성원들은 독립적으로 문제에 대한 아이디어를 문서로 작성한다.
• 구성원들은 각자 아이디어를 제출한다.
• 모든 아이디어가 제출되고 기록된다.
• 재조정된 아이디어에 대한 토론 후 의사결정을 한다.

① 브레인스토밍　　　　　　② 명목집단기법
③ 델파이기법　　　　　　　④ 전자회의
⑤ 심포지움

해설 명목집단기법은 함께 모여앉아 있지만 각자의 아이디어를 서면으로 제출하기 때문에 명목상의 집단이라고 한다.
[명목집단기법의 특징]
① 명목집단기법은 구성원들이 서로 대화나 토론 없이 종이에 아이디어를 적어서 제출한 후 제출된 내용을 모아 토론 후 다수결로 의사결정을 하는 기법이다.
② 구성원 간의 대화가 없이 각자 독립적으로 자신의 의견을 제시할 수 있기 때문에 의사결정을 방해하는 타인의 영향력을 줄일 수 있다.
④ 직면 : 현실에 대한 지각 왜곡 시 현실지각이 되도록 하는 것으로 주로 신뢰감이 형성된 후에 사용하는 기술
⑤ 초점 맞추기 : 대화의 초점이 한 가지에 집중되도록 하는 기술

13 간호사의 교대 근무시간은 각각 8시간을 엄수해야 한다. 이와 같은 것은 어떤 기획 유형에 해당되는가?

① 목표
② 정책
③ 절차
④ 규칙
⑤ 철학

해설 [규칙]
(1) 절차에 관련되어 행동을 지시하고 특별한 상황에서 행해야 할 것과 금지해야 할 것을 알려주는 명확한 지침이다.
(2) 규칙과 규정의 대부분은 정책과 절차편람에 포함되어야 하며 자유재량권이 주어지지 않는다.
(3) 규칙은 변동을 인정하지 않으며 변화가 있는 경우는 서면화된다.
(4) 규칙은 절차에 관련되어 행동을 지시하지만 행동의 시간적 순서를 나타내는 것은 아니다.
(5) 규칙은 정책보다 훨씬 더 엄격하고 제한된 것으로 표준적인 업무처리 방법상 기준이 된다.

14 다음 중 목표관리(Management By Objectives, MBO)의 장점에 대한 설명으로 가장 옳지 않은 것은?

① 목표달성에 대한 구성원들의 몰입과 참여의욕을 증진시킨다.
② 구성원들에게 효과적인 자기관리 및 자기통제의 기회를 제공한다.
③ 관리자는 상담, 협상, 의사결정, 문제해결, 경청 등을 포함한 관리자로서의 능력이 향상된다.
④ 장기목표를 강조하여 구성원의 조직비전 공유를 촉진한다.
⑤ 조직목표 달성을 위한 업무의 효율성과 생산성의 향상에 영향을 미친다.

해설 MBO는 장기목표가 아닌 단기목표를 강조한다.
장기적인 목표를 등한시 하는 것은 MBO의 단점이며 목표관리는 목표와 성과의 계량적인 측정을 강조함으로써 가치, 질이 우선시되는 구성원의 발전과 인간관계의 개선과 같은 계량화할 수 없는 업무보다는 양을 중요시하는 경향이 있다. 특히, 조직의 미래보다는 단기목표를 강조하는 경향이 있다.

15 A 병원의 대차대조표를 통하여 파악할 수 있는 정보로 가장 옳은 것은?

① A 병원의 재무구조의 건전성을 알 수 있다.
② A 병원의 고정비용, 변동비용, 직접비용, 간접비용을 알 수 있다.
③ A 병원의 진료수익과 진료비용을 알 수 있다.
④ A 병원의 경영분석의 주요자료로 특히 수익성의 지표가 된다.
⑤ A 병원의 실제 현금 흐름에 대해 파악할 수 있다.

> **해설** [대차대조표]
> (1) 대차대조표(재무상태표, balance sheet)는 특정 시점에서의 기업의 재무상태를 나타낸다.
>   특정 시점은 대차대조표 작성일 현재로 대차대조표일(balance sheet date)이라고도 한다.
> (2) 작성자는 대차대조표일 현재의 모든 자산, 부채, 자본을 정확하게 표시해야 한다.
>   이때 대차대조표의 왼편을 차변(debtor)이라 하여 자산을 기록하고, 오른편은 대변(creditor)이라 하
>   여 부채와 자본을 기록한다.

16 A 간호부에서 간호부의 철학을 새롭게 기술하려고 한다. 그 예로 옳은 것은?

① 인간존중의 사상을 바탕으로 환자중심의 간호를 제공한다.
② 세계와 함께 하는 21C 초일류 간호부가 된다.
③ 국민이 질 높은 삶을 영위할 수 있도록 한다.
④ 간호의 질 개선 계획을 수립하고 실천한다.
⑤ 대상자에게 친절과 봉사로, 업무에서는 자율과 책임을 다하는 병원을 만든다.

> **해설** ②은 조직의 비전, ③은 조직의 사회적 존재이유와 조직의 사명인 목적, ④,⑤는 목표이다.
> 철학은 신념과 가치를 바탕으로 행동하게 하는 것이다.

17 다음 중 기획의 계층화에 대한 설명으로 옳은 것은?

① 사명은 조직의 모든 활동을 안내하는 가치와 신념체계를 서술한 것이다.
② 철학은 조직의 존재 이유와 미래의 목표를 확인하는 진술문이다.
③ 정책은 구체적인 과업을 달성하는 방법을 단계로 기술한 계획서이다.
④ 절차는 조직의 의사결정시 조직을 안내하는 진술문이다.
⑤ 규칙은 오직 하나의 행위 선택만을 허용하는 상황에 대해 기술한다.

> **해설** ① 사명은 조직의 존재 이유와 미래의 목표를 확인하는 진술문이다.
> ② 철학은 조직의 모든 활동을 안내하는 가치와 신념체계를 서술한 것이다.
> ③ 정책은 조직의 의사결정시 조직을 안내하는 진술문이다.
> ④ 절차는 구체적인 과업을 달성하는 방법을 단계적으로 기술한 계획서이다.

18 전략적 기획에 관한 설명으로 옳은 것은?

① 실제 업무수행에 필요한 활동계획을 작성한다.
② 실무적인 기술이 요구된다.
③ 중간관리계층의 관리자에 의해 수행되는 기획이다.
④ 조직의 목표를 설정하고 이를 달성하기 위하여 요구되는 전반적인 계획의 체계이다.
⑤ 조직의 중간기획과 관련된다.

해설 전략적 기획은 조직의 최고관리자가 수립하는 기획으로서 조직의 포괄적인 목표설정, 전략적 판단과 결정, 결정된 전략에 필요한 자원의 배분 등을 통해 설정된 조직의 목표를 달성하기 위한 전반적인 계획의 체계이다.
(1) 전략적 기획
  ① 포괄적인 조직 전체의 활동계획이며 위험하고 불확실한 환경하에서의 기획이다.
  ② 상층관리층이 주관하며 장기적인 기획으로 기업의 장기적 목적과 관련이 있다.
(2) 전술적 기획
  ① 전략적 기획을 바탕으로 하위 부서의 기획기준을 제공한다.
  ② 덜 위험하고 확실성이 낮은 환경하의 기획으로 중간관리층이 주관하며 중기기획 및 장기적인 목적의 수행과 관련이 있다.
(3) 운영적 기획
  ① 하위 조직단위의 활동에 대한 기획으로 확실성이 높은 환경하의 기획이다.
  ② 일선관리자 층 또는 일반구성원이 주관하는 단기기획으로 중기적인 목적의 수행과 관련이 있다.

19 다음 글이 설명하는 기획의 원칙은?

A병원 간호부는 신규 가정간호사업을 기획하고 있다. 간호부장은 이 계획안 실행에 차질이 생기지 않도록 해당 병동에 간호인력, 물품, 기자재, 시설, 예산 등을 사전에 검토하도록 지시하였다.

① 간결성의 원칙
② 필요성의 원칙
③ 계층화의 원칙
④ 포괄성의 원칙
⑤ 목적성의 원칙

해설 새롭게 부서를 만들어야 하는 상황에서 간호부장은 병동 내에 셋팅될 모든 것에 대해 검토하고 기획해야 한다.
포괄성의 원칙이란 계획안의 수행 단계에서 인원, 물자, 설비, 예산의 부족 등으로 차질이 생기지 않게 포괄적인 사전 검사가 이루어져야 하는 것을 의미한다.

20 프로젝트 수행에 필요한 활동을 시간 순서대로 나열한 후 각 활동에 소요되는 가장 짧은 시간, 가장 긴 시간, 일반적인 시간을 사용하여 현실적으로 소요되는 시간을 추정하는 방법은?

① Gantt Chart
② Case Management
③ CPM (critical path method)
④ PERT (program evaluation and review technique)
⑤ PPBS (planning programing budgeting system)

해설 PERT는 각 하위작업이 달성되는 데 소요되는 시간을 세 가지로 추정하여 불확실한 상태에서 기획과 통제를 위한 네트워크 체계모형으로 프로젝트의 주요 활동을 확인하고, 활동들을 진행도표로 나열하고 각 활동의 소요시간을 할당한다.

21 운영기획의 형태인 단용 계획과 상용 계획에 대한 설명으로 옳지 않은 것은?

① 상용 계획을 구체화한 것이 단용 계획이다.
② 상용 계획의 예로 정책, 절차, 규칙 등이 포함된다.
③ 단용 계획은 프로그램이나 프로젝트 등이 포함된다.
④ 단용 계획은 단기간에 특정목적을 달성하기 위한 계획으로 호용성이 소멸되면 사용하지 못하는 계획이다.
⑤ 상용 계획은 반복적으로 수행되는 업무를 위한 지침을 제공하기 위한 것이다.

해설 ※ 단용 계획 : 비교적 단기간 내에 특정목표를 달성하기 위한 계획이다. 특정목적이 성취되면 곧 소멸되는 계획으로 프로그램과 프로젝트가 이에 속한다.
※ 상용 계획 : 일정기간이 지나면 규칙적으로 일어나는 특정목표에 사용되는 계획이다. 반복적으로 수행되는 업무의 지침을 제공하기 위해 사용되는 지속계획으로 정책, 절차, 규칙이 이에 속한다.

22 대상자에게 친절과 봉사로, 동료 간에는 신뢰와 협조로, 업무에서는 자율과 책임으로 깨끗하고 밝고 부드러운 병원을 만든다. 이와 같은 예시는 기획의 계층화 중 어디에 속하는가?

① 비전   ② 목적
③ 철학   ④ 목표
⑤ 규칙

해설 문제의 예시는 기획의 계층화 중 목표와 관련된 개념이다.
[목표]
① 목적을 구체적 수치로 표현한 것으로 조직구성원에게 제시하는 구체적 행동지침이며 업무를 수행하는 최종 지점이다.
② 조직의 비전을 실현하고 목적과 사명 및 철학을 실천하기 위한 구체적인 행동지침이다.

23 다음 중 MBO의 특징으로 옳은 것은 무엇인가?

① 단기적인 결과보다는 장기적인 결과를 강조한다.
② 상급자와 구성원이 함께 목표를 설정하여 상·하 구성원의 업무만족을 증진시킨다.
③ 구성원의 자발적 참여가 어려워서 하급직원의 저항이 증가한다.
④ 상급자에 의한 목표관리로 조직의 효율성이 감소한다.
⑤ 계량화 될 수 없는 결과를 목표로 설정하는 것이 효율적이다.

> **해설** MBO는 상급자와 구성원이 함께 목표를 설정하는 것으로 구성원의 자발적인 참여를 유도하고 동기부여하며 스스로 통제할 수 있기 때문에 조직의 효율성이 증대된다.

24 개인의사결정보다 집단의사결정이 더 유효한 경우가 아닌 것은?

① 창의적인 과업
② 구조화가 높은 과업
③ 의사결정의 정확도가 요구될 때
④ 위험이 큰 의사결정
⑤ 구성원의 수용도가 중요한 과업

> **해설** 창의적 과업의 경우 개인의사결정이 더 유효하다. 이는 집단의사결정 시 나타나는 복잡한 집단상호작용 역학관계 때문인데, 첫째 지위가 높은 구성원의 지배현상, 둘째 집단사고 때문에 집단의사결정 시 창의력이 저해된다.
> 개인의사결정이 더 유효한 경우로는 ① 외에도 다단계의 문제해결이 요구되는 경우, 해결책의 적정성 여부가 불명확한 경우 등이 있다.

25 다음 중 사명과 관련된 것은?

① 조직구성원의 행동을 이끌어가는 가치 또는 신념을 진술한 것이다.
② 업무행위의 지침으로 요구되는 행동의 시행순서를 기술한다.
③ 조직구성원의 구체적 행동지침이다.
④ 기획계층의 상부에 위치하며 철학, 목표의 지표가 된다.
⑤ 암시적인 경우도 있고, 문서화되는 등 직접적으로 표현되는 경우도 있다.

> **해설** ① 철학 : 조직구성원의 행동을 이끌어가는 가치 또는 신념을 진술한 것이다.
> ② 절차 : 업무행위를 시간순서로 기술한 것이다.
> ③ 목표 : 조직구성원의 구체적 행동지침이다.
> ⑤ 정책 : 목표를 행동화하기 위한 과정 및 활동범위를 알려주는 포괄적인 지침이다.

26 조직의 사회적 존재가치와 필요성을 나타내는 것은?

① 정책　　　　　　　　② 철학
③ 목적　　　　　　　　④ 목표
⑤ 비전

> 해설 [기획의 계층화]
> 1) 비전(꿈) : 조직의 바람직한 미래상으로서 조직의 사업영역과 성장목표가 명시되어 있는 것
> 2) 목적(사명, 설립이념) : 조직의 사회적 존재이유로서 조직의 사명을 명시한 것
> 3) 철학 : 조직구성원의 행동을 이끌어가는 가치 또는 신념을 진술한 것
> 4) 목표 : 목적을 구체적 수치로 표현, 구체적 행동지침, 조직이 업무를 수행하는 최종지점
> 5) 정책 : 목표를 성취하기 위한 방법을 제시, 목표를 행동화하기 위한 과정 및 활동범위를 알려주는 포괄적 지침
> 6) 절차 : 정책을 실행하기 위해 거치는 과정
> 7) 규칙 : 구성원들이 행해야 할 것과 금지해야 할 것을 알려주는 명확한 지침

27 우편으로 전문가들의 의견을 듣고 조율하여 의사결정을 하는 방법은?

① 브레인스토밍　　　　② 명목집단법
③ 델파이기법　　　　　④ 전자회의
⑤ 패널토의

> 해설 이 문제의 핵심 키워드는 "전문가들의 의견을 듣고"이다. 전문가집단에게 설문지를 보내어 우편으로 수집하고 재발송하는 작업을 통해 델파이기법은 진행이 되며 최종적인 안이 나올 때까지 전문가끼리 만나지 않는다. 최종합의에 이를 때까지 서로 논평을 반복하게 되는 것이 델파이기법이다.

28 다음 마케팅 과정 중 시장세분화의 목적에 대한 설명으로 옳지 않은 것은?

① 조직의 경쟁좌표를 설정하기 위함이다.
② 시장 상황을 파악하여 변화에 대응하기 위함이다.
③ 정확한 표적시장을 설정하기 위함이다.
④ 시장의 변화에 따른 조직의 반응을 분석하기 위함이다.
⑤ 마케팅 자원을 효과적으로 배분하기 위함이다.

> 해설 시장세분화를 통해 더욱 구체화된 소비자의 욕구를 충족시켜 조직의 생산성과 매출 증대를 꾀하는 것이 시장세분화의 목적이다.

29 다음에서 설명하는 것은 간호서비스의 마케팅 믹스 중에서 어떤 전략에 해당하는가?

주차장, 중환자 보호자 대기실, 상담실 설치, 야간진료 실시, 인터넷 진료예약

① 제품전략   ② 유통전략
③ 촉진전략   ④ 가격전략
⑤ 홍보전략

해설 일반적으로 유통전략이란 특정 제품이나 서비스가 생산자에서 소비자에게 전달되는 과정을 용이하게 지원하는 활동이며, 간호서비스 분야의 유통전략이란 의료이용자들이 의료서비스를 원활하게 이용하게 지원하는 활동을 총칭하는 것으로 정의할 수 있다.

30 만성질환자를 위한 프로그램 안내책자, 소책자 등을 만들고, 유방암 예방을 위해 핑크리본 캠페인을 하는 것은 무슨 전략인가?

① 제품전략   ② 유통전략
③ 수가전략   ④ 촉진전략
⑤ 서비스

해설 무언가를 새롭게 만들어내면 제품전략으로 혼돈 할 수도 있을 것이다. 그러나 만성질환를 위해 이미 만들어진 프로그램에 대한 안내책자와 소책자 등을 만들고 이러한 프로그램이 있는지 모르는 고객들을 대상으로 홍보 및 캠페인을 벌이는 것이기 때문에 이것은 촉진전략에 해당한다. 실제 시험에 이러한 마케팅 사례를 들고 어떠한 전략인지를 묻는 문제가 나올 수 있으니 잘 이해하고 숙지하지 바란다.
[촉진(Promotion) 전략]
촉진은 간호조직과 간호표적시장 양자 간에 간호서비스와 관련된 모든 정보에 관하여 적절히 의사소통하는 것이다. 일반적으로 마케팅에서 많이 사용되는 촉진 전략으로는 광고, 홍보, 인적 접촉, 판매촉진, 구서 등이 있으나 간호서비스는 비영리적 성격으로 인해 일방적인 광고나 홍보 등을 사용할 수 없다.
(1) 간호사 개개인의 전문적인 지식과 기술, 책임감 있는 행동 및 간호사의 외형적 모습, 태도 등을 통하여 고객접점 시 소비자 만족을 증대시킬 수 있는 전문적인 이미지 강화
(2) 다양한 건강관리 프로그램에 대한 안내서, 소책자 발간
(3) 사회봉사적 차원의 간호활동에 대한 홍보를 통한 이미지 향상으로 간호서비스에 대한 수요를 자극
(4) 병원홍보·광고 : 병원보, 의료신문, 안내서, 소책자, 게시판, 강연회, 사회활동, 방송출연, 건강교실, 개원광고, 이전광고, 신의료기술 및 설비광고, 신의료설비광고
(5) 병원인적판매 : 인적접촉을 위한 노약자와 중환자를 위한 왕진

간결 간호사 국가 시험 대비
간 호 관 리 학

조직

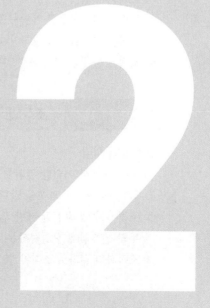

PART

CHAPTER 01

We Are Nurse

위아너스
간 호 사
국가시험
이 론 편

조직화와 조직구조

간호관리학

• • • •

👥 UNIT 01 　 조직의 이해

1. 조직의 정의 ★

① 조직은 사회 속에서 자기 이외의 인간이나 집단과 집단과 관계를 맺으면서 이루어가는 하나의 사회를 의미한다.

② 조직은 하나의 실체로서 조직화(organizing)라는 과정에 의해 형성되어지는 결과의 구조(structure)이다.

③ 조직에는 과정이라는 개념과 구조라는 개념이 다 포함된다. 과정이라는 의미에서 보면 조직한다는 것은 혼돈에서 질서를 제공함으로써 구성원의 행위를 예측할 수 있도록 만드는 과정이고, 이러한 과정의 결과로서 조직의 구조가 만들어진다.

2. 조직의 특성

① 조직은 수명이 있으며 복수의 개념을 갖는다.

② 조직은 일반적으로 계층구조를 갖으며 각 조직마다 추구하는 목적이나 사명이 있다.

③ 조직은 고유한 운영법칙이나 규율을 가지며 사회적 단위인 개방체계이다.

④ 조직은 동태적 성격을 갖으며 목표지향적이다.

👥 UNIT 02 　 조직화

1. 조직화의 개념

① 조직 내에서 어떠한 결과를 얻기 위해서 특정한 기능을 하는 다양한 개인과 집단을 관리하는 데 관련된 과정을 말한다.

② 조직이 수행해야 할 제반 업무와 활동을 분류하고, 각 구성원들 각자가 수행하여야 할 직무와 권한관계를 설정하는 것을 말한다.

③ 조직화의 결과로 조직이 형성된다.

2. 조직화의 과정

① 활동의 확인과 분류(직무의 구체화) : 계획된 목표달성에 필요한 구체적인 활동을 확정
② 분업화 : 그 활동을 개개인이 수행할 수 있도록 업무를 분담
③ 부서편성(업무의 부문화) : 비슷한 업무를 같은 부서에 일정한 패턴이나 구조로 집단화
④ 조정화 : 다양한 직무 조직의 궁극적 목표에 통합
⑤ 평가 : 조직과정 평가

3. 조직화의 기본원리 ★★★★★★

1) 계층제의 원리 ★★

(1) 계층제

역할의 수직적 분담체계로서 권한, 책임, 의무 정도에 따라 공식 조직을 형성하는 구성원 간 상하의 등급, 즉 계층을 설정하여 각 계층 간에 권한과 책임을 배분하고 명령계통과 지휘·감독체계를 확립하는 것을 말한다.

(2) 계층제의 장점

① 조직 내 명령을 통일하여 의사결정 통로와 책임이 분명해진다.
② 조직 내 권한위임의 통로가 된다.
③ 조직의 통솔, 통합, 조정 및 갈등의 해결을 위한 수단이 된다.
④ 지휘와 감독을 통한 조직의 질서를 유지한다.
⑤ 조직의 목표설정이나 배분의 통로가 된다.
⑥ 승진 유인의 통로가 되어 사기의 증진을 도모한다.
⑦ 상명하복 통솔에 의해 조직의 안정성을 유지한다.

(3) 계층제의 한계점

① 계층수가 많아짐에 따라 조직의 경직성을 초래하고, 융통성 있는 인간관계의 형성을 저해
② 의사소통의 왜곡으로 의사소통시 직원에게 과중한 부담을 주고 급변하는 환경 속에 조직의 적응력이 약화
③ 업무를 위한 계층제가 비합리적으로 인간을 지배할 가능성
④ 인간의 개성을 상실하게 하고 조직구성원들의 소속감을 감소시킴
⑤ 조직의 경직화로 조직구성원의 창의력을 저해하고, 구성원을 기계적인 전달도구로 전락시킴으로 자율성이 저하됨
⑥ 하위층의 근무의욕을 상실시키고 특히 자율성과 전문성이 중요한 전문가를 소외시킴

2) 명령통일의 원리 ★★★

(1) 명령통일의 원리

조직의 각 구성원이 한 사람의 직속상관으로부터만 명령과 지시를 받고 보고하는 책임을 지는 것으로 명령통일의 원리가 지켜지지 않으면 전체적 안정감이 위협받고 권위가 실추된다.

(2) 명령통일의 장점

① 직원의 책임소재가 명백하여 부하에 대한 통제가 가능
② 조직의 관리자가 전체적 통합과 조정을 가능하게 하며 의사전달의 효용성을 확보하여 의사소통의 혼란을 줄임
③ 명령과 보고의 상호 대상이 명백하고 조직 지위의 안정성이 확보

(3) 명령통일의 한계점

① 기능적 전문가의 영향력이 감소하고 횡적 조직 간의 조정이 어려워짐
② 명령통일의 원리를 지나치게 강조하면 조직이 환경변화에 신속하고 융통성 있게 적응하기 어렵게 됨
③ 행정의 분권화와 권한위임을 저해하여 행정의 지연 초래
④ 의사소통의 과중한 부담을 야기

3) 통솔범위의 원리

(1) 통솔범위의 원리

인간이 가지는 지식과 시간, 능력에는 한계가 있기 때문에 한 사람의 관리자가 직접적이고 효율적으로 지도·감독할 수 있는 부하직원의 수는 일정한 범위를 벗어나서는 안 된다는 원리이다.

(2) 통솔범위에 영향을 주는 요인

① 통솔자의 능력과 시간, 심리상태
② 감독해야 할 업무의 성질
③ 부하직원의 능력, 자질, 의식구조
④ 스태프의 지원 능력
⑤ 작업장소의 지리적 분산 정도
⑥ 조직의 기획과 통제능력
⑦ 조직의 공식화 정도와 전통 및 규모

통솔범위가 넓어지는 경우	통솔범위가 좁아지는 경우
조직방침이 명확하게 규정되어 있는 경우	조직방침이 불명확한 경우
직무가 표준화·구조화·일상적·반복적·비전문적이고 단순한 경우	직무가 전문적이고 복잡한 경우
부하의 업무수행결과에 대한 객관적 평가기준이 명확한 경우	부하의 업무수행결과에 대한 객관적 평가기준이 불명확한 경우
부하가 유능하고 경험이 많으며 훈련이 잘 되어 있는 경우	부하가 무능하고 경험이 부족하며 훈련이 안되어 있는 경우
모든 계획·지시·명령 또는 조직의 모든 문제를 신속하게 전달할 수 있는 전달시스템을 갖춘 경우	모든 계획·지시·명령 또는 조직의 모든 문제를 구두로 일일이 전달하고 정보전달에 시간이 많이 걸리는 경우
전문스태프에게서 업무상의 조언과 지원을 많이 받을 수 있는 경우	전문스태프가 없는 경우
부하들이 지역적으로 분산되어 있지 않은 경우	부하들이 지역적으로 분산되어 있는 경우
관리자의 기획·조정 기능이 적은 경우	관리자의 기획·조정 기능이 많은 경우

4) 분업-전문화의 원리 ★

(1) 분업-전문화의 원리

조직구성원들에게 한정된 활동에 대해서만 책임을 지고 수행하도록 업무를 분담하는 것으로 조직의 규모가 확대되고 업무의 전문성이 증가할수록 필요성이 더욱 요구된다.
① 전문적인 지식과 기술을 습득
② 업무의 전문화와 능률의 향상을 기대할 수 있는 원리

(2) 분업-전문화의 장점

① 업무의 단순화 및 기계화가 가능
② 업무를 가장 신속하게 수행할 수 있는 최선의 방법을 발견
③ 업무가 분업-전문화될수록 보다 효과적·능률적으로 일할 수 있음

(3) 분업-전문화의 한계점

① 직원들로 하여금 일에 대한 흥미를 잃게 할 수 있으며, 개인과 부서 간 할거주의가 야기되어 조정과 통합을 방해
② 단순하고 단조로운 업무로 흥미와 창의력이 상실되어 조직원들의 능력개발을 저해
③ 업무의 기계화가 가속됨에 따라 비인간화가 초래되고 지나친 분업의 강조로 전체적으로 업무의 중복을 초래
④ 재정적 낭비와 책임회피를 초래할 수 있고 비용이 많이 소요됨

5) 조정의 원리 ★★★

(1) 조정의 원리

목표통일의 원리라고도 불리는 것으로 조직의 공동목표를 수행하도록 조직구성원들의 행동 통일을 기하도록 집단의 노력을 통합하여 조직의 안정성과 효율성을 도모하는 것이다.

(2) 분업 및 전문화가 발달된 조직의 효과적인 조정방법

① 정보체계를 확립하고 계층적인 구조를 수직적으로 통합하여 명령통일을 단일화한다.
② 조직의 목표 설정과 조직 활동을 조정·통합할 수 있는 계획을 수립한다.
③ 조직구성원이 모두 따를 수 있는 규정과 절차를 마련한다.
④ 조직 수평부서 간의 업무활동을 조정하고 통합한다.
⑤ 조직 수평부서 간의 업무활동을 구조적·기능적으로 통합한다.

UNIT 03   권력과 권한

1. 권력

1) 권력(power)의 개념

권력은 다른 사람을 움직일 수 있게 하는 권리나 특권 또는 복종, 지배, 통제할 수 있는 힘이나 능력 등을 의미한다.

2) 권력의 유형(J. French & B. Raven)

(1) 보상적 권력(reward power)

권력의 근원으로서 타인이 원하는 것을 보상해줄 수 있는 자원과 능력을 가진 경우를 지칭한다.

(2) 합법적 권력(legitimate power)

권력행사자가 보유하는 지위(직위)에 바탕을 둔 권력으로, 이를 권한이라 한다. 합법적 권력은 공식적 지위가 높을수록 더욱 높아지는 경향이 있다.

(3) 강압적 권력(coercive power)

부하직원을 해고하거나 징계할 때 또는 봉급을 제한할 때 등의 권력을 의미하며, 직·간접적인 처벌의 결과로 위협을 가하게 된다.

(4) 준거적 권력(referent power)

개인이 갖는 특별한 자질에 기반을 둔 권력으로 다른 사람들이 호감과 존경심을 갖고 권력행사자를 닮으려고 할 때 생기는 권력(종교지도자, 영화배우, 유명스포츠맨 등)이다. ★

(5) 전문적 권력(expert power)

전문성, 기술, 지식 등에 기반을 둔 권력으로 특정 분야나 상황에 대하여 높은 지식을 가질 때 생기는 권력으로 의사의 지시에 따라 환자가 그대로 믿고 따르는 경우에서 볼 수 있다.

(6) 정보적 권력(informative power)

권력행사자가 유용한 정보에 쉽게 접근할 수 있다거나 희소가치와 중요성이 있는 정보를 소유하고 있다는 사실에 기반을 둔다.

(7) 연결적 권력(관계적 권력, connective power)

중요한 인물이나 조직 내의 영향력 있는 사람과 연줄을 갖고 있다는 사실에 기반을 둔다.

3) 권력의 분류

① 공식적 권력(조직적 권력) : 보상적 권력, 강압적 권력, 합법적 권력
② 비공식적 권력(개인적 권력) : 준거적 권력, 전문적 권력, 정보적 권력, 연결적 권력

2. 권한

1) 권한의 개념

조직에서 직위에 따른 역할에 부여하는 공식적인 권리로 권한은 합법적 권력이다.
① 권한은 스스로 직무를 수행할 수 있는 자유재량권을 의미한다.
② 권한은 조직에서 공동의 목표달성을 지향하며 행사하는 권력이다.
③ 권한은 개인에게 부여되는 것이 아니므로 조직을 떠나면 없어진다.

2) 권한위임 ★★★

(1) 권한위임의 정의

① 권한위임은 상급자가 하급자에게 책임에 상응하는 권한을 넘겨주는 것을 말한다.
② 권한위임은 관리자들의 효과적인 시간관리를 돕는다.
③ 권한위임을 통하여 부하 직원들의 경험과 잠재력을 개발할 수 있다.
④ 사안이 중요할수록 권한위임의 정도가 낮아진다.
⑤ 조직구조의 분산으로 조직 전체의 비용이 증가한다.

(2) 권한위임의 정도

① 조직규모 : 조직의 규모가 클수록 권한위임의 정도가 높아진다.
② 사안의 중요성 : 의사결정의 내용이 조직의 장래에 미치는 영향이 큰 중요한 업무일수록 의사결정에 대한 권한이 위임되는 정도가 작아진다.
③ 과업의 복잡성 : 전문적인 지식과 견해가 필요한 것일수록 전문가에게 위임한다.
④ 조직문화 : 조직 분위기가 하급자의 능력을 인정하고 신뢰할 때 조직에서는 권한이 위임되는 정도가 높다.
⑤ 하급자의 자질 : 하급자의 자질이 높은 경우 위임되기 쉽다.

(3) 권한위임의 과정

권한위임은 고도의 판단력이 요구되는 의사결정으로 다음의 4단계 과정을 거친다.

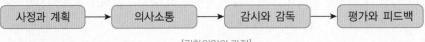

[권한위임의 과정]

(4) 권한위임 시 고려사항

① 잠재적 해악 : 권한위임으로 인해 발생할 수 있는 잠재적인 해악의 여부를 고려한다.

② 업무의 복잡성 : 복잡한 업무일수록 위임이 바람직하지 않다.

③ 요구되어지는 문제해결과 혁신성 정도 : 만약 업무가 매우 주의를 필요로 하고 고도의 판단력과 혁신성이 요구되어진다면 그 업무는 위임하지 않는 것이 좋다.

④ 결과의 예측 불가능성 : 위임결과가 알려지지 않거나 예측이 불가능한 업무라면 위임하지 않는 것이 바람직하다.

⑤ 상호 관계의 정도 : 업무를 위임함으로써 신뢰와 상호 관계가 깨지거나 줄어들 가능성이 있다면 위임하지 않는 것이 바람직하다.

(5) 권한위임의 장점

① 관리자가 중요한 문제를 해결할 시간적 여유를 가질 수 있다.

② 효과적·효율적인 업무수행이 가능하다.

③ 조직 내 구성원들의 사기와 인간관계를 증진시킬 수 있다.

④ 하급관리자가 일선업무의 문제에 관심을 갖게 되고 능력을 개발할 수 있다.

⑤ 융통성 있고 신속한 의사결정으로 급변하는 환경에 적절히 대응할 수 있다.

(6) 권한위임의 단점

① 조직 전체라는 의식보다 부서 우선의식이 팽배해질 수 있다.

② 조직의 분산화로 조직 전체의 비용이 증가된다.

(7) 간호조직에서의 권한위임

① 간호업무는 인간의 건강문제를 전문적인 지식과 기술, 그리고 치료적 의사소통을 바탕으로 한 인간관계를 통해 해결하고자 하기 때문에 상당히 복잡하고 추상적이다. 그러면서도 간호업무에는 단순하면서도 반복적인 것이 많기에 이러한 업무들은 간호 보조자들에게 충분히 위임할 수 있다.

② 간호업무를 위임할 때 고려해야 할 원칙은 다음과 같다.

   ㉠ 업무는 오직 간호사의 실무적, 전문적, 지식적 범위 내에서만 위임한다.

   ㉡ 환자의 상태와 상황을 사정하고, 간호 보조자를 감독하고 관찰하고 모니터한다.

   ㉢ 간호 보조자의 교육적 준비능력의 범위 내에서만 위임한다.

   ㉣ 피위임자를 지휘 및 보조하면서, 위임된 업무의 효과성을 평가하고, 위임사실을 기록한다.

   ㉤ 복잡한 간호기술이나 판단력이 요구되는 업무는 위임하지 않는다.

	개념
권력	한 개인이나 집단이 다른 개인이나 집단에 대하여 지배력을 확보하는 것이다.
권한	• 한 개인이 조직에서 차지하는 위치로 말미암아 갖게 되는 공식적인 힘을 말한다. • 조직에서 직위에 따른 역할에 부여하는 공식적인 권리이다. • 권한은 스스로 직무를 수행할 수 있는 자유재량권을 의미한다. • 권한은 조직에서 공동의 목표달성을 지향하며 행사하는 권력이다. • 권한은 개인에게 부여되는 것이 아니므로 조직을 떠나면 없어진다. • 권한은 합법적 권력이다(Max Weber).

[권력, 권한의 개념]

UNIT 04   조직구조

1. 조직구조의 구성요인 ★★★

조직구조를 결정하는 구성요인은 복잡성, 공식화, 집권화이다.

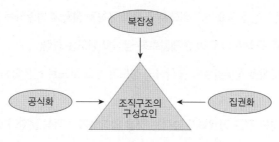

[조직구조의 3대 구성요인]

1) 복잡성(조직이 흩어져있는 정도)

(1) 복잡성은 조직의 분화 정도를 의미하며 수평적 분화, 수직적 분화, 지역적 분산으로 나뉜다.

(2) 복잡성이 증대 될수록 의사결정은 분권화 된다.

(3) 분화의 종류

① 수평적 분화(horizontal differentiation)

㉠ 단위부서 간의 횡적 분리의 정도를 나타낸다.

㉡ 조직원의 지향성, 과업의 성질 및 조직원의 교육과 훈련 등의 특성을 기준으로 나눈다.

㉢ 직무의 전문화는 수평적 분화를 증대시키고 수평적 분화가 될수록 부서간 조정이 필요하여 수직적 분화가 발생하게 된다.

㉣ 수평적 확장은 전문화(Specialization), 부서나누기로 이해하는 것이 좋다. 횡적인 확장을 통해 통제 범위가 넓어지는 것이며 전문성(Professionalism)과는 구분해야 한다.

② 수직적 분화(vertical differentiation)
　　㉠ 조직구조의 깊이로 권한계층의 최상층에서부터 시작하여 최하층에 이르기까지 존재하는 계층의 수를 의미한다.
　　㉡ 조직이 분화되어 복잡성이 증대될수록 조직의 권한계층의 수가 증가한다.
　　㉢ 구성원 간에 의사소통이 왜곡될 가능성이 커진다.
　　㉣ 통제범위의 원리와 가장 밀접한 관계를 갖는 개념이다.
　　㉤ 수평적 분화가 진행될수록 부문 간·부서 간 조정이 필요해져서 수직적 분화는 더 많이 발생한다.
③ 지역적 분산(spatial dispersion)
　　㉠ 지역적 분산은 공간적 분산이라고도 하며 조직은 여러 지역에 걸쳐 경영활동을 하기도 한다.
　　㉡ 조직의 사무실, 공장, 인력이 지역적·지리적으로 분산되어 있는 정도를 의미한다.
　　㉢ 지역적 분산 자체만으로도 조직구조의 복잡성을 증가시킨다.

2) 공식화(직무의 표준화 정도) ★★

(1) 조직구성원의 행동을 유도하기 위해서 조직이 규칙과 절차에 의존하는 정도이다.

(2) 조직의 규정과 규칙이 더 많이 존재할수록 공식화 정도는 높다.

(3) 단순하고 반복적인 직무일수록 공식화의 정도가 높고 고도로 전문화된 업무일수록 공식화의 정도가 낮다.

(4) 공식화가 높다는 것은 집권화가 높다는 것을 의미하며 수직적 분화가 증대될 수도록 공식화, 집권화는 증대된다.

(5) 공식화의 장단점

장점	단점
• 구성원의 행동의 예측과 통제가 용이해짐 • 효율적이고 신속·정확한 과업 수행 가능 • 정형화된 규범에 근거한 공정한 과업 수행 • 반응의 신뢰성을 높여 대외관계의 일관성과 안정성 유지 • 일상적 업무의 하부위임이 가능 • 직접적 감독에서 간접적 감독으로의 전환이 용이해짐	• 규칙에 의존하면 상사와 부하 간에 민주적이고 인간적 관계를 유지하기가 어려워짐 • 비개인화·비인간화 풍토가 조성됨 • 유동적·비정형적 사항에 대한 탄력적 대응이 저하됨 • 구성원의 자율과 재량이 감소됨 • 문서주의나 번문욕례(red tape)*가 발생함 • 인간소외를 가져옴

번문욕례 : red tape
번거롭게 형식만 차리어 몹시 까다로운 관청의 절차를 가르키는 말로 복잡한 절차나 형식을 뜻함.

3) 집권화(권한의 배분 정도) ★

(1) 의사결정 권한 정도, 즉 의사결정권이나 공식적 권한이 한 개인이나 단위 부서 및 권한 계층에게 집중되고 부하직원에게는 최소한의 투입이 허용된 정도를 뜻한다.

(2) 조직의 상층부에서 결정되는 문제가 많을수록 집권화 정도가 높다.

(3) 집권화의 특성

① 집권화는 공식 조직과 관련되어 있는 개념이다.

② 반대로 의사결정권이 하위층에 집중되면 분권화가 높다.

③ 모든 정보의 전달은 이해와 판단을 필요로 하며 조직의 정보가 밑에서 상층으로 이동할 때 하위자들은 정보 투입에 관여할 수 있다.

(4) 조직에서 집권화의 중요성

집권화는 의사결정에 포괄적이고 종합적인 관점을 제시할 수 있고, 조직 전체를 통해 능률성과 경제성을 높일 수 있기 때문에 중요하다.

2. 조직구조 결정요인

조직구조 설계에서 고려해야 할 변수는 기술, 전략, 조직의 규모, 환경 등이다.

1) 전략

① 전략은 조직이 장기목적을 설정하고 행동의 방침 내지는 방향을 채택하여 조직목적을 달성하는 데 필요로 하는 자원을 배분하는 것이다.

② 권한과 의사소통 유형, 기획, 정보흐름에 영향을 준다.

2) 규모

① 조직의 규모는 인적자원의 정도로 볼 수 있다.

② 주로 조직원의 총수로 정의하며 어느 정도까지 복잡성이 증대하다가 어느 수준부터는 감소한다.

③ 규모가 커질수록 조직의 행동은 더욱 공식화되어 간다.

④ 규모가 커지면 분권화가 촉진된다.

3) 기술

① 기술은 조직 내에서 투입물을 산출물로 변형시키는 과정 혹은 방법이다.

② 기술이 복잡하면 복잡할수록 이를 관리하는 관리자와 관리계층의 수가 증가한다.

③ 일상적인 기술일수록 복잡성은 낮고 비일상적인 기술일수록 복잡성은 높다.

④ 일상적인 기술일수록 공식성은 높고 비일상적인 기술일수록 공식성은 낮다.

⑤ 일상적인 기술일수록 집권화는 높고 비일상적인 기술일수록 분권화를 초래한다.

4) 환경

① 동태적인 환경이나 유기적인 구조와 같이 불확실성이 높을 때 분권화를 통한 자율성을 제고해야 한다.

② 조직을 둘러싸고 있는 모든 요소들로 조직은 환경을 직접 관리하거나 통제할 수 없으므로 관리자가 환경의 영향을 제거하거나 최소화하도록 노력해야 한다.

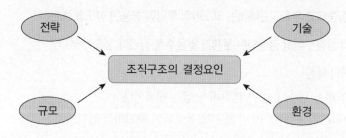

[조직구조의 결정요인]

3. 조직구조의 유형

1) 공식조직과 비공식조직 ★

(1) 공식조직

① 공식조직은 조직 기구표 상의 조직으로 조직의 목표를 달성하기 위해 법령 또는 규정 등에 따라 공식적인 업무와 역할을 할당하고 권한과 책임을 부여하는 조직이다.

② 공식 조직의 특징 및 기능

ㄱ 조직 기구표 상에 명시된 조직구조에 따라 모든 구성원에게 구체적 직무가 할당되고 지위, 신분의 체계가 정해져 있다.

ㄴ 관리자에 의해 의도적으로 구성된 조직이다.

ㄷ 계층 및 부서간의 권한, 책임, 의사소통의 경로를 분명히 밝히고 있는 구조이다.

ㄹ 조직의 수명이 비교적 지속적이다.

(2) 비공식 조직

① 현실적인 인간관계, 즉 구성원 상호 간의 접촉이나 친근성을 바탕으로 자연발생적으로 형성된 사적인 관계로 구성된 집단이다.

② 동호회, 동문회 모임 등과 같이 기구 조직표에 나타나지 않은 자생집단을 말한다.

③ 공식조직 안에는 수 많은 비공식조직이 포함되어 있다.

④ 비공식 조직의 장점

ㄱ 조직구성원간의 유기적인 상호관계를 갖게 함으로써 부과된 업무를 능률적으로 수행한다.

ㄴ 조직 구성원에게 소속감, 만족감, 심리적 안정감을 주는 역할을 한다.

ㄷ 서로 정보를 교환할 수 있도록 구성원 사이의 의사소통의 통로를 확립시켜 준다.

ㄹ 좌절·불평에 대한 안전판의 역할을 한다.

ㅁ 관리자는 비공식 구조를 통해 조직의 생리를 파악할 수 있다.

ㅂ 공식지도자의 결점을 보완하고 쇄신적인 분위기를 조성한다.

⑤ 비공식 조직의 단점

ⓒ 공식 조직의 목표와 상반된 비공식구조의 동조를 강요해서 갈등을 일으키고 공식 조직의 목표와 상반된 방향으로 움직일 가능성이 있다.

ⓛ 개인의 자아실현을 방해하는 조직구조 변화에 저항할 수 있다.

ⓒ 능력 있는 사람이 조직에 기여하는 것을 약화시킬 수 있다.

ⓛ 파벌과 할거주의를 초래하고 개인적 목적으로 이용가능하다.

ⓜ 풍문, 헛소문 등으로 의사통로의 혼선을 초래할 수 있다.

[공식 조직과 비공식 조직의 비교]

구분	공식 조직	비공식 조직
바탕이론	• 과학적 관리론 • 합리적 경제인관(X이론)	• 인간관계론 • 사회적 인간관(Y이론)
조직의 생성	인위적·계획적 조직	자연발생적 조직
특징	• 조직의 목표 달성 : 통합, 조정 • 제도적, 외면적, 정태적 • 높은 분화, 능률성(기계적 능률)	• 조직구성원의 욕구충족 : 다양성과 개성 • 비제도적, 내면적, 동태적 • 낮은 분화, 감정의 논리(사회적 논리)
범위	전체적 질서	부분적 질서
대인관계	구성원 간의 관계 사전에 규정	상호관계가 주로 욕구나 필요에 의존
권한부여	리더가 임명	리더가 자연 부상되거나 또는 선출
행동의 통제	상벌로 구성원의 행동을 통제	상벌이 아닌 욕구충족을 통해 구성원 통제

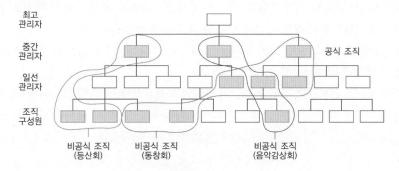

[조직의 공식 조직과 비공식 조직]

4. 조직구조의 유형

1) 라인 조직(line organization : 계선 조직) ★

① 공식 조직의 가장 오래된 조직구조로서 단순한 조직구조이며 계층적 구조를 이루는 조직이다.

② 라인 조직은 모든 계층의 조직구성원들 사이의 권한과 책임이 명백하고 관리자와 구성원들 사이의 정보전달이 보다 적으므로 다른 조직구조보다도 효율적인 조직이다.

③ 계층제, 명령통일, 통솔범위의 원리에 따른 분업화에 중점을 두는 조직구조이다.

④ 군대, 간호부 조직과 같이 상관-부하관계를 강조하는 수직적이고 직접적인 명령계통을

갖는다.

⑤ 막스 베버는 대규모조직에 적합하다고 하였으나 실제 관리내용이 간단한 소규모 조직에 적합하다.

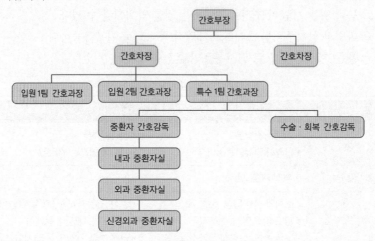

[라인 조직] -염영희 외, 간호관리학, 수문사

2) 라인-스태프 조직(line and staff organization : 계선-막료 조직)

① 조직이 대규모화되고 복잡한 업무내용으로 라인 조직만으로는 조직의 운영이 어려워 라인 관리자의 업무에 조언과 지원을 해주는 스태프(staff)의 기능이 조합된 조직이다.
　예 자문조직, 위원회조직

② 여기서 스태프(staff)의 기능은 라인 조직이 조직체의 전체적인 존립 목적을 원활히 수행하게 지원하고 조정을 촉진하며 자문·권고 등을 수행하는 것이다.

③ 명령통일의 원칙과 전문화의 원칙을 조화시켜 관리기능의 복잡화에 대응할 수 있게 계선의 외부에 막료기구를 설치한 조직이다.

④ 막료기구는 전문가의 지식과 경험이 조직의 목표달성에 간접적으로 기여하고 관리의 질을 높여주는 역할을 하나 스태프가 라인조직원에게 명령이나 지휘를 하지 못한다.
　예 간호수련담당 간호차장, 간호행정실장, 간호연구담당 간호차장, 간호질보장 간호차장

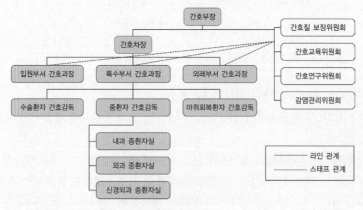

[라인-스태프 조직]

3) 직능 조직

(1) 직능 조직의 정의

① 직무를 비슷한 유형별로 통합하여 기능적으로 조직을 구조화한 것이다.

② 업무활동과 관련된 특정 과정에 대하여 위임받은 직능적 권한을 가지고, 라인에 있는 직원들에게 직접 명령을 내릴 수 있다.

(2) 직능 조직이 적용 가능한 경우

① 조직이 안정되고 확실한 환경일 때

② 조직이 중·소규모일 때

③ 조직의 기술이 관례적이며 상호 의존성이 낮을 때

④ 조직이 기계적 효율성과 기술적인 질을 중요시할 때

(3) 직능 조직의 장점

① 자원이 효율적으로 이용된다.

② 같은 업무의 반복으로 기술적 발전과 기능적 숙련도의 발전이 가능하다.

③ 중앙집권식 의사결정으로 조직의 통합성 유지가 가능하다.

④ 기능 간에 조정력이 강화된다.

(4) 직능 조직의 단점

① 기능을 초월할 때 조정력이 약화될 수 있고, 환경변화에 효율적으로 대처하지 못한다.

　　예 수술실 간호사가 응급실

② 의사결정 시 중앙집권화로 인해 우선순위에서 밀리는 업무는 딜레이되어 시간이 소모된다.

③ 다기능적인 업무를 수행할 때 책임소재가 불분명하다.

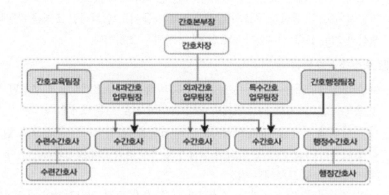

[그림 직능조직]

구분	라인조직	라인-스태프조직
장점	① 책임과 권한의 한계가 명확하여 업무수행이 용이하다. ② 관리자는 부하에게 강력한 통솔력을 발휘할 수 있다. ③ 의사결정이 신속하다. ④ 조직운영에 효율을 기할 수 있다.	① 전문화 스태프의 도움으로 효과적 관리활동이 가능하다. ② 라인 조직이 유지되고 있어 라인 조직의 장점을 지닌다. ③ 스태프로부터 조언과 권고를 받으며, 추진업무에 전념할 수 있어서 최고관리자의 통솔범위를 확대시킨다. ④ 전문적 기술과 지식의 활용으로 조직활동의 조정이 비교적 용이하여 조직의 신축성을 기할 수 있다. ⑤ 스태프의 권한이 각 부문 내에 한정되어, 라인의 활동에 안정감을 갖게 한다.
단점	① 주관적, 독단적 의사결정이 이루어지며 관리자의 전문화가 결여되어 있다. ② 하위관리자의 의욕상실과 창의력이 결여되어 있으며 의존성이 강하고 무능하게 된다. ③ 급변하는 환경을 탐지하는 능력과 혁신적인 태도를 촉진하는 데 한계가 있어 빠른 환경 변화에 민감하게 적응하기 어렵다. ④ 대규모의 조직이 갖출 수 있는 시너지 효과를 기대하기 어렵고 불안정한 상황에서는 효과적이지 못하다.	① 의사전달의 경로가 혼란에 빠질 가능성이 있다. ② 권한과 책임소재가 불분명할 수 있다. ③ 종합적 의사결정을 위한 정보의 축적 및 활용이 가능하다. ④ 스태프와의 조율시간이 오래걸려서 행정이 지연되고 비용이 많이 든다. ⑤ 계선과 막료 사이에 불화와 갈등이 생길 우려가 있다. ⑥ 효율성과 생산성 증대를 위해 많은 부문과 계층이 발생하여 조직이 비대해진다.

4) 매트릭스 조직(matrix organization) ★★★★

(1) 매트릭스 조직의 정의

① 매트릭스 조직은 행렬조직 또는 그리드 조직이라고도 한다.
② 프로젝트팀이 라인 조직에 완전히 첨가된 형태의 조직구조을 갖추고 있다.
③ 기능적 구조와 생산적 구조의 장점만을 받아들이도록 설계된 조직을 말한다.
④ 생산과 기능 모두 전문화가 필요할 때 구성되는 조직이다.

(2) 매트릭스 조직의 특성

① 계층적인 명령계통에서 이루어지는 수직적 통합과 프로젝트팀의 구성원 사이의 상호작용으로 이루어지는 수평적인 통합 측면이 서로 보완되어 있다.
② 한 사람의 부하가 두 명의 상급자로부터 명령을 받아야 하는 특성으로 명령통일 원칙에 위배된다. 조직에 두 사람의 상사가 있어 명령통일의 일원화가 어렵다.
　　예 라인팀장 & 프로젝트 팀장
③ 라인 조직이나 라인-스태프 조직보다 계층 수가 적고 의사결정이 분권화되어 있어서 공식적 절차와 규칙에 얽매이지 않는다.

(3) 매트릭스 조직의 장점

① 다수의 복잡하고 상호의존적인 활동을 수행할 때 여러 활동의 조정을 촉진시킬 수 있다.

② 직원의 능력을 최대한 이용할 수 있어서 조직의 인적자원 활용이 효율적이다.

③ 급변하는 환경에 신속히 대응할 수 있어서 불확실한 환경변화에 적합한 신축성 있는 조직구조이다.

(4) 매트릭스 조직의 단점

① 조직의 이중구조로 인한 권력투쟁의 조장으로 갈등이 발생될 가능성이 크다.

② 권한-라인 간에 마찰이 생길 수 있고 책임에 대한 혼란을 일으킬 수 있다.

③ 권한문제를 해결하기 위해 관리시간이 필요하며 결과적으로 비용이 증가된다.

5) 프로젝트 조직(project organization) ★

(1) 프로젝트 조직의 정의

프로젝트 조직은 조직에 기동성을 부여한 일종의 대체 조직이며, 특정한 과제 또는 목적을 달성하기 위해서 만들어진 임시적·동태적 조직이다.

(2) 프로젝트 조직의 특징

① 임시적으로 만들어진 조직이다.

② 상황변화에 신속하고 합리적으로 대응할 수 있다.

③ 조직구성원의 책임과 권한이 상하관계가 아닌 좌우관계이다.

④ 수평적 분화가 높은 조직구조이다.

(3) 프로젝트 조직이 효과적인 경우

① 과업의 중요성이 조직에 결정적인 영향을 미칠 때

② 특정 과업이 구체적인 시간제약과 성과기준을 지닌 경우

③ 특정 과업이 예전의 과업에 비해 독특하고 생소한 성질의 것일 경우

④ 특정 과업의 수행이 상호의존적인 기능을 필요로 하는 경우

(4) 프로젝트 조직의 장점

① 환경변화에 대한 적응력이 높다.

② 조직에 기동성을 부여하여 업무를 신축·정확·효과적으로 수행하게 할 수 있다.

③ 프로젝트의 특성에 따라 인적 및 물적 자원을 탄력적으로 운영할 수 있다.

④ 조직 목적이 분명하고 환경변화에 민감하게 반응하여 기술개발, 신규사업개발, 경영혁신 등에 적용될 수 있다.

(5) 프로젝트 조직의 단점

① 빈번하게 조직하여 기존 조직에서 직원을 차출하면 명령계통과 일차적인 기본업무집단에 대한 충성심이 약화된다.

② 강한 참여의식과 소속감을 키워나갈 시간이 없다.

③ 계선 조직을 안정화할 상관과 부하 간의 결속력을 약화시킨다.

④ 조직의 명령계통과 권한관계를 혼란시킨다.

⑤ 자신이 지닌 전문적 지식만을 활용할 뿐 자기의 전문지식을 발전시킬 기회를 갖기 어렵다.

⑥ 능력 있는 팀원을 확보하기 곤란하고 또 여러 부문에서 차출된 자들이 조화를 이루어 협조해야 하는 어려움이 크다.

⑦ 한시적인 조직이므로 촉진하는 업무에 일관성을 유지하기 힘들다.

6) 위원회 조직 ★

(1) 위원회 조직의 정의

① 각 부서 간 또는 명령계통 간 의견의 불일치나 갈등을 조정하려는 조직으로 단독적인 결정과 행위에서 오는 폐단을 방지하고자 여러 사람으로 구성된 조직이다.

② 여럿이 함께 합리적인 의사결정을 함으로써 계층제의 경직성을 완화하고 조직의 운영과 의사결성에 합의성과 민주성이 확보된다.

(2) 위원회의 특징 및 장점

① 다수의 참여로 민주적이며 의사결정에서 합의성을 띤다.

② 특정한 주제를 심의하고 결정하며 조직 내부의 각 부문의 조정을 촉진한다.

③ 이해관계를 조정할 수 있고 신중하고 공정하게 결정할 수 있다.

④ 구성원은 기존의 조직구조에 소속되어 있으면서 폭넓은 경험과 소양이 있는 자이다.

⑤ 조직원의 참여와 원활한 의사전달을 도모할 수 있다.

(3) 위원회의 단점

① 시간과 에너지, 재정 등의 비용낭비가 심하다.

② 최적의 의사결정이 되지 않고 타협에 따라 이루어질 가능성이 있다.

③ 일이 지연되고 책임을 전가하기 쉽다.

④ 유력한 소수에 의한 독재의 우려가 있다.

⑤ 위원회가 독립적일 때에는 조직 전체가 통합성을 유지하지 못할 수도 있다.

5. 미래사회의 창조적 조직구조

조직구조의 기본유형인 관료조직이 빠르게 변화하는 외적환경에 적응하고 효율성을 높이기 위해 추진하는 창조적 조직이다.

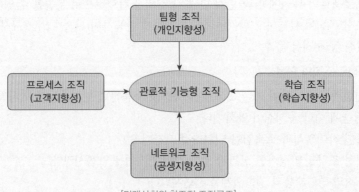

[미래사회의 창조적 조직구조]

1) 학습 조직(learning organization)

(1) 학습 조직의 개념

학습 조직은 학습지향적 성격을 지니며 정보화 사회의 가속화에 발맞추어 조직도 배워야 한다는 것을 기본 이념으로 갖는 조직이다.

(2) 학습 조직의 특징 및 장점

① 인간존중을 기본으로 하며 구성원의 창의력과 적응력을 의도한다.
② 구성원의 학습활동을 촉진시켜서 조직 전체에 대한 변화를 지속적으로 촉진한다.
③ 정보를 가치 있는 지식으로 변환시켜서 생산성 향상을 도모한다.
④ 학습 조직은 장기적인 측면으로 구성원 전체의 학습능력을 높여 조직의 경쟁력 확보에 주력한다.
⑤ 예측 불가능한 환경적응 방안을 제시하고 인적 자원에 대한 체계적인 관리 방안을 제시한다.

(3) 학습 조직의 단점

① 구체적인 조직유형 제시와 조직설계의 기준 제시에 미흡하다.
② 분권화가 고도로 발달함에 따라 통제의 문제가 발생한다.

2) 프로세스 조직(process organization)

(1) 프로세스 조직의 개념

프로세스 조직은 미래를 생각하며 앞으로 무엇이 가능하고 또 무엇을 해야 하는지를 고민하는 조직으로 고객가치를 가장 이상적으로 반영할 수 있도록 직무를 리엔지니어링하는 조직으로 다양한 고객 요구에 대응하기 위한 조직이다.

(2) 프로세스 조직의 특징

① 조직 시스템 전체에서 기존과는 다른 새로운 형태의 제도와 관리기법으로 고객지향성을 특징으로 한다.
② 목적을 달성하기 위한 프로세스(과정) 중심의 미래 조직이다.
③ 반복적 정형화, 안정적이며 식별 가능한 프로세스의 존재하에 기존 업무처리방식 조직시스템을 근본적으로 재설계하고 정보기술을 활용해야 한다.

(3) 프로세스 조직의 장점

① 경영성과의 획기적 향상 및 고객요구에 대한 신속한 대응 및 관리
② 조직구성원의 근로의 질 향상과 간접인원의 축소로 인한 경비 절감
③ 고객지향적이며 고객에게 최고의 서비스를 제공

(4) 프로세스 조직의 단점

① 정보기술과 접목시키는 데 한계가 있어 통제에 문제 발생
② 프로세스팀 간의 통합문제

3) 네트워크 조직(network organization)

① 네트워크 조직은 공생지향성의 특징을 가지며, 경직된 구조가 아니라 유연한 구조와 기술로 환경변화에 신축적으로 적응하는 조직이다.

② 사용자(고객) 중심의 조직으로 나아가기 위해 구조와 계층을 중시하는 조직을 파괴하는 실무자 중심의 조직이다.

③ 비공식적이고 수평적인 지원체제를 확립함으로써 변화에 민감하게 적응한다.

④ 지식과 정보를 축적하기보다는 지식과 정보를 교류하고 새로운 정보의 창조를 중시한다.

⑤ 강한 이념을 강하게 끌어당기는 흡인력이 있으며 동시에 부드러운 서비스를 중시하는 조직이다.

⑥ 분권화에 따른 통제의 문제가 발생할 수 있다.

4) 팀 조직(team organization) ★

① 팀 조직은 개인지향성의 공동목표를 가진 두 사람 이상이 모여 시너지를 내기 위하여 만들어진 조직이다.

② 인적 자원의 유용한 활용, 의사결정의 신속화, 개인중심에서 팀 중심으로의 업무 추진, 명령계통의 단축 등 수평적 조직원리를 바탕에 두고 운영되는 것이 특징이다.

③ 각 개인의 장점을 최대한 살려서 팀의 강점으로 만든다.

④ 신속한 대응과 관료주의 타파가 가능하나 네트워크 조직과 마찬가지로 고도의 분권화에 의한 통제의 문제가 발생할 수 있다.

6. 병원조직과 간호조직

1) 병원조직의 개념

병원은 단순히 환자의 질병을 치료하는 곳일 뿐 아니라 사회복지와 국민보건 증진을 위해 예방사업과 연구 및 교육·훈련을 수행하는 종합적인 조직체이다.

2) 병원조직의 특성

(1) 경영상의 특성

① 고도의 자본집약적이면서 노동집약적인 경영체이다.

② 사업목적(의료사업, 연구, 기술개발, 공중보건증진 등)이 다양한 조직체이다.

③ 복잡한 전환과정을 거쳐 서비스를 생산하는 조직체이다.

④ 생산된 서비스의 품질관리나 업적평가가 극히 어려운 조직체이다.

⑤ 자본의 회전율이 높다. 그러나 투자자본 회수율은 낮다.

⑥ 인적자원간의 임금의 격차가 크다.

(2) 조직상의 특성

① 최고의 의료서비스 제공과 최소의 비용을 통한 이윤을 추구해야 하는 매우 힘든 조직체이다.

② 조직구조와 구성원이 매우 다양하다.

③ 과업이 불확실하고 불확정적이어서 표준화하기가 힘든 조직체이다.

④ 의료전문가에 의한 지배권위체계와 일반 직원에 의한 일반관리체계로 지배구조가 이원적이다.

(3) 환경상의 특성

① 의사의 자유개업이 보장된다.

② 전문의가 되기 위한 전공의 교육을 병원이 맡고 있다.

③ 의료수가가 병원 외부에서 통제된다.

④ 의료기사는 의사의 지도 아래 검사를 수행한다.

⑤ 병원에서 수행되는 직무 대부분이 면허 있는 자에게만 허용된다.

⑥ 노사분규의 소지는 높으나 분규 시 사회적 비난의 강도가 높다.

(4) 업무상의 특성

① 24시간 연중무휴로 업무가 계속되어 연속성, 응급성을 나타낸다.

② 사람의 건강과 생명에 직접적으로 영향을 미친다.

③ 도덕적, 윤리적 덕목을 중요시한다.

④ 서비스 제공의 불안정성이 높아 계획통제가 어렵다.

> 예 신규간호사와 경력간호사의 차이

⑤ 서비스 제공결과가 많은 타 직종 간의 유기적 결합에 의하는 경우가 많아 단일 직종별 성과측정이 어렵다.

3) 현대사회에서 병원조직의 4가지 기능

(1) 의료서비스 기능

환자에 대한 진단, 간호 및 치료 서비스 제공의 기능

(2) 의학교육 기능

전문적이고 기술적인 교육·훈련의 기능

(3) 의학연구 기능

학문적·과학적 연구의 기능

(4) 공중보건활동 기능

주변 인구집단에 대한 사회·봉사적 차원의 보건서비스 제공의 기능

4) 병원의 경영관리

(1) 병원경영의 시스템적 특성

병원의 하위체제는 그들의 목표, 태도, 역할, 구조, 활동, 과정과 규범에 의해 서로 긴밀하게 유기적인 관계를 맺고 있다.

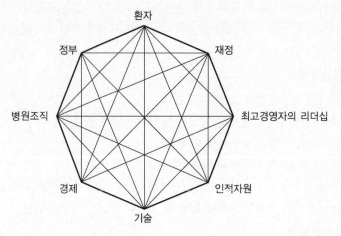

[병원경영의 시스템적 특성]

(2) 병원조직의 환경

① 병원조직의 내부환경

   ㉠ 내부환경은 병원 관리자의 의지, 능력, 노력에 의해 문제점을 해결해 나갈 수 있는 미시환경이다.

   ㉡ 병원업무의 변화, 재정수요의 증대, 병원 조직원의 의식구조 변화, 병원조직의 분위기 등에 많은 영향을 미친다.

② 병원조직의 외부환경

   ㉠ 외부환경으로는 인구증가에 따른 환자 수 및 노령인구의 증가

   ㉡ 정부의 의료에 관한 제반 법규, 병원 표준화 사업

   ㉢ 의사와 환자 사이의 관계 변화

   ㉣ 의료기술의 개발 및 향상

   ㉤ 지역사회 주민의 참여도 증가

   ㉥ 의료사고에 따른 분쟁 증가

   ㉦ 의료시장 개방에 따른 외국병원들의 한국시장 진입

(3) 병원조직이 복잡한 이유

① 진료의 특성 때문에 계량적이고 명확한 조직목적의 설정이 어렵다.

② 조직의 하부단위와 개인 구성원이 추구하는 목적이 다양하기 때문이다.

③ 질적·양적으로 다양한 구성 인력들이 여러 형태로 협동하면서 일하기 때문이다.

④ 병원조직의 업무과정에서 구성원 대부분은 두 가지 이상의 계층에서 동시에 지휘를 받는다. 즉, 관리자에게 관리적 통제를 받는 것과 동시에 의료에 대한 책임도 진다.

⑤ 병원조직이 산출하는 서비스의 진정한 척도를 측정하기 어렵다.

5) 간호조직

(1) 간호조직의 목표

간호조직의 관리목표는 다음의 세 가지로 요약된다.

① 질 높은 간호서비스의 제공

② 간호인력이 직무에 만족하도록 간호조직을 관리·운영

③ 모든 간호업무를 효과적, 능률적, 경제적으로 수행하도록 합리적으로 관리

(2) 간호조직의 특성과 기능

① 간호조직의 철학과 이념을 수립하고 업무를 수행하기 위한 기본 방침과 표준을 마련한다.

② 간호인력을 계획하고 직무만족을 성취하기 위한 인사기능을 수행한다.

③ 병원 내 다른 부서와 끊임없이 상호 협동하도록 한다.

④ 간호조직은 전체 병원목적에 준하여 간호업무를 효과적으로 수행해야 한다.

⑤ 간호학문의 지속적인 발전을 위해 연구를 수행하고 최선의 간호와 최대의 전문성을 유지하게 해야 한다.

CHAPTER 02

조직문화와 조직변화

We Are Nurse

위아너스
간 호 사
국가시험
이 론 편

간호관리학

UNIT 01 조직문화

1. 조직문화의 정의(Schein, 1985) ★★★

① 조직문화는 집단에서 자연발생적으로 생기는 규범이다.

② 조직문화는 지배적 가치로 사람들이 상호작용할 때 관찰 가능한 행동의 규칙성이다.

③ 조직문화는 사용하는 언어나 존경 또는 복종의 표현방식 등을 의미한다.

④ 조직구성원들과 고객에 대한 조직의 정책수립 지침이 되는 철학이다.

⑤ 조직에 적응하는 데 필요한 게임의 규칙 같은 것이다.

⑥ 물리적인 설비배치나 구성원이 고객이나 외부인과 접촉하는 방식에 따라 조직에 흐르는 느낌이나 분위기이다.

⑦ 비가시적이고 핵심적인 가치관에 기초한 의례, 의식, 상징물이다.

⑧ 조직구성원 모두가 공유하는 가치와 신념, 규범과 전통, 관리 관행, 행동 양식, 지식과 이념, 습관과 기술, 상징과 이미지 등을 포함하는 거시적이고 복합적인 개념으로 조직구성원의 가치판단과 행동패턴에 영향을 주는 것을 말한다.

2. 조직문화의 특성 ★

① 조직문화는 인간의 사고와 행동을 결정하는 결정요인이다.

  → 사람들은 조직문화를 학습하고 공유한다.

② 조직문화는 사람이 만든 것이고, 배워서 익히는 것이며 새내기와 후속 세대에 전수된다.

  → 역사의 산물로서 현대를 과거·미래와 연결시킨다.

③ 조직문화는 스스로 통합성을 유지하며 비교적 안정적이고 계속적이며 변화저항적인 특성을 지닌다.

  → 그러나 시간이 흐르면 많든 적든간에 변하지 않는 조직이란 없으며 조직문화 또한 서서히 변한다.

④ 조직문화는 문화를 공유하는 집합체이므로 초개인적 특성을 지닌다.

  → 조직문화에는 조직구성원 개개인의 특성이 반영되지 않는다.

⑤ 조직문화는 각기 독특한 특성을 지니고 있지만 상위문화인 사회문화와 공유하는 것도 많다.
　→ 그래서 조직들 사이에는 공통점이 있는데 그 이유는 문화가 조직 간에 전파되어 보편
　　화되는 경향이 있기 때문이다.

3. 조직문화의 구성요소

1) '파스케일 & 아토스'와 '피터스 & 워터맨'의 분류

① 공유가치 : 전통적으로 가장 중요시했고 조직구성원들에 주입시켜 온 가치관, 신념,
　방침, 기본목적 등으로서 전통적 문화가치, 인간관, 조직관, 세계관 등이 포함된다.
② 전략 : 조직이 목적을 달성하기 위하여 조직의 자원을 장기간에 걸쳐 조직체의 여러
　구성요소들에 배분하는 계획과 행동패턴을 말한다.
③ 구조 : 조직체를 형성하고 있는 구성단위들과 이들 사이의 관계를 연결시키는 패턴
　을 말한다.
④ 관리시스템 : 일상적 조직체 운영과 경영과정에 관련된 모든 제도를 의미한다.
⑤ 구성원 : 구성원은 단순히 인력 구성을 말하는 것뿐만 아니라, 그들이 지닌 능력이나
　지식 등의 집합체를 말하며 기업 문화 형성의 주체이기도 하다.
⑥ 기술 : 조직구성원들이 지닌 조직 운영에 실제로 적용되는 경영관리상의 능력
⑦ 리더십 스타일 : 구성원들을 이끌어 가는 전반적인 조직관리 스타일

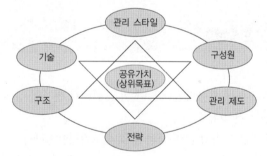

[조직문화를 구성하는 7S] -염영희 외, 간호관리학, 수문사

4. 조직문화의 중요성과 기능

1) 조직문화의 중요성

① 조직문화가 조직 속에서 다양한 기능을 수행하기 때문이다.
② 조직문화는 전략의 수립과 진행과정에 영향을 미치며 조직의 성패를 결정한다.
③ 조직문화는 경쟁력의 원천이 되어 상당히 오랫동안 지속적으로 경쟁력 우위를 확보할
　수 있다.
④ 조직문화는 구성원의 만족도와 생산성에 영향을 미치며 조직의 성과와 관련이 있다.
⑤ 조직의 환경과 변화에 적응하기 위해 조직문화의 접근방법이 필요하다.
⑥ 조직의 모든 관리과정에 광범위하게 영향을 미친다. 조직문화는 일상의 업무처리 과정,
　상호교류, 특히 의사결정 과정에 명백히 작용하므로, 조직문화에 대한 올바른 이해가
　효율적 관리나 관리의 성공 가능성을 높인다.

2) 조직문화의 기능

① 조직문화는 구성원들 간의 단합과 조화를 도모하며 집단적 몰입이 가능하게 한다.

② 조직문화는 조직구성원으로서의 정체성과 행동의 지침을 제공한다.

③ 조직문화가 제공하는 가치 기준, 행동 기준, 판단 기준을 조직구성원 모두가 공감하므로, 조직에 대한 반감은 약화되고 단결시키는 힘은 강화될 수 있다.

④ 조직문화는 조직구성원이 외부환경에 적응하고 살아남을 수 있는 능력을 강화시킨다.

⑤ 조직문화는 사회적 체계에 안정성을 제공한다.

5. 간호조직문화가 간호조직에 미치는 영향

① 간호사들이 공유하는 가치나 신념 및 태도, 행동, 일상 업무수행에 영향을 미친다.

② 간호조직의 외부(대상자) 및 내부고객(간호조직의 간호직원)의 만족도와 간호사의 조직에 대한 적응, 몰입, 직무 만족도에 영향을 미친다.

③ 간호서비스의 질을 향상시키고 궁극적으로 간호조직의 효과성·효율성·생산성에 영향을 미친다.

④ 간호사들의 지각, 조퇴, 결근, 이직률에 영향을 미친다.

⑤ 간호사의 태도, 행동, 일상 업무수행에 영향을 미친다.

⑥ 간호서비스 질 보장(QA), 질 향상(CQI), 총체적 질 관리(TQM)에 영향을 미친다.

🔖 UNIT 02   조직변화

1. 조직변화의 개념

① 조직변화란 현재보다 더 효율적인 조직이 되기 위해서 현재의 상태에서 바람직한 상태로 조직문화를 바꾸는 것이다.

② 조직변화의 형태 가운데 가장 많이 사용된 것이 조직개발이다.

조직개발(OD : Organizational Development)은 조직구성원의 가치관, 태도, 행동을 변화시킴으로써 조직의 유효성을 높이기 위한 계획적 변화(planned change)이다.

2. 조직변화의 유형

1) 조직변화의 유형

던컨(Duncan)은 변화를 시간이 경과함에 따라 적합·순응하는 과정으로서의 자연적 변화와 목표실현을 향한 의도적 과정으로서 계획적 변화로 구분하였다.

(1) 자연적 변화

조직이 변화가 일어나는 것을 수동적으로 받아들이기만 하고 변화를 계획하거나 변화 방향에 영향을 줄 수 있는 노력을 수행하지 않은 상태에서 자연발생적으로 일어나는 변화이다.

(2) 계획적 변화 ★

조직이 변화하기 위해 개인·조직의 변화를 담당하는 관리자가 의식적·계획적으로 변화를 기획·설계·실행하는 것이다.

(3) 계획적 조직변화를 위한 전략

① 경험적-합리적 전략(empirical-rational strategy) ★

사람은 합리적으로 생각하며 자신에게 유리한 쪽으로 행동한다는 가정을 바탕에 두며 변화로 인해서 생기는 개인과 조직의 이득을 구체적으로 보여주어야 한다.

〔예〕 간호부서에서 고객만족도 향상을 위하여 고객응대 프로토콜을 개발하고 이를 실행할 경우 간호사에게 주어지는 혜택을 알려줌

② 규범적-재교육적 전략(normative-reeducative strategy)

인간관계를 중요한 수단으로 하며, 정보를 제공하고 구성원들의 가치관과 태도변화에 주안점을 두는 전략으로 사람은 교육에 의해서 가치관과 태도가 변화될 수 있다고 가정한다.

③ 권력-강제적 전략(power-coercive strategy)

사람은 권력·강제력이 많은 권력자의 지시와 계획에 따른다는 것을 가정한다.

④ 동지적 전략(fellowship strategy)

높은 사회적 욕구와 자존심을 필요로 하는 사람들을 변화시키는 데 효과적인 전략으로 모든 구성원을 동등하게 대하고 서로 알게 하여 집단의 결속력을 증진시킨다.

⑤ 정책적 전략(political strategy)

공식적·비공식적 권력구조를 확인하여 변화를 위한 정책을 결정하고 이를 실행하는 데 영향력이 있는 사람을 이용하여 변화를 유도하는 방법이다.

⑥ 경제적 전략(economic strategy)

물품이나 자원, 자본, 금전적 보수 등과 같은 경제적 요소를 활용하여 변화를 시도하는 것

⑦ 학문적 전략(academic strategy)

연구결과나 학문의 이론을 활용하여 변화를 유도하는 전략이다.

⑧ 공학기술적 전략(engineering strategy)

개인을 변화시키기 위해서 환경을 변화시켜야 한다는 전략으로 병실구조를 바꾸어 직접간호시간을 늘리고 질적으로 우수한 간호를 제공하는 것이 그 예이다.

2) 조직을 변화시키는 변화의 유형분류

유형	특징
강압적 변화 (coercive change)	권력분배의 불균형으로 한쪽의 일방적인 목적설정으로 일어나는 변화이다.
경쟁적 변화 (emulative change)	각 조직부서 간 권력에 대한 동일시와 경쟁에 의해 촉진되어 일어나는 변화이다.
주입식 변화 (indoctrination change)	권력자, 피권력자가 함께 공동목표를 설정하면서 일어나지만 피권력자가 권력자의 신념을 주입받는 불균형한 상태에서 이루어지는 변화이다.
상호작용적 변화 (interactional change)	권력자와 피권력자가 상호 대등한 입장에서 목표를 수립하지만 충분히 숙고한 뒤에 일어나는 변화라기보다는 무의식 중에 다른 사람의 의견을 쫓아서 일어나는 변화이다.
자연적 변화 (natural change)	• 목표 설정이 없고 우발적 사건에 기인하는 변화가 여기에 속한다. • 변화에 대해 고민하거나 어떠한 노력도 수행하지 않았음에도 불구하고 자연적으로 발생하는 변화를 뜻한다. • 조직은 변화가 일어나는 것을 사후적으로 단순히 받아들이기만 한다.
사회적 변화 (socialization change)	• 상호작용적 변화와 직접적 관련이 있다. • 개인이 사회집단의 요구에 따르고 권력이 있는 편의 의도성이 클 때 발생한다.
기술적 변화 (technocratic change)	개인이나 집단이 그가 속한 사회 혹은 집단의 요구에 의해 일어나는 변화로 이때 권력자의 생각이 반영되면 주입식 변화가 된다.
계획적 변화 (planned change)	권력자와 피권력자 간의 공동목표 설정, 동등한 권력비율, 충분한 숙고에 의해 일어나는 변화로 조직의 변화를 위해 의식적이거나 계획적으로 변화를 기획·설계·이행하는 것이다.

3. 조직변화의 과정 ★★

조직은 항상 변화하며 이러한 조직의 계획적 변화를 설명하는 대표적인 이론은 레빈(K. Lewin)의 3단계 변화 모형이다.

1) 해빙 단계(unfreezing)

① 무관심한 사람들에게 변화 욕구를 불러일으켜 개인들이 변화 욕구를 의식하는 과정이다.

② 구성원들이 변화에 저항하지 않고 협조할 수 있도록 기존 체제에 대한 비효율·불합리를 공개하거나 변화로 얻을 수 있는 구체적 정보를 알려준다.

③ 얼음이 녹아 풀리듯이 구성원의 태도나 감정이 차차 누그러지는 과정이다. \

2) 변화 단계(움직임기, moving)

① 새로운 것을 받아들일 준비가 된 상태로 동일시와 내면화가 이루어지는 단계이다.

② 변화를 위해 구체적으로 대안을 탐색하고 목적과 목표를 설정하며 이를 어떻게 달성할 것인지에 대해 결정하고 선택된 대안을 실천하는 단계이다.

3) 재동결 단계(refreezing)

① 재동결은 추진력과 저항력 사이에 새로운 균형을 이룸으로써 변화가 바람직한 상태로 정착되는 단계이다.

② 변화했다가도 원위치로 돌아가려는 속성이 있기 때문에 구성원들에게 지속적인 지원과 강화 활동을 제공하여 신뢰와 안정을 쌓는 것이 필요하다.

③ 변화된 부서나 개인에게 응분의 보상을 주는 것은 변화된 상태를 안정화(stabilization)하고 시간이 지남에 따라 변화의 효과가 소멸되는 것을 막는 방법이 된다.

4. 조직변화의 특성

① 조직의 현 상태와 바라는 상태 간의 간격이 존재할 때 발생

② 계획적인 조직변화만을 의미

③ 실제로 수집된 자료에 기초를 두고 변화 추구

④ 현상을 타파하고 변화를 인위적으로 유도하므로 저항 수반

5. 조직변화에 대한 구성원의 저항 관리방법

관리방법	사용되는 일반적인 상황	장점	단점
① 교육과 의사소통	변화대상자가 부족하거나 부정확한 정보와 분석 결과를 갖고 있을 때	변화대상자가 일단 설득되면 실행에 협조적이다.	변화대상자가 많으면 시간이 많이 걸린다.
② 참여와 개입	변화담당자가 변화를 설계하는 데 필요한 모든 정보를 갖고 있지 못하고, 변화대상자가 저항할 상당한 힘을 가지고 있을 때	모든 참여자는 변화를 실행하는 데 책임을 지며, 그들이 가지고 있는 목적에 적합한 모든 정보를 변화계획에 통합한다.	참여자가 부적절한 변화를 설계한다면 헛되이 시간을 많이 소모할 수 있다.
③ 촉진과 지원	변화에 의한 조정문제 때문에 구성원들이 저항할 때	조정문제에 적절하다.	많은 시간과 비용이 소요되며 실패할 수도 있다.
④ 협상과 동의	변화에 저항할 상당한 힘을 가진 몇몇 구성원 또는 집단이 변화를 거부할 때	때때로 주요한 저항을 피할 수 있는 상대적으로 쉬운 방법이다.	일부 구성원이 승낙교섭을 경계한다면 많은 비용이 소요될 수도 있다.
⑤ 조작과 공동작업	다른 방법은 사용하기 어렵거나 많은 비용이 소요될 때	저항문제에 대해서 상대적으로 빠르고 비용이 적게 드는 방법이다.	구성원들이 조작되고 있다고 느낀다면 나중에 문제를 초래할 수 있다.
⑥ 명시적 또는 묵시적 강압	변화속도가 중요하고 변화담당자가 상당한 힘을 가지고 있을 때	빠르고 어떤 저항도 극복할 수 있다.	변화담당자를 변화대상자가 거부하면 위험부담이 있다.

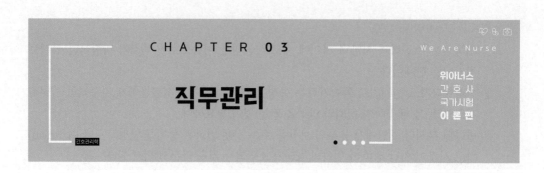

CHAPTER 03

We Are Nurse

위아너스
간 호 사
국가시험
이 론 편

직무관리

간호관리학

UNIT 01 직무관리 개념

1. 직무관리의 의의

① 직무관리란 조직구조를 구성하는 직무를 설계하여 직무체계를 형성하고 각 직무분석을 통해 과업내용과 직무를 수행하는 구성원의 자격조건을 결정하며 이러한 직무활동을 평가하는 전반적인 관리 과정이다.

② 조직의 목적을 달성하기 위해 조직을 제대로 구성하고 조직의 직위나 직무를 어떻게 구성해야 하는지를 지속적으로 분석하고 평가해 좀 더 바람직한 방향으로 조직을 끊임없이 재설계하는 것이다.

2. 직무관리 과정

직무관리 → 직무분석 → 직무분류 → 직무평가

UNIT 02 직무설계(job design)

1. 직무설계의 의의

① 직무설계는 직원의 만족감을 증대시키고 조직의 생산성 향상을 위해 동기부여 이론을 작업구조 설계에 응용하는 과정으로 직무내용이 직원 개개인의 능력 및 희망과 일치하도록 작업, 작업환경 및 노동조건을 조직화하는 것을 말한다.

② 직무의 내용, 직무 기능, 직무 간 관계 등을 규정하여 새로운 직무에 가장 적합한 구성원이 누구인지를 고려하는 것이다.

　㉠ 직무의 내용 : 다양성, 자율성, 복잡성 또는 일관성, 난이성, 전체 직무에서의 위치 등 업무의 일반적 성격

ⓛ 직무 기능 : 직무 책임, 권한, 정보의 흐름, 작업방법 등 직무수행을 위한 필요 요건과 방법

ⓒ 직무 간의 관계 : 다른 사람들과의 상호작용의 필요성, 친밀하게 지낼 기회, 팀워크가 요구되는 정도 등 개인 직무의 대인적 요소

③ 직무를 설계할 때는 과업성취요인과 함께 구성원의 지지를 반드시 고려해야 한다.

2. 직무설계의 기능

① 직무설계를 통하여 직무내용, 방법, 조직 내 요구와 사회적 요구 및 직원 개개인의 요구간의 관계를 구체화시킴

② 급변하는 사회적·개인적 욕구수준의 변화에 대응할 수 있음

③ 효율적인 직무설계로 조직 전체의 비용 절감과 직무만족도 향상

④ 관리자는 이를 통해 구성원들에게 동기부여를 함으로써 조직 전체의 성과를 향상 시킴

3. 직무설계의 유형 ★★

1) 직무단순화

① 직무를 가능한 한 세분화하여 조직목표를 달성하는 것(짧은 훈련기간, 짧은 업무과정, 직원의 신속한 충원 가능성을 통해)

② 직무단순화는 한 사람이 담당할 과업 수를 줄이는 것이다.

③ 직무단순화의 장점과 단점

장점	단점
• 직무에서 복잡성을 제거함으로써 작업자는 동일한 일상적인 업무를 능률적으로 수행할 수 있다. • 기술수준이 낮은 직원도 단순화된 직무를 수행할 수 있으며 조직 전체적으로는 능률이 크게 향된다. • 약간의 훈련만으로도 기술을 습득할 수 있고 약간의 판단력만 있으면 충분히 과업을 수행할 수 있기 때문에 직원 간에 호환성이 높다.	• 직무의 단조로움으로 지루함을 유발할 수 있다. • 업무를 덜게 된 만큼 다른 일을 더 많이 맡게 될 수도 있으므로 직무 만족도 면에서 크게 의미가 없다. • 사람들은 누구나 일상적이고 반복적인 업무를 싫어하기 때문에 태업, 결근, 노동조합 등과 같은 부작용이 발생한다.

직무단순화 전   직무단순화 후

```
[ 직무 A ]  ━━━▶  [ 직무 a ]  ━▶  [ 직무 b ]
```

[직무단순화]

2) 직무순환(job rotation)

① 직무순환은 수평적 직무확대기법으로 단지 서로 하던 과업만 바꾸어서 수행하는 것이며 실제 직무에 커다란 변화가 있는 것은 아니다.

② 직무순환의 장점과 단점

장점	단점
• 업무능률을 향상시키면서 직원들에 다양한 경험과 자극을 줄 수 있다. • 직무에 대한 지루함과 단조로움을 줄이고 새로운 지식과 기술을 배울 수 있으며 직무를 조직 전체의 관점에서 생각할 수 있다.	• 직원들이 새로운 직무에서 처음에는 흥미를 느끼나 그 업무에 익숙해지면 곧 싫증을 느끼게 된다. • 직무의 계속성을 보장할 수 없고 업무에 대한 잦은 불연속성으로 인해 근무자가 무력감이나 좌절감을 느낄 수 있다. • 새로운 직무에 익숙해질 때까지 작업진행의 방해요인이 될 수 있어 조직 전체의 비용이 증가할 수 있다.

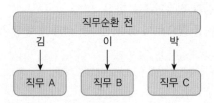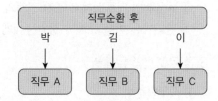

[직무순환]

3) 직무확대(job enlargement)

① 직무확대는 분업이나 전문화에 따라 발생될 문제점을 개선하기 위해 여러 가지의 과업을 묶어서 하나의 새롭고 넓은 직무로 결합하는 것을 말한다.

② 수평적 직무확대 또는 직무충실화의 수평적 측면이라고도 하며 흥미롭게 직무를 수행할 수 있도록 여러 가지 과업을 여러 사람이 나누어 하다가 한 사람에게 모두 맡기는 방법이다.

③ 직무확대의 장단점

장점	단점
• 지나친 직무의 단순화로 인한 조직구성원들의 실증을 해소하는 데 효과적이다. • 직무의 다양화를 통해 조직구성원의 도전감을 증대시킬 수 있다. • 직무의 단순성과 지루함을 줄일 수 있어 직무 만족도가 높아져 결근율, 이직률이 감소할 수 있다.	• 자존심, 자아실현욕구가 높은 사람에게는 적합하나 그 반대의 사람에게는 불만이 늘어날 수 있으며 할 일만 더 추가되었다고 불평할 수 있다. • 직무의 범위를 늘리려면 더욱 긴 오리엔테이션 기간이나 적응기간이 필요하다.

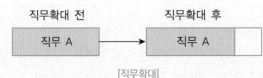

[직무확대]

4) 직무충실화(job enrichment)

① 직무확대가 수평적으로 직무의 부담을 늘리는 데 반하여 직무충실화는 수직적 직무의 부담, 즉 직무의 질(quality)을 높이는 것이다.

② 직무충실화는 더욱 높은 수준의 지식과 기술을 요하며 직원들이 직무를 수행함에 계획, 지휘, 통제에 대한 자주성과 책임감을 더욱 많이 가지도록 관리적 기능까지 위임하는 것으로 직무를 질적으로 재정의·재구성하는 것이다.

③ 직무충실화의 장점과 단점

장점	단점
• 직무수행의 결과 성취감이나 인정감을 느끼고 개인적인 성장을 경험한다. • 새로운 지식획득 기회제공, 근무시간 조정, 결과에 따른 피드백을 제공함으로써 직무에 따른 경제적인 보상보다는 심리적 만족을 유도할 수 있도록 동기유발을 하거나 개인이 자아실현을 할 수 있는 기회를 제공한다.	• 직무에 대한 높은 수준의 지식과 기술이 요구되기 때문에 능력이 안 되는 경우 구성원으로 하여금 불안과 갈등 및 착취 당한다는 느낌을 갖게 할 수 있다. • 관련된 직무를 전체적으로 검토해야 하기 때문에 비용이 많이 들어가므로 비용보다 이점이 많을 때 실시해야 한다.

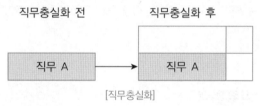

[직무충실화]

5) 직무특성 모형(job characteristics model) ★

① 해크만과 올드햄(Hackman & Oldham)은 직무설계에 관한 연구결과를 종합하여 직무특성모형을 개발하였다.

② 직무충실화 개념에 기본을 두고 있으나 개인 간 차이에 따른 다양성을 고려하여 현재의 직무를 진단하고 기존 직무설계를 수정하자는 데 초점을 둔다.

③ 어떤 직무가 어떤 사람에게 적합하며 어떻게 최상의 동기부여를 하고 이러한 결과를 어떠한 방법으로 측정하고 평가할지를 살펴봄으로써 동기부여를 고려하여 직무를 설계한다.

④ 직무의 핵심적 특성

기능의 다양성	한 직무 수행에 필요한 기술이나 재능을 활용할 수 있도록 다양한 활동을 요구하는 정도를 말한다.
과업의 독자성	한 직원이 하나의 과업을 처음부터 끝까지 독자적으로 수행할 수 있는 정도, 즉 직무가 조직 전체의 목적 달성에 기여하는 정도를 말한다.
과업의 중요성	과업이 기업이나 소비자에게 중요하게 인식되는 정도를 말한다.
과업의 자율성	한 직원이 직무계획, 방법, 일정 등 직무수행을 위해 필요한 조건을 선택할 수 있는 자유재량권을 행사할 수 있는 정도를 말한다.
피드백	직원이 수행한 결과에 대해서 직접적이고 정확하게 정보를 얻을 수 있는 정도를 말한다.

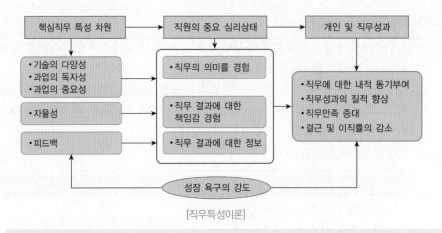

[직무특성이론]

직무설계 요약정리

① 직무단순화는 한 사람이 담당할 과업 수를 줄이는 것이다.
② 직무순환은 한 직무에서 다른 직무로 순환하는 것이다.
③ 직무확대는 여러 과업을 묶어 직무의 영역을 넓히는 것이다.
④ 직무충실화는 자주성, 성취감 등을 높일 수 있게 직무를 수직적으로 확대하는 것이다.
⑤ 직무특성화는 개인 간의 차이에 의한 다양성을 고려하여 어떤 직무가 어떤 사람에게 적합한지를 알아보는 것이다.

🔖 UNIT 03   직무분석

1. 직무분석 개요 ★★★★

① 직무내용, 근무조건, 직무수행에 필요한 기술, 태도, 적성 등 직무가 요구하는 특성을 분석하여 조직 내에 존재하는 직위의 본질과 기능요건을 규명하는 것이다.
② 직무분석을 통해 직무기술서와 직무명세서를 개발한다.
③ 직무가 가지는 의미를 명확하게 파악하여 특정 기관, 특정 부서에서 그 직무가 현재 어떠한 양상과 특징, 의미를 지니는지 기술하는 것으로 조직 전체 구조, 인적자원관리, 지휘, 통제 등 관리과정 전체에 영향을 미친다.

2. 직무분석의 목적

① 조직의 합리화를 위한 기초 작업으로 권한과 책임의 한계를 명확히 한다.
② 합리적 채용, 배치, 승진 등의 기초자료를 제공한다.
③ 인사고과와 업무개선을 위한 기초자료를 제공한다.
④ 직원훈련과 직무급 등의 임금결정, 안전관리, 작업조건개선의 기초자료로 활용한다.

3. 직무분석의 방법

1) 질문지법(설문지법)

(1) 현장의 직무수행자에게 설문지를 배부하고 직무의 내용에 대해 기술하도록 하여 직무에 대한 정보를 획득하는 방법이다.

(2) 장점

① 가장 간단한 방법으로 시간 소모가 적고 직무활동에 관한 제대로 된 정보를 얻을 때 효과적이다.

② 조사대상의 범위가 매우 넓기 때문에 많은 사람에게서 직무에 관한 정보를 빠르게 획득할 수 있고 인터뷰(면접)하는 방법보다는 비용을 줄일 수 있다.

③ 관찰법으로는 얻기 어려운 사무관리 분야에서의 작업의 내용과 중요점, 그 직무에서 요구되는 고도의 기술이나 지식, 오랜 경험을 쌓아야만 할 수 있는 일의 책임 소재나 그 정도 등에 관한 자료를 얻을 수 있다.

(3) 단점

① 질문지 개발과 테스트에 비용과 시간이 많이 소요되고 신뢰도 및 커뮤니케이션 문제가 발생할 수 있다.

② 시간적으로 압박을 받을 경우이거나 응답자가 자신에 대한 작업평가를 두려워하는 경우에는 정확한 정보를 얻을 수 없다.

2) 관찰법

(1) 가장 효과적으로 작업정보를 얻는 방법으로 조사자가 직접 직무담당자의 업무수행을 관찰하는 방법이다.

(2) 장점

직무의 특성을 파악하기에 적합하고 정확하고 완전한 정보를 얻을 수 있다.

(3) 단점

시간과 경비가 많이 들고 면접자에 의해 정보가 왜곡될 수 있다.

3) 자가보고법

(1) 자가일기법이라고도 하며 스스로의 업무를 보고하는 형식으로 일기를 쓰듯이 기술하는 방법이다.

(2) 장점

질문지보다는 광범위한 작업정보를 얻을 수 있다.

(3) 단점

보고자에 의한 정보왜곡이 가능하고 보고자가 보고하는 정보만 얻을 수 있다.

4) 면접법

(1) 직무를 담당하는 수행자와 직접 면담하는 방법으로 직무분석을 위한 자료수집을 위해 가장 널리 이용되는 방법이다. 면담 시 면접자는 정보를 얻고자 하는 직무에 대해 잘 알고 있어야 한다.

(2) 장점

비교적 정확하고 객관적인 정보를 수집할 수 있다.

(3) 단점

피면접자의 행위가 관찰자에 의해서 달라질 수 있고 시간과 노력이 많이 든다.

5) 기타 방법

(1) 중요사건방법(critical incident method)

성공적인 직무수행에 결정적인 역할을 한 사건이나 사례를 중심으로 직무를 분석하는 방법이다.

(2) 작업표본방법

분석자가 일정 기간 동안 작업 중인 직원의 활동을 관찰하고 기록한 후 전체 근무시간과 비교하여 각 과업에 소요되는 시간을 비율로 계산하는 방법이다. ★

(3) 경험방법(experimental method)

직무를 직접 수행해 보는 방법이다.

(4) 요소분석법(factor analysis)

각 직무마다 공통적으로 해당되는 요소를 중심으로 직무를 분류하여 분석하는 방법이다.

(5) 작업기록법

작업일지법이라고도 하며 매일 작성하게 되는 직무수행자의 작업일지나 메모사항을 토대로 해당 직무에 대한 정보를 수집하는 방법이다.

4. 직무 분석의 결과

직무기술서와 직무명세서는 모두 조직구성원 모두에게 공개되어야 하며 이해되기 쉽고 정확하며 간결하게 표현되어야 한다.

1) 직무기술서

① 직무기술서는 직무에 대한 설명서로 직무를 수행하는데 요구되는 다양한 사항들을 계량화하여 구체적으로 서면화한 것이다.

② 직무기술서의 내용으로는 직무명, 근무위치, 직무의 개요, 직무의 내용, 기구와 장비, 물품과 서식, 감독, 근무조건, 위험 등이 있다.

③ 해당 직무에 요구되는 직원의 특성과 직무에 대한 주요 의무 및 책임의 범위 등 직무에 대해 자세히 해설한 것이다.

④ 직무기술서는 직무 평가를 위한 기록자료로 이용되며 직원채용, 급여결정, 승진, 배치 훈련 등 인적자원관리의 기초가 된다.

2) 직무명세서 ★

① 직무명세서는 각 직무를 수행하는데 필요한 자격요건을 직무기술서에서 찾아내 더욱 상세히 기술한 것이다.

② 직무를 적절히 효과적으로 수행하는 데 필요한 특별한 인적 특성이나 요건(교육, 경험 등)과 능력에 대한 기록이다.

③ 직무명세서는 직무 수행자의 성격, 경험, 지식, 체력, 교육수준 등 개인적 특성 또는 인적 요건에 대해 구체적으로 계량화하며 명시한 것이다.

④ 직무명세서는 주로 모집과 선발에 사용되지만 직무기술서와 함께 직무개선과 재설계, 경력계획, 경력상담에도 사용이 된다.

예 병원경력 5년 이상, 석사 이상, 노인전문간호사 자격증 취득자 우대 등

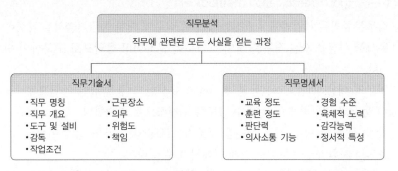

[직무분석의 결과]

🔬 UNIT 04 직무평가

1. 직무평가의 개념 ★

① 조직의 다른 직무와 비교해서 특정 직무가 지닌 상대적 가치를 측정한다.

② 직무의 중요성, 위험도, 난이도, 책임 요구되는 학력, 능력, 경험, 노력, 업무시간 등을 객관적으로 비교·평가하여 직무의 상대적 가치를 정하는 체계적인 방법이다.

2. 직무평가의 목적

① 직무의 상대적 가치 결정으로 공정한 급여 체계의 확립

② 효과적인 승진제도와 정당한 급여의 차이에 대한 근거 수립

③ 인력개발, 인력확보 및 인력배치의 합리성 제고

3. 직무평가의 방법

1) 서열법(ranking)

① 서열법은 가장 오래되고 전통적인 방법으로 조직의 직무를 최상위 직무에서 최하위의 직무로 비교·평가하여 순위별로 계층화하는 것이다.

② 비교적 간단하고 신속하게 수행할 수 있는 방법으로 주로 직무의 곤란과 책임 정도, 감시를 받는 정도, 그 밖에 작업조건 등을 고려하여 직무를 평가한다.

> 예 서열법을 적용한 간호직 업무 : 간호부장, 간호차장, 간호과장, 간호감독, 수간호사, 간호사, 간호조무사 순으로 제시

③ 조직이 갖고 있는 직무기술서나 직무명세서를 이용하면 순위를 용이하게 결정할 수 있다.

④ 장점 : 등급을 신속하게 매길 수 있고 사용이 쉽고 간단하다.

⑤ 단점 : 직무의 종류가 많으면 서열을 매기는 것이 불가능하고 각각의 직무에 대한 판단기준이 없으며 어떤 가정 아래 등급이 이루어졌는지를 알 수 없다.

2) 직무분류법(job-classification method)

① 직무분류법은 서열법에서 발전한 것으로 직무에 대한 등급기술서를 작성하는 것이다.

② 유사한 성질을 가진 직무를 묶어서 직무를 분류하고 등급으로 구분하여 평가하는 방법이다.

③ 업무의 내용, 책임, 교육 등을 명시하여 유사한 직무를 같은 등급으로 묶고 각 등급이 타 등급과 명확하게 구분될 수 있도록 구체적으로 기술한다.

④ 장점 : 서열법보다는 직무 차이를 구체적으로 밝혀주고 또 쉽게 이해할 수 있게 하므로 조직의 지위와 급료문제를 쉽게 이해시킬 수 있다.

⑤ 단점 : 조직에 존재하는 직무가 많을 경우에는 모든 직무를 다 확인하고 등급을 매기기가 매우 어렵고 같은 직무를 놓고도 각기 다른 등급으로 평가할 수 있어 평가결과에 일관성을 부여하기가 어렵다.

3) 요소비교법(factor comparison method)

① 요소비교법은 서열법에서 발전된 기법으로서 조직의 모든 직무를 보상요소별로 분류하여 계량화하는 방법이다.

② 요소비교법은 우선 조직 내의 가장 중심이 되는 직무(key job)를 선정한 뒤 직무를 평가할 수 있는 요소를 선정하고 이것을 기준으로 직무들을 비교함으로써 조직에서 각 직무가 차지하는 상대적 가치를 수량적으로 판단한다.

③ 분류 기준은 조직이 개인에게 제공할 수 있는 보상요소이며, 일반적으로 정신적 요소, 신체적 요소, 기술적 요소, 책임, 근무조건이라는 5가지로 분류하나 지식, 판단, 책임이라는 3가지 요소로 분류하기도 한다.

④ 장점 : 기준이 되는 척도를 설정해 놓으면 다른 직무를 평가하는 데 비교적 용이하며 직무에 지급되는 급료의 합리적인 평가가 가능하다.

⑤ 단점

　　㉠ 지급되는 실제급여와 요소비교법에 따라 산출되는 급여 간에 차이가 나는 경우에는 급여를 조정하기보다 요소별 금액배분을 조정할 수 있다.

　　㉡ 요소비교법의 기준을 측정하는 데 시간과 노력이 많이 요구되며 실제로 이를 적용하기가 매우 어렵다.

[요소비교법의 예]

요소 등급	요소				
	신체적 요소	정신적 요소	기술적 요소	책임	근무조건
1	간호사(500)			수간호사(1,000)	
2		수간호사(800)			간호사(400)
3			수간호사, 간호사(600)		
4	수간호사(200)			간호사(400)	
5		간호사(200)			수간호사(100)

4) 점수법(point rating method)

① 점수법은 직무를 계량화하는 방법 중의 하나로 직무의 중요성을 점수로 산출하는 방법이다.

② 점수가 높으면 상대적 가치가 높아지는 것을 의미하며 전형적인 평가요소로는 학력, 기술, 노력, 책임, 근무조건 등이 사용된다.

③ 장점

　　㉠ 분석을 통해 기준을 설정하므로 신뢰할 수 있고 직무 간의 상대적 차이를 비교적 쉽고 다양한 관점으로 제시할 수 있다.

　　㉡ 현존하는 임금률을 아는 전문가가 분석하면 상대적 가치에 부여되는 급여수준이 왜곡될 우려가 작다.

　　㉢ 급여률은 각 직무의 절대적 가치보다는 노조의 협상력에 따라 영향을 더 받는다.

④ 단점

　　㉠ 실제로 직무의 상대적 가치 결정은 매우 어려우며 고도의 숙련된 기술이 요구된다.

　　㉡ 점수법은 다른 방법보다 준비단계가 필요하여 시간과 비용이 많이 든다.

요소	분류	점수
학력	전문대학 졸업	30
	학사학위	40
	석사학위	50
신체적 요소	신체적 노력이 거의 요구되지 않음	10
	약간의 신체적 노력이 요구됨	20
	지속적인 신체적 노력이 요구됨	30
	많은 신체적 노력이 요구됨	40
정신적 요소	약간의 주의력이 필요함	20
	문제해결을 위한 정신적 노력이 필요함	30
	문제해결과 의사결정을 위한 정신적 노력이 필요함	40
	지속적인 문제해결과 의사결정, 통합성 등이 필요함	50
기술적 요소	단순한 수기가 요구됨	10
	정확한 측정, 조작, 타자, 장부정리 등이 필요함	40
	복잡한 치료와 복잡한 기구의 조작이 필요함	50
책임	감독책임 10명 이하	20
	감독책임 10~25명	30
	감독책임 26~50명	40

직무평가 방법 요약정리

① 서열법은 가장 오래되고 전통적인 직무평가방법으로 조직의 각 직무를 최상위부터 최하위까지 비교·평가하여 순위별로 계층화하는 방법이다.

② 직무분류법은 조직의 모든 직무를 확인하고 분류하여 유사한 직무를 같은 등급으로 묶는 방법이다.

③ 점수법은 직무를 계량화하는 방법으로 직무의 상대적 중요성을 점수로 표시하는 방법이다.

④ 요소비교법은 조직의 모든 직무를 보상요소별로 분류하여 계량화하는 양적 방법이다.

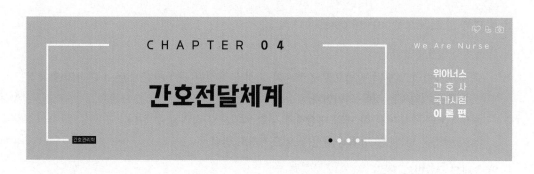

CHAPTER 04

We Are Nurse

위아너스
간호사
국가시험
이론편

간호관리학

간호전달체계

UNIT 01 간호전달체계의 개념

① 간호전달체계는 간호모델 또는 업무분담이라고도 하며, 간호를 조직하여 전달하는 방법이다.
② 구조적인 업무분담을 통하여 간호대상자들에게 효율적이고 효과적인 간호를 제공한다.

UNIT 02 간호전달체계의 유형 ★★★★★★★★★★★★★★

1. 사례방법(case method)

1) 사례방법의 개념

① 사례방법은 환자방법(patient method)이라고도 하며 가장 오래된 전인적인 간호방법으로 한 명의 간호사가 한 명의 대상자를 돌보는 것이다. (RN : Pt = 1:1)
② 처음에는 24시간 독간호(private duty nursing)제도를 의미하였으며 간호사가 근무하는 시간 동안 분담받은 자신의 환자에 대한 간호를 총괄적으로 담당하는 방법이다.

2) 사례방법의 장점

① 간호사는 자신이 맡은 환자에 대해 부여된 책임과 의무를 다하게 된다.
② 환자는 일정 근무시간 동안 한 명의 간호사로부터 일관성 있는 간호를 제공받게 된다.
③ 전인간호가 가능하며 환자의 문제발견 또는 분석이 가능하여 환자의 정신적 안위를 도모할 수 있다.

3) 사례방법의 단점

① 일정기간 동안 가족이 간호사를 채용하기 때문에 환자 측면에서 비용이 많이 든다.
② 간호제공자인 독간호사는 다른 간호사들과의 관계를 지속적으로 맺기 어렵기 때문에 고립될 수도 있다.
③ 간호사가 바뀔 때마다 환자는 혼란을 겪을 수 있다.

2. 총체적 간호법(total patient care)

1) 총체적 간호법의 개념

① 사례방법의 변형된 방법으로 간호사가 지정된 특정한 근무시간에만 그 환자의 총체적 간호를 책임지는 것을 의미한다.

② 8시간 근무 내에서 한 명의 대상자에 대한 책임으로 정의될 수 있다.

③ 이 방법은 일차간호방법과 혼동을 일으키기도 한다.

2) 총체적 간호법의 장점

간호사들에게 자율성과 책임감이 부여되기 때문에 책임과 의무의 소재가 명확하다.

3) 총체적 간호법의 단점

교대로 환자를 간호하는 간호사들이 저마다 서로 다른 간호접근 방법을 사용하게 되며 매번 근무시간마다(3교대) 간호사가 바뀌기 때문에 환자는 혼란을 겪을 수 있다.

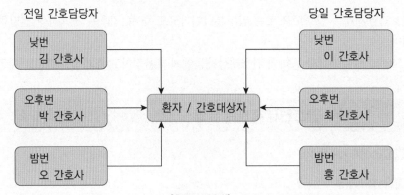

[총체적 간호법] -염영희 외, 간호관리학, 수문사

3. 기능적 분담방법(functional method) ★★★★

1) 기능적 분담방법의 개념

입원환자의 수가 많은 것에 비해 간호인력이 적은 경우 업무를 단시간에 수행해야 할 때 적당한 기능별로 간호업무를 나누어서 분담하게 하는 방법이다.

2) 기능적 분담방법의 장점

① 맡은 업무만 반복하기 때문에 숙달되어 손쉽고 빠르게 업무를 수행할 수 있다.

② 숙련되지 않은 간호사나 보조인력을 이용하여 비용을 절감할 수 있다.

3) 기능적 분담방법의 단점

① 자신의 역할에 대한 동기유발 정도가 낮아 업무에 대한 만족도가 낮고 자신의 업무가 아닌 경우에는 환자의 요구를 간과하게 된다.

② 책임의 소재가 불분명해질 수 있으며 간호사들 간의 의사소통이 제대로 이루어지지 않는 경우에는 간호서비스 전달이 지연되고, 기계적인 간호활동으로 환자를 간호하는 것이 비인간화, 단편화되어 질 수 있다.

③ 전체적인 환자의 요구를 잘 알고 환자간호의 다른 측면을 조정할 수 있는 조정자가 많이 필요하기 때문에 비용 면에서 효과적이지 않다.

④ 간호사들은 자신의 업무 결과에만 관심을 두기 때문에 전반적인 환자간호의 결과에는 별 관심이 없다.

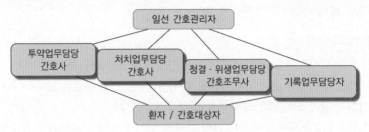

[기능적 분담방법] −염영희 외, 간호관리학, 수문사

4. 팀간호방법(team nursing method) ★★★★★

1) 팀간호의 개념

① 팀간호는 다양한 간호인력이 팀을 구성하여 몇 명의 간호요원이 몇 명의 환자를 공동으로 간호하는 방법이다.

② 기능적 방법의 문제점을 보완하기 위해 1950년대에 개발되었다.

③ 팀간호방법의 구성원은 팀 리더, 간호사와 보조인력이 있다. 이 때 보조인력은 팀리더 간호사의 지휘 아래 간호팀의 일원으로 활동한다.

④ 팀리더는 팀에 주어진 모든 환자의 상태와 요구를 알아야 하며, 개별적 간호를 계획할 책임이 있다.

⑤ 팀리더의 업무는 환자의 요구와 업무량에 따라 다르다. 또한 팀 구성원의 업무를 돕고 직접 환자간호를 제공하고 교육하며 의사소통을 위한 정기적인 간호집담회를 주도하고 조정하는 역할을 한다.

⑥ 팀 구성원들은 팀 지도자에게 보고하고 팀 지도자는 수간호사에 보고하는 형식을 취하며, 분권화 형태로서 수간호사의 병동관리를 자유롭게 해준다.

2) 팀간호방법에서 간호계획을 세울 때 고려해야 할 사항

① 환자의 문제에 따른 장기적·단기적 간호목표가 세워져야 하고, 각 환자의 잠재적·실제적인 문제가 반영되어야 한다.

② 간호계획은 개별적이고 현실적이어야 하며, 성취 가능한 목표를 세워 도덕적 문제가 발생하지 않게 한다.

③ 환자와 가족도 계획에 포함시키며 환자의 정신적, 신체적, 사회적 욕구를 관련지어 반영해야 한다.

3) 팀 집담회

① 팀 회의는 의사소통의 한 방법이며 공식적으로 회의를 하며 보통 15~30분 정도를 활용하는 것이 좋다.

② 팀 리더와 팀원 간에는 비공식적 의사소통도 이루어진다.

③ 팀 회의에서 하는 일
  ㉠ 간호계획을 세우고 수정
  ㉡ 팀 지도자는 간호계획에 관한 문제기록, 업무위임, 교육, 요점정리 등을 함
  ㉢ 위기사례 연구 및 간호요원의 교육적 요구를 확인하여 기회를 제공
  ㉣ 다음 회의주제는 구성원이 결정하도록 함

4) 팀간호방법의 장점

① 팀원 간의 의사소통을 통하여 환자에게 양질의 간호를 제공하는 것이다.
② 팀원 개인의 특별한 능력이나 기술을 발휘할 수 있으며, 동료를 교육하거나 동료에게 배울 기회를 갖게 되어 개인의 능력을 향상시킬 수 있다.
③ 팀리더의 조정활동으로 팀원들 간의 활발한 의사소통이 이루어지며 기능적 분담방법보다는 환자간호가 원활하게 이루어지므로 환자의 만족도를 높일 수 있다.
④ 팀 집담회를 통해 환자의 안녕과 간호에 대한 관심을 공유하고 간호계획 수립에 참여할 기회를 얻으므로 팀원의 참여의식과 소속감이 높아지고 협동과 의사소통이 증진되어 사기가 높아진다.
⑤ 저임금의 보조인력을 효율적으로 이용할 수 있으며, 전문직과 비전문직 인력 간의 장벽을 최소화한다.
⑥ 팀원 각자가 분담된 업무수행에 자율성을 갖고 간호활동을 할 수 있으며, 팀 기능이 최상일 때는 포괄적이고 총체적인 간호를 제공할 수 있다.

5) 팀간호방법의 단점

① 팀간호가 지닌 철학적 배경에 비해 간호수행이 부적절할 수 있다.
② 업무량이 많을 때는 팀간호를 계획하거나 팀원 간의 의사소통 시간이 부족하여 분담된 업무만을 기능적으로 수행하게 된다.
③ 책임과 실수의 소재가 불분명해지며, 팀원의 자질이 부족할 경우에도 기능적 분담방법과 유사해진다.
④ 팀리더가 팀원 개인의 지식과 능력을 파악하여 업무를 지시하는 데 한계가 있다.
⑤ 팀간호가 효과적으로 이루어지려면 팀 리더는 의사소통기술, 조직력, 리더십, 동기부여, 우수한 실무능력을 갖추어야 한다. 그러나 팀원들의 활동을 조정·감독하는 데 시간을 많이 소비해야 하기 때문에 대체로 팀 리더인 간호사의 이러한 능력에는 한계가 있다.

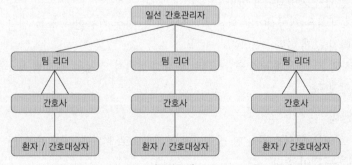

[팀간호법] -염영희 외, 간호관리학, 수문사

5. 일차간호방법(primary nursing method) ★★★★★

1) 일차간호의 개념

① 일차간호방법은 한 명의 간호사가 담당하는 환자의 병원 입원에서 퇴원까지의 24시간 전체의 간호를 책임지는 방법이다.

② 일차간호에서의 모든 간호는 간호사에 의해 제공되어야 하며 한 명의 일차간호사가 1~5명 정도의 환자를 입원 또는 치료의 시작부터 퇴원과 치료의 종결까지 24시간 간호를 계획하며 수행하는 책임을 갖는다.

③ 환자를 담당하는 간호사가 정해지면 환자가 퇴원한 후나 그 기관에 다시 입원한 경우에도 그 환자의 간호를 지속적으로 책임지는 것으로 전인간호가 이루어질 수 있는 가장 확실한 방법이다.

④ 일차간호사가 주체적·주도적 역할을 수행하고, 수간호사는 조정자 역할을 수행하며 저녁과 밤번 근무 간호사들은 일차간호사가 세워놓은 간호계획에 따라서 간호(이차간호사)를 수행한다.

⑤ 일차간호사에게 중요한 책임은 환자, 의사, 이차간호사, 그리고 다른 팀 요원들간의 명확한 의사소통체계를 확립하는 것이다.

⑥ 일차간호사의 업무

   ㉠ 업무시간 동안 일차간호사는 환자에게 전인적 간호를 제공하고 비번일 때도 자신이 담당한 환자간호를 도와주는 간호사를 지정하여 자신이 없는 동안에도 환자를 어떻게 간호해야 할지 가르쳐야 한다.

   ㉡ 일차간호사는 환자의 건강상태, 생활실태, 간호요구 등을 사정할 책임이 있으며 요구를 충족시키도록 계획하고 그 계획에 따라 간호를 제공해야 한다.

2) 일차간호방법의 장점

① 환자와 간호사의 만족도가 높고 보조인력(일반간호사)을 감독하고 업무를 조정하는 데 소비하는 시간을 줄일 수 있으며 직접적인 간호활동에 더욱 많은 시간을 할애할 수 있다.

② 일단 기술을 개발한 간호사는 도전과 동기부여가 되며 일차간호사가 환자 간호의 모든 것을 책임지는 체계이므로 누군가에게 지시를 전달하는 과정에서 발생되는 실수를 줄일 수 있다.

③ 일차간호사의 업무만족도가 높기 때문에 일차 간호전달을 위한 기술을 개발시키는 데 동기부여가 될 수 있고 비번인 경우에도 이차간호사 등의 보조인력을 융통성 있게 활용할 수 있다.

3) 일차간호방법의 단점

① 일차간호에 필요한 책임감과 자율성의 정도 때문에 수행에 어려움이 있다.

② 유능한 일차간호사일 경우 그 능력이 담당한 환자에게만 국한되므로 다른 환자들이 혜택을 받을 수 없다.

③ 도와주는 간호사에 의해 간호계획이 변경되는 경우 문제가 발생할 가능성이 있다.

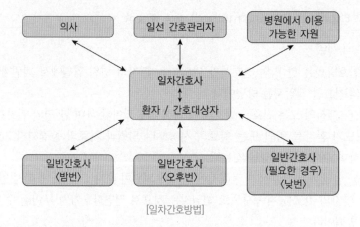

[일차간호방법]

6. 모듈방법(modular method) : 팀간호방법 + 일차간호방법 ★★★

1) 모듈방법의 개념

① 모듈법은 팀간호법의 발전된 변형방법으로 팀간호를 용이하게 하기 위하여 지역적 단위로 구성하는 방법으로 정의된다.

② 지리적으로 환자를 할당하여 간호인력을 침상 곁에 더 가까이 있게 하고자 하면서 동시에 가능한 한 적은 인원의 팀을 구성하여 의사 소통의 단계를 줄이고 직접 환자간호 시간을 늘여서 질적 간호를 제공하고자 하는 방법이다.

③ 모듈법의 팀구성은 간호사, 간호조무사, 보조원 등을 포함시키며 이 방법은 전문직원과 비전문직원이 함께 일한다는 점에서 팀간호와 유사하고 환자의 입원에서 퇴원, 추후관리, 재입원 시 그 환자를 담당한 모듈의 간호사가 간호를 맡는 점이 일차간호방법과 유사하다.

④ 일차간호방법에서 일차간호사가 24시간 환자의 간호를 책임지는 것과 달리 모듈에서는 2~3명의 간호사가 책임을 공유하는 것이 차이점이다.

⑤ 일차간호방법을 실행할 간호사가 부족할 때 사용되며 재정난과 인원 변동이 잦아 어려움이 있는 병원에서 질적 환자간호와 전문적 간호를 증진하여 효율적인 전달체계를 제공하기 위한 방법이다.

⑥ 팀간호에서는 팀리더인 간호사가 환자의 간호를 이끌어 나간다면 모듈간호법에서는 각각의 간호사가 일정 수의 환자들에게 직접 간호를 전달하고 비전문인들로부터 도움을 받는다.

⑦ 모듈간호에서 간호사는 간호제공뿐만 아니라 모듈 내의 모든 환자를 돌보고 간호의 기술적인 면에 대하여 비전문인들을 지도한다.

2) 모듈방법의 장점

한 모듈에 동일한 간호사가 배치되면 간호의 일관성이 유지될 수 있고 간호사가 부족하거나 재정난과 인원 변동이 잦아 어려움이 있는 병원에서 질적·전문적 간호를 증진하여 간호 전달체계를 효율적으로 할 수 있다.

3) 모듈방법의 단점

간호단위가 커서 환자를 돌보기 위해 모듈을 여러 개로 구분할 경우 투약카드나 공급품 등의 모듈별 구매에 따른 예산이 증가될 수도 있다.

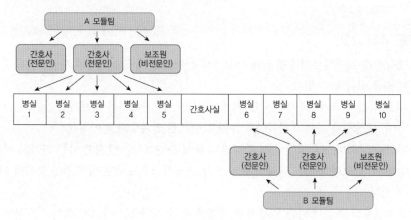

[모듈간호법]

7. 사례관리(case management) ★

1) 사례관리의 개념

① 사례관리란 포괄수가제(DGR) 개념이 도입되면서 적용된 방법으로 표준진료지침서를 사용하여 특정 기간 내 수행될 건강관리팀의 의무와 이를 통해 기대되는 환자의 결과를 미리 예상하여 건강 서비스를 제공하는 방법이다.

② 사례관리나 메니지드 케어를 할 때 가장 중요한 도구는 표준진료지침이다.

③ Critical Pathway(CP) : 특정 진단명에 대한 의료서비스의 제공순서와 시점 등을 미리 정해둔 표준화된 주요 진료과정으로 의료팀이 어떠한 의료행위를 절차에 맞게 제공할지를 도식화 한 것이다.

2) 사례관리의 4가지 기본요소

① 주어진 시간 틀 내에서 임상적 결과 얻기

② 간호제공자를 사례관리자와 동일하게 봄

③ 단위나 부서를 초월하여 간호사와 의사 집단의 실무에 협조할 것

④ 목표를 세우고 평가하는 일에 환자와 가족이 적극 참여할 것

3) 사례관리와 일차간호방법 비교

① 일차간호법과 유사한 점 : 간호사 한 명이 한 환자에 대해 관련된 간호활동을 모두 조정하는 책임을 진다는 것이다.

② 일차간호법과 다른 점

㉠ 사례관리자가 환자간호를 위해 다학제간 조정을 한다는 것이 다르다.

㉡ 모든 환자가 사례관리자를 필요로 하지는 않는다는 점이 다르다.

ⓒ 사례관리자(사례전문간호사)는 보통 급성기 간호관리 현장에 있는 10여 명의 환자와, 지역사회에서 추후 관리를 받는 30여 명의 환자, 그리고 결과를 평가하기 위해 한 달에 한번 정도 전화로 상태를 점검하는 40~50여 명의 간호대상자를 동시에 관리하게 된다.

4) 사례관리의 장점

① 대상자를 보건의료체계 중심에 두고 관리하기 때문에 입원환자의 재원기간을 단축하고 비용을 절감할 수 있다.

② 의료팀 간의 의사소통이 촉진되어 의료서비스의 지속성을 확보하고 간호의 질을 보장하며, 대상자와 가족의 자가간호 능력 향상으로 만족도가 높아진다.

③ 건강관리 서비스에 대한 질적 관리의 효율성 측면에서는 중재에 따른 환자의 결과를 예상할 수 있으며 계획된 환자의 결과를 보고·평가함으로써 문제 해결이 즉시에 이루어질 수 있다.

④ 간호실무의 초점이 단순 업무에서 사례에 대한 책임으로 바뀌게 되어 간호사의 책임감과 자율성 향상 및 전문간호사 제도의 활성화를 기대할 수 있다.

⑤ 환자간호에 대한 표준설정의 기틀을 마련할 수 있으며, 간호표준의 실천 및 평가와 직접 간호 시간의 증가를 통해서 환자중심의 간호를 적극 실현할 수 있다.

5) 사례관리의 단점

① 표준진료지침의 적용에 따라 진료과정이 정해진 서비스 안에서만 이루어지기 때문에 진료의 자율권이 침해될 수 있다.

② 표준진료지침의 기준에 의해 환자가 정해진 기간 동안만 진료를 받을 수 있기 때문에 의료과실의 발생 위험과 의료서비스의 질 저하를 초래할 수 있다.

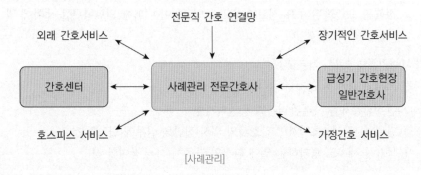

[사례관리]

단원별 문제

We Are Nurse 간호관리학

01 다음 중 조직의 분권화에 대한 설명으로 가장 옳은 것은?

① 중요한 의사결정이 조직의 상부에서 이루어진다.
② 구성원의 창의성이 낮아질 수 있다.
③ 업무의 전문화가 가능하다.
④ 위기에 신속하게 대처할 수 있다.
⑤ 상의하달식의 의사결정이 이루어진다.

해설 ①②④⑤는 조직의 집권화에 대한 설명이다.
조직의 분권화는 조직화의 원리 중 분업-전문화에 해당하는 내용이다.

02 조직의 권한관계에 있어서 스태프(staff)권한에 대한 설명으로 옳은 것은?

① 조직의 주요목표를 효과적으로 달성하도록 간접적으로 지원해준다.
② 조직 내에서 상하의 수직적 계층구조를 형성한다.
③ 목표수행에 직접적인 책임을 지고 업무를 수행한다.
④ 조직의 목표가 달성되도록 직접적으로 의사결정을 한다.
⑤ 조직의 구성원에게 직접 명령할 수 있는 권한이 있다.

해설 조직이 대규모화되고 복잡한 업무내용으로 라인 조직만으로는 조직의 운영이 어려워 라인 관리자의 업무에 조언과 지원을 해주는 스태프(staff)의 기능이 조합된 라인-스태프 조직이 나타났다. 여기서 스태프(staff)의 기능은 라인 조직이 조직체의 전체적인 존립 목적을 원활히 수행하게 지원하고 조정을 촉진하며 자문·권고 등을 수행하는 것이다.

03 A 종합병원의 내과병동 수간호사는 다음과 같은 조직변화 전략을 채택하였다. 어떤 유형의 조직 변화 전략에 속하는가?

> 사람들은 변화로 인해 어떤 이익을 가질 수 있을지 알 수 있고 확신할 수 있을 때 변화하므로, 변화를 위해 구성원들에게 생기는 개인과 기관의 이득을 구체적으로 보여준다.

① 동지적 전략
② 권력-강제적 전략
③ 경험적-합리적 전략
④ 규범적-재교육적 전략
⑤ 공학기술적 전략

> (해설) [경험적-합리적 전략(empirical-rational strategy)]
> 사람은 합리적으로 생각하며 자신에게 유리한 쪽으로 행동한다는 가정을 바탕에 두며 변화로 인해서 생기는 개인과 조직의 이득을 구체적으로 보여주어야 한다.

04 수직적 구조를 가지고 있는 조직과 관련된 것은?

① 인간관은 X이론에 바탕을 두고 있다.
② 자기통제(자율적)가 가능한 구성원이 많다.
③ 상향적 의사소통이 주로 일어난다.
④ 관리 폭이 넓다.
⑤ 비제도적이며, 동태적이다.

> (해설) 관료제의 전형적인 형태인 수직적 구조는 X이론에 바탕을 두고 있는 전통적인 조직구조이다.

05 다음 중 조직변화의 과정에 대한 설명으로 옳은 것은?

① 해빙단계는 변화의 욕구가 조직에 팽배하여 대안을 실행하는 단계이다.
② 해빙단계는 변화의 필요성과 문제를 확인하고 목적과 목표를 정의한다.
③ 변화단계는 변화의 필요성과 문제를 인식하고 변화하고자 하는 동기를 갖는다.
④ 변화단계는 개인의 인격에 변화를 통합하여 정착되고 지속되는 단계이다.
⑤ 재결빙단계에서 실행 결과를 지속적으로 평가하여 통제하는 것이 필요하다.

해설 ① 변화의 욕구가 조직에 팽배한 것은 해빙 단계의 특징이 맞으나 대안을 실행하는 것은 변화 단계의 특징에 속한다.
② 변화의 필요성과 문제를 확인하고 목적과 목표를 정의하는 것은 변화단계이다.
③ 변화의 필요성과 문제를 인식하고 변화하고자 하는 동기를 갖는 것은 해빙단계이다.
④ 개인의 인격에 변화를 통합하여 정착되고 지속되는 단계는 재결빙단계이다. 재결빙단계는 변화했다가도 원위치로 돌아가려는 속성이 있기 때문에 지속적인 지원과 강화 활동이 필요하다. 해빙단계는 내적·심적·동기적 변화 욕구 단계이고, 변화단계는 문제확인부터 계획수립, 목표·목적 정의, 대안실행까지, 재결빙단계는 변화가 끝난 후 재인격화, 고착화, 정착화, 지속화 단계이다.

06 다음은 적절한 간호조직문화의 예이다. 맞지 않는 것은?

① 무엇보다 우선하는 일치된 목표가 존재
② 간호단위간에 비슷한 목표를 갖음
③ 모든 간호사를 같은 일원으로 간주
④ 조직단위를 넘어서는 강한 친교단체 존재
⑤ 갈등을 해소하려는 공식적, 비공식적 체계 존재

해설 조직 내에서 비공식조직은 필요하지만 조직단위를 넘어서는 친교단체는 조직의 질서를 위협할 수 있다.
[간호조직문화가 간호조직에 미치는 영향]
1. 간호사들이 공유하는 가치나 신념 및 태도, 행동, 일상 업무수행에 영향을 미친다.
2. 간호조직의 외부(대상자) 및 내부고객(간호조직의 간호직원)의 만족도와 간호사의 조직에 대한 적응, 몰입, 직무 만족도에 영향을 미친다.
3. 간호서비스의 질을 향상시키고 간호조직의 효과성·효율성·생산성에 영향을 미친다.
4. 간호사들의 지각, 조퇴, 결근, 이직률에 영향을 미친다.

07 조직문화에 대한 설명으로 틀린 것은?

① 조직문화는 조직구성원에게 정체성을 마련해준다.
② 조직문화는 학습되며 변하지 않는다.
③ 조직문화는 구성원의 공유하는 가치와 신념을 포함한다.
④ 조직문화는 비교적 안정적이고 지속적이다.
⑤ 조직문화는 조직의 업무성과에 실질적인 영향을 미친다.

해설 ② 조직문화는 사람이 만든 것이고, 배워서 익히는 것이며 새내기와 후속 세대에 전수된다.
조직문화는 집단에서 자연발생적으로 생기는 규범이며 지배적 가치로 사람들이 상호작용할 때 관찰 가능한 행동의 규칙성, 즉 사용하는 언어나 존경 또는 복종의 표현방식 등이다.

08 조직화의 원리 중 '목표통일의 원리'라고도 불리는 것으로서 조직의 공동목표를 수행하는데 있어 행동의 통일을 기할 수 있도록 집단의 노력을 질서 있게 배열하고 조직과 환경간의 균형을 유지함으로써 조직의 존속과 효율화를 도모하는 기능을 하는 것은 무엇인가?

① 계층제의 원리
② 명령통일의 원리
③ 통솔범위의 원리
④ 분업전문화의 원리
⑤ 조정의 원리

해설 "목표통일의 원리"라고도 불리는 것은 조정의 원리이다.
조정의 원리는 조직의 공동목표를 수행하게 조직구성원들의 행동 통일을 기하도록 집단의 노력을 통합하여 조직의 안정성과 효율성을 도모하는 것이다.

09 파스케일과 아토스(Pascale & Athos) 그리고 피터스와 워터맨(Peters & Waterman)은 조직문화의 구성요소로 7S를 제시하였다. 이 7S에 속하는 요소로 옳지 않은 것은?

① 공유가치(Shared value)
② 전략(Strategy)
③ 구조(structure)
④ 지위(status)
⑤ 관리시스템(management system)

해설 7S인 공유가치(Shared value), 전략(Strategy), 구조(Structure), 관리시스템(System), 구성원(Staff), 기술(Skill), 리더십 스타일(Style) 중에서 가장 중심에 위치한 구성요소는 공유가치이다.

10 조직의 변화 촉진자로서 간호사가 알아야 할 변화이론에 대한 설명으로 옳지 않은 것은?

① 해빙단계 - 변화욕구의식, 즉 변화동기를 갖는 단계를 말한다.
② 재동결단계 - 변화가 완결된 상태, 원위치로 돌아가려는 속성이 없어진 단계이다.
③ 재동결단계 - 변화를 개인의 인격과 통합, 변화가 조직에 정착되고 지속되는 단계이다.
④ 변화단계 - 변화를 위한 구체적 대안을 탐색하여 목적과 목표설정, 대안을 실천하는 단계이다.
⑤ 변화단계 - 새로운 것에 대한 수용을 유도하여 이를 내면화하는 단계이다.

해설 간호사가 알아야 할 변화이론이라고 묻고 있으나 레빈의 변화이론에 대한 기본적 이해가 있으면 풀 수 있는 문제이다.

레빈(K. Lewin)의 3단계 변화 모형은 조직의 계획적 변화를 설명하는 대표적인 이론이다.

1. 해빙 단계(unfreezing)는 무관심한 사람들에게 변화 욕구를 불러일으켜 개인들이 변화 욕구를 의식하는 과정으로 동기부여가 되는 단계이다.
2. 변화 단계(움직임기, moving)는 새로운 것을 받아들일 준비가 된 상태로 동일시와 내면화가 이루어지는 단계이며 변화를 위해 구체적으로 대안을 탐색하고 목적과 목표를 설정하며 이를 어떻게 달성할 것인지에 대해 결정하고 선택된 대안을 실천하는 단계이다.
3. 재동결 단계(refreezing)는 추진력과 저항력 사이에 새로운 균형을 이룸으로써 변화가 바람직한 상태로 정착되는 단계이다. 이 단계에서는 변화했다가도 원위치로 돌아가려는 속성이 있기 때문에 구성원들에게 지속적인 지원과 강화 활동을 제공하여 신뢰와 안정을 쌓는 것이 필요하다.

11 조직화의 원리 중 권한과 책임 정도에 따라 직무를 등급화 하여 상위조직단위 사이를 지휘, 감독하게 하는 것을 의미하는 것은?

① 통솔범위의 원리   ② 계층제의 원리
③ 명령일원화의 원리   ④ 분업-전문화의 원리
⑤ 권력과 권한의 원리

해설 ② 계층제(hierarchy)는 권한, 책임 및 의무의 정도에 따라 구성원들 간에 상하의 등급과 계층을 설정하여 권한과 책임을 배분하고, 명령계통과 지휘·감독체계를 확립하는 것이다.

12 A노인요양병원 간호부에서 경력간호사를 선발하기 위해 '병원경력 5년, 석사 이상, 노인전문간호사 자격증 취득자우대'의 조건으로 간호사 외부모집공고를 시행하였다. 이러한 공고 내용은 다음 중 무엇으로부터 얻을 수 있는가?

① 직무설계   ② 직무평가
③ 직무기술서   ④ 직무명세서
⑤ 직무결과서

해설 직무분석의 결과로 나오게 되는 직무기술서와 직무명세서는 출제빈도가 높은 부분이므로 깊이 있게 개념을 정리하도록 한다. 직무명세서는 인적인 부분에 대해서 자세하게 명시되어 있다.

직무명세서는 직무가 요구하는 특성을 더욱 상세하게 기술한 것으로 특정임무를 효과적으로 수행하는 데 필요한 개인의 여건과 능력에 대한 기록이다.

직무명세서는 직무 수행자의 성격, 경험, 지식, 체력, 교육수준 등 개인적 특성 또는 인적 요건에 대해 구체적으로 계량화하며 명시한 것이다. 문제에서 병원경력 5년, 석사 이상, 노인전문간호사 자격증 취득자 우대 등의 인적인 사항에 대해 자세히 공지하고 있으므로 직무명세서에 대한 내용임을 알 수 있다.

13 간호사, 의사를 포함하는 다학제 건강관리팀이 환자의 입원부터 퇴원까지 수행하여야 할 업무와 기대되는 환자결과를 담은 표준 진료 지침서에 의거하여 건강서비스를 제공하는 방법은?

① 사례방법   ② 사례관리

③ 모듈방법   ④ 팀간호방법

⑤ 일차간호방법

> **해설** "표준 진료 지침서" 그리고 "다학제 건강관리팀"은 사례관리의 핵심적인 키워드이다. 이러한 문제에서 주의점은 단어가 비슷한 사례방법과 사례관리를 혼돈하지 말아야한다는 것이다.
> 사례관리란 DGR 개념이 도입되면서 적용된 방법으로 간호사와 의사를 포함하는 다학제 건강관리팀이 환자의 입원 시부터 퇴원 시까지 수행하여야 할 업무를 표준진료지침서에 의거하여 건강서비스를 제공하는 방법이다. 사례관리나 메니지드 케어를 할 때 가장 중요한 도구는 표준진료지침이다.

14 간호전달체계의 유형에 대한 설명으로 옳지 않은 것은?

① 기능적 분담법은 간호사 한 사람이 특정 유형의 업무들을 분담받아 근무시간 동안에 수행하는 방법이다.

② 팀 간호법은 팀 리더를 중심으로 일정 수의 환자를 몇 명의 간호 인력이 공동으로 간호하는 방법이다.

③ 모듈법은 맡은 업무만 반복하기 때문에 숙달되어 손쉽고 빠르게 업무를 수행할 수 있다.

④ 사례관리는 주로 주임상경로(clinical pathway) 등을 적용하여 비용 효과적으로 간호하는 방법이다.

⑤ 일차간호방법은 한 명의 간호사가 담당하는 환자의 병원 입원에서 퇴원까지의 24시간 전체의 간호를 책임지는 방법이다.

> **해설** ③은 기능적 분담법에 대한 내용이며, 모듈법은 일차간호와 팀간호의 장점을 조합하여 적용하는 간호방법이다.

15 직무분석에 대한 설명으로 옳지 않은 것은?

① 직위 본질과 기능요건 규명

② 직무기술서와 직무명세서를 만들기 위해 직무분석을 한다.

③ 다른 직무와 비교해서 분석하여 특정직무가 갖는 상대적 가치를 평가한다.

④ 지휘·통제 등 관리과정 전체에 영향을 미친다.

⑤ 특정한 직위에서 필요로 하는 지식·태도 등을 확인하는 것

해설 ③은 직무평가에 대한 내용이다. 직무평가(job evaluation)는 조직의 다른 직무와 비교해서 특정 직무가 지닌 상대적 가치를 측정하는 것으로 직무의 중요성, 위험도, 난이도, 책임과 요구되는 학력, 능력, 경험, 노력, 업무시간 등을 객관적으로 비교·평가하여 직무의 상대적 가치를 정하는 체계적인 방법이다.

16 직무설계 방법에 대한 설명으로 옳지 않은 것은?

① 직무 단순화는 한 사람이 담당할 과업 수를 줄이는 것이다.
② 직무 순환은 한 직무에서 다른 직무로 순환하는 것이다.
③ 직무 충실화는 자주성, 성취감 등을 높일 수 있도록 직무를 수직적으로 확대하는 것이다.
④ 직무 특성화는 여러 과업을 묶어 직무의 영역을 넓히는 것이다.
⑤ 직무 확대는 여러 가지의 과업을 묶어서 하나의 새롭고 넓은 직무로 결합하는 것을 말한다.

해설 ④ 직무특성화는 개인 간 차이에 따른 다양성을 고려하여 직무를 설계하는 것이다.

17 직무 평가 방법에 대한 설명으로 옳지 않은 것은?

① 서열법은 가장 오래되고 전통적인 직무평가 방법이다.
② 요소비교법은 조직 내의 모든 직무를 확인하고 분류하여 유사한 직무를 같은 등급으로 묶는 방법이다.
③ 점수법은 직무를 계량화하는 방법 중 하나로 직무의 중요성을 화폐단위로 표시하는 방법이다.
④ 서열법은 조직 내의 각 직무를 최상위부터 최하위까지 비교·평가하여 순위별로 계층화하는 방법이다.
⑤ 요소비교법은 서열법에서 발전된 기법으로서 조직의 모든 직무를 보상요소별로 분류하여 계량화하는 방법이다.

해설 ②는 직무분류법에 대한 설명으로 직무 확인 후 유사한 직무끼리 같이 묶는 방법은 직무분류법이다.
[직무분류법(job-classification method)]
① 직무분류법은 서열법에서 발전한 것으로 직무에 대한 등급기술서를 작성하는 것이다.
② 유사한 성질을 가진 직무를 묶어서 직무를 분류하고 등급으로 구분하여 평가하는 방법이다.
③ 업무의 내용, 책임, 교육 등을 명시하여 유사한 직무를 같은 등급으로 묶고 각 등급이 타 등급과 명확하게 구분될 수 있도록 구체적으로 기술한다.
④ 장점 : 서열법보다는 직무 차이를 구체적으로 밝혀주고 또 쉽게 이해할 수 있게 하므로 조직의 지위와 급료문제를 쉽게 이해시킬 수 있다.
⑤ 단점 : 조직에 존재하는 직무가 많을 경우에는 모든 직무를 다 확인하고 등급을 매기기가 매우 어렵고 같은 직무를 놓고도 각기 다른 등급으로 평가할 수 있어 평가결과에 일관성을 부여하기가 어렵다.

18 일차간호방법으로 간호서비스를 제공하여 질 높은 간호를 수행하기 위해서 수간호사가 해야 하는 일 중 적절한 것은?

① 팀원간 협동을 증진시킨다.
② 능력있는 간호사를 채용한다.
③ 효과적으로 역할을 분배한다.
④ 간호보조인력을 많이 채용한다.
⑤ 간호활동 범위를 모듈별로 나눈다.

> 해설   ② 일차간호는 일차간호사가 환자가 입원해서 퇴원할 때까지 24시간 간호를 계획하고 수행하며 평가할 수 있게 간호를 분담하는 방법이기에 능력있는 간호사에게 권한, 책무 등을 주어 자율적으로 간호하도록 해야 한다.

19 직무명세서는 직무기술서와 유사하지만 직무명세서는 다음의 내용을 좀 더 명확하게 한다는 점에서 차이가 있다. 어느 것인가?

① 연봉정도　　　　　② 환경요건
③ 작업조건　　　　　④ 인적요건
⑤ 근무위치

> 해설   직무명세서에는 직무수행에 필요한 성별, 연령, 신장, 체중, 성격, 지능, 지식, 기술과 경험의 정도, 교육수준, 이해력 수준 등 인적 요건이 자세하게 명시되어 있다.

20 개인의 특성을 고려, 성취욕구가 높은 사람들에게 성취감을 느끼고 개인적인 성장을 할 수 있게 하는 설계 방법은?

① 직무특성모형　　　② 직무충실화
③ 직무확대　　　　　④ 직무전문화
⑤ 직무단순화

> 해설   직무충실화에서 발전된 개념으로 개인의 다양함과 특성을 고려하여 직무를 설계하는 방법은 직무특성모형이다.
> 직무특성모형(job characteristics model)은 해크만과 올드햄(Hackman & Oldham)이 직무설계에 관한 연구결과를 종합하여 직무특성모형을 개발한 것으로 개인 간 차이에 따른 다양성을 고려하여 직무를 설계하는 것이다. 어떤 직무가 어떤 사람에게 적합하며 어떻게 최상의 동기부여를 하고 이러한 결과를 어떠한 방법으로 측정하고 평가할지를 살펴봄으로써 동기부여를 고려하여 직무를 설계하는 것이 특징이다.

21 **권한위임에 대한 설명으로 옳지 않은 것은?**

① 권한이 위임되었다고 해서 최종 책임까지 위임되는 것은 아니다
② 중요한 업무일수록 위임가능성이 높다.
③ 관리자의 시간활용의 효율성이 높다.
④ 표준화된 업무일수록 권한위임가능성이 높다.
⑤ 권한위임을 통해 관리자는 더 중요한 업무에 집중할 수 있다.

해설 중요한 업무는 최고결정권자가 맡아야 하므로 위임가능성이 낮다.

22 **계선-막료(Line-staff) 조직의 단점이 아닌 것은?**

① 권한과 책임의 한계가 불명확하다.
② 의사전달의 경로가 혼란에 빠질 가능성이 있다.
③ 업무와 행정이 지연되고 비용이 많이 들어간다.
④ 조직의 신축성을 기할 수 없고 조정이 어렵다.
⑤ 종합적 의사결정을 위한 정보의 축적 및 활용이 가능하다.

해설 ④는 혼돈을 주기 위한 보기로 조직의 신축성을 기할 수 있고 조정이 용이한 것은 계선- 막료 조직의 장점
에 해당한다.

23 **다음은 조직의 통솔 범위에 관한 사항이다. 올바른 것은?**

① 부하직원이 유능하고 경험이 많으면 좁아진다.
② 지역적으로 분산되어 있으며 업무가 복잡하고 전문화 될수록 넓어진다.
③ 결과에 대한 객관적 평가 기준이 명확할수록 좁아진다.
④ 통솔자가 유능할수록 통솔 범위는 넓어진다.
⑤ 조직방침이 명확하게 규정되어 있는 경우에는 좁아진다.

해설 ① 부하직원이 유능하고 경험이 많으면 권한위임이 가능함으로 통솔범위는 넓어진다.
② 업무가 전문화되고 복잡할수록 통솔자의 통솔범위는 좁아진다.
③ 결과에 대한 객관적 평가 기준이 명확해지면 통솔범위는 넓어진다.
⑤ 조직방침이 명확할수록 통솔범위는 넓어진다.

24 다음 설명과 관련된 조직구조의 유형은 무엇인가?

> 조직의 기능구조와 생산구조가 분리된 것이 아닌, 프로젝트 조직이 전통적 라인조직에 완전히 통합되어 두 구조가 한 조직에 섞인 형태이다. 이 조직은 생산과 기능에 모두 중점을 두는 이중적 조직이기 때문에 불확실한 환경변화에 적합하다.

① 직능 조직　　　　　　　② 매트릭스 조직
③ 네트워크 조직　　　　　④ 위원회 조직
⑤ 계선-막료조직

해설 　매트릭스 조직은 다른 말로 행렬조직 또는 그리드 조직이라고도 하며 기능적 구조와 생산성 구조의 장점만을 받아들이게 설계되어 있다.

25 조직구성원 모두가 함께 공유하는 가치와 신념, 규범과 전통 등을 포괄하는 총체적 개념으로 신규간호사의 조직에의 적응을 돕고, 특히 업무와 직종이 다양하게 어우러진 병원 조직을 이해하는데 중요한 것은?

① 조직구조　　　　　　　② 조직변화
③ 조직문화　　　　　　　④ 조직유효성
⑤ 조직가치

해설 　가치와 신념, 규범과 전통 이외에도 지식과 이념, 습관과 기술 등을 포괄하는 종합적이고 총체적인 것을 조직문화 또는 기업문화라고 한다.

26 라인-스태프 조직의 기능과 장점에 해당하는 내용이 아닌 것은?

① 전문화 스태프의 도움으로 효과적 관리활동이 가능하다.
② 라인 조직이 유지되고 있어 라인 조직의 장점을 지닌다.
③ 스태프로부터 조언과 권고를 받으며, 추진업무에 전념할 수 있어서 최고관리자의 통솔 범위를 확대시킨다.
④ 같은 업무의 반복으로 기술적 발전과 기능적 숙련도의 발전이 가능하다.
⑤ 스태프의 권한이 각 부문 내에 한정되어, 라인의 활동에 안정감을 갖게 한다.

해설 　④는 직능조직의 장점에 해당하는 내용이다.

27 수간호사가 자신의 병원의 간호사를 추천하여 상을 주는 권력은?

① 합법적 권력(legitimate power)

② 보상적 권력(reward power)

③ 강압적 권력(coercive power)

④ 전문적 권력(expert power)

⑤ 준거적 권력(referent power)

해설 수간호사라는 권력을 통해 간호사를 추천하여 상이라고 하는 보상을 주는 것이기에 보상적 권력에 해당한다.

28 다음 중 비공식조직의 특성으로 옳은 것은?

① 공적 성격의 목적 추구

② 과학적 관리이론과 관련

③ 합법적 절차에 따른 규범의 성립

④ 비연속적, 자연발생적

⑤ 계층적 구조로 이루어짐

해설 ①②③⑤ 공식조직의 특성에 해당한다.

29 직원들의 창의력이 떨어지고 업무에 대한 흥미가 상실되는 것은 무슨 원리가 너무 강조된 것인가?

① 계층제의 원리   ② 통솔범위의 원리

③ 명령통일의 원리   ④ 분업-전문화의 원리

⑤ 조정의 원리

해설 분업과 전문화가 지나치게 강조될 경우 다음과 같은 현상이 발생한다.
  ① 단순한 업무의 반복으로 구성원 개인의 흥미와 창의력의 소실로 능력계발을 저해 함
  ② 업무의 기계화는 조직 내 인간화를 저해하여 비인간화를 초래함
  ③ 지나친 분업은 재정적 낭비를 가져옴
  ④ 문제 발생 시 책임회피 원인이 됨

30 프렌치와 레이븐의 권력의 유형 중 조직에서 필요한 지식, 기술을 가지고 있을 때 권력의 유형은?

① 조정적 권력　　　　　　　② 합법적 권력
③ 강압적 권력　　　　　　　④ 보상적 권력
⑤ 전문적 권력

> **해설** 전문적 권력(expert power)은 권력을 가진 사람이 갖고 있는 전문성, 기술, 지식 등에 기반을 둔 권력으로 특정 분야나 상황에 대하여 높은 지식을 가질 때 생기는 것이다. 예를 들어 의사의 지시에 따라 환자가 그대로 믿고 따르는 것을 의미한다.

인적자원관리

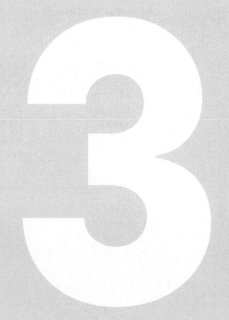

3

P A R T

CHAPTER 01

위아너스
간 호 사
국가시험
이 론 편

We Are Nurse

인적자원관리의 이해

간호관리학

UNIT 01 인적자원관리의 개념 ★★★

1) 인적자원관리의 정의

① 조직의 목표를 효율적으로 달성하기 위해 인력자원의 계획과 확보, 활용과 보존 및 보상과 개발하는 체계적인 활동을 의미한다.

② 인적자원관리는 조직의 목표를 달성하기 위해 유능한 인적자원을 확보하고 구성원들의 능력을 충분히 발휘할 수 있도록 관리하는 활동을 말한다.

③ 최근에는 인적자원관리가 인간중심적이고 미래지향적으로 전개되고 있으며 조직의 목표와 조직구성원의 욕구를 통합하는 과정으로 인식되고 있다.

2) 인적자원관리

생산성, 만족감, 능력개발 등 3가지 효과를 동시에 추구하는 성과지향적이고 인간중심적인 경영관리 기능이다.

[인적자원관리의 과정] ★★

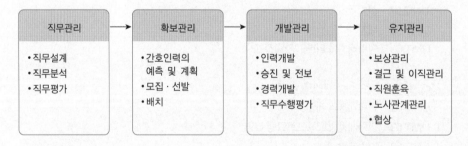

직무관리	확보관리	개발관리	유지관리
• 직무설계 • 직무분석 • 직무평가	• 간호인력의 예측 및 계획 • 모집 · 선발 • 배치	• 인력개발 • 승진 및 전보 • 경력개발 • 직무수행평가	• 보상관리 • 결근 및 이직관리 • 직원훈육 • 노사관계관리 • 협상

🔖 UNIT 02   인적자원관리의 중요성

1) 병원조직에서의 인적자원관리의 중요성

① 병원 운영의 50% 이상을 인건비가 차지하고 있을 정도로 병원은 노동집약적 운영이 이루어진다.

② 타 조직에 비해 다양한 분야의 전문직을 가진 인력으로 구성되어 있어 조정이 쉽지 않다.

③ 노동집약적이라는 특징으로 인해 구성원 개개인의 능력이 중요시된다.

2) 간호조직에서의 인적자원관리의 중요성

① 전문간호사 등 유능한 능력을 갖춘 간호사를 확보하여 유지·활용함으로써 병원 생산성에 기여하도록 한다.

② 병원 인력구성의 절반 이상을 차지하는 간호사들을 교육훈련하여 잠재능력을 개발하고 병원생활의 향상을 도모한다.

③ 간호인력의 관리를 통해 근무의욕을 높여주고 사기를 충전시켜 직업에 대한 만족감과 보람을 느끼며 일하도록 해야 한다.

3) 인적자원관리의 발전과정

구분	인사관리(PM)	인적자원관리(HRM)	전략적 인적자원관리(SHRM)
시기	한국 : 1980년대	한국 : 1990년대	한국 : 21세기
특징	안정적 경제성장과 노동법 정비	국내외 경쟁 심화 및 노동시장의 다양화	급격한 환경변화로 인한 세계화 및 무한경쟁
개념	인적자원을 통제하고 감시하는데 들어가는 비용의 관점에서 접근	인적자원을 개발하고 적극적으로 활용하여 조직의 경쟁력 강화를 유도할 자원의 관점에서 접근	효율적인 사람관리를 통한 핵심역량의 강화가 조직체의 경쟁력 확보에 가장 중요한 요소로 간주되고 있음을 의미, 인적자본 개념
역할	• 개별적 인사기능 강화 및 체계화 • 인사부서의 전문화 • 노사관계의 비중 강화	• 인사부서의 역할강화 및 독립적 기능 수행 • 인적자원의 개발·활용 강조	• 인적자원은 경쟁력과 인적자본의 개념 • 조직전략과 인사전략의 상호적합성 • 인사부서는 사업의 전략적 파트너의 역할

–김인숙, 최신간호관리학, 현문사

CHAPTER 02

인적자원의 확보관리

간호관리학

🔖 UNIT 01   확보관리의 개념

확보관리는 조직의 목표를 달성하는데 필요하고 적합한 자질과 능력을 갖춘 인적자원(인재)을 획득하는 과정을 말한다.

🔖 UNIT 02   확보관리의 내용

① 환자분류체계를 통한 간호인적자원의 수요예측
② 간호인력 산정방법을 통한 적정한 간호인력 산정
③ 모집을 통해 적합한 지원자를 선발하고 배치
④ 근무표 작성을 통한 업무 분담과 근무시간 계획 및 결정

🔖 UNIT 03   간호인력의 예측 및 계획

1) 간호인력 예측의 2가지 측면

    ① 미래의 특정 시점에 필요한 간호인력을 예측
    ② 현재의 노동력에서 발생하게 될 변화를 예측하는 작업

2) 간호인력자원계획의 이점

    ① 인력부족 또는 인력과잉을 미리 예측하여 심각한 현상을 초래하기 전에 문제를 해결할 수 있게 한다.
    ② 조직에서 필요로 하는 구성원의 수와 지식, 경험, 기능 등의 기준을 미리 결정하여 인적자원의 모집과 선발에 도움을 준다.
    ③ 조직의 내부·외부로부터 직원의 충원, 이동, 승진, 이직 등에 대한 참고자료를 제공해준다.

3) 간호인력 요구산정 ★

간호인력을 파악하기 위해 필요한 간호업무량은 직접간호시간 + 간접간호시간 + 개인여유시간을 모두 포함하여 합산한다.

(1) 직접간호활동 ★

① 간호요원이 환자 곁에 머무르면서 신체적·정신적 요구와 관련된 간호를 말한다.
  예 신체사정, 식사 제공, 활력증후 측정 등을 직접 제공하는 것
② 직접간호를 수량화하는 방법에는 간호를 제공하면서 직접 보는 방법과 훈련된 관찰자가 간호제공자를 관찰하는 방법이 있다.

(2) 간접간호활동

① 환자를 위해서 제공되기는 하지만 환자가 없는 상황에서도 이루어질 수 있으며 환경적·사회적·경제적 안녕과 관련하여 제공하는 간호행위를 말한다.
② 간호계획서 작성하는 일, 동료에게 환자 상태를 보고하는 일, 다학문간 집담회를 개최하는 것 등의 측면수행을 하는 것이다.
③ 질병의 정도나 간호제공자에 대한 의존도에 따라 달라지지 않기 때문에 각 환자별로 또는 각 환자의 범주별로 달리 사정할 필요가 없다.

(3) 개인시간

① 근무시간 내에 수행되는 직접간호활동과 간접간호활동을 제외한 시간
② 휴식시간, 식사시간, 대기시간 등

4) 간호인력 수요 결정에 영향을 미치는 요인

(1) 필요한 간호인력 수요 결정에 영향을 주는 요인

직무분석과 간호전달체계, 간호부서의 철학, 목적, 다양한 환자의 중증도, 환경적 요인, 시설, 환자 침상 수, 공급과 장비의 유효성, 다른 부서의 지원, 간호요원의 수준, 예산, 근무스케줄 등이 함께 고려되어야 한다.

(2) 총 필요요원을 결정할 때 고려 요소

① 총 필요요원을 결정할 때는 공휴일, 휴가, 병가일, 결근율, 오리엔테이션 기간, 실무교육프로그램 횟수 등의 요소를 반드시 고려해야 한다.
② 공휴일과 휴가가 많고 병가율과 결근율이 높으며 오리엔테이션 기간이 길고 근무 중에 실무프로그램이 잦은 기관에서는 필요한 간호요원의 수가 더 많아진다.

- 길리스(Gillies)의 분류

1) 서술적 방법(descriptive method)

① 서술적 방법은 간호제공자의 경험을 근거로 환자의 유형을 확인하여 간호표준을 설정하고 주관적으로 간호요원의 수와 종류를 결정하는 방법이다.

② 간호업무를 수행하기 위해 필요한 간호사 대 환자의 비율을 결정하는 방법으로 한국의 「의료법」에는 환자 대 간호사의 비율이 입원환자 5명당 간호사 2명, 외래환자 30명당 간호사 1명으로 책정되어 있다.

③ 장점 : 간호인력 산정과정이 비교적 쉽고 빠르다.

④ 단점 : 수시로 변화가 가능한 환자의 중증도에 따른 간호인력요구의 증감을 반영하기 어렵다.

2) 산업공학적 방법(industrial engineering method) : 양적접근

① 산업공학적 방법은 간호업무를 통하여 인력의 수를 결정하는 방법으로 모든 간호활동을 분석하고 각각의 활동에 소요된 간호시간을 측정하여 필요한 간호인력을 산정하는 방법이다.

② 생산성 향상을 위해 시간-동작 분석과 같은 기술을 이용하며, (환자당 간호시간×환자수=총 간호시간)을 구한 후 근무시간을 나누어주어, 필요한 간호사 수를 구할 수 있다.

③ 이 방법은 양적인 것만 강조하고 접근하기 때문에 실제 수행된 간호의 질은 포함하고 있지 않다는 한계점으로 인해 전문적 간호의 복잡한 특성이 제한을 받는다.

> 연간 필요한 간호사의 수(명)
>
> $$= \frac{(평균환자\ 수 \times 환자\ 1인당\ 필요한\ 간호시간 \times 7일 \times 52주) \times 간호사\ 부담률}{간호사\ 1인\ 주당\ 근무시간 \times 간호사\ 1명당\ 연간\ 근무\ 주수} \times 100$$
>
> • 간호사 1인 주당 근무시간 = 40시간
> • 간호사 1인당 연간 근무 주수 = 일년 52주(간호사의 연가, 월차, 비번 등을 제외)
> • 환자 1인당 필요한 간호시간 = 입원환자 1인에게 필요한 간호시간
> • 간호사 부담률 = 전체 간호량 중에서 간호사가 실시해야 하는 분량을 %로 나타냄

3) 관리공학적 방법(management engineering method) : 질적접근

① 관리공학적 방법은 간호부서를 위한 행동목표를 기술하고, 환자의 유형에 맞추어 간호표준을 기술한 뒤 그 표준에 따라 정해진 업무수행 빈도와 난이도 및 중요도를 바탕으로 간호인력의 수를 결정하는 방법이다.

② 계속적인 평가와 질 통제 방식에 따라 간호의 질, 돌보아야 할 환자 유형, 병상수용 능력 등의 정보를 분석하여 인력을 모집하고 선발한다.

③ 일련의 종합적인 데이터에 근거해서 인력 산정을 결정하는 것으로 병원의 특징에 관한 정보에 의해서 결정된다.

④ 예를 들면 환자를 간호요구에 따라 분류한 후 각 분류군에 따라 필요한 시간을 산출하여 총 간호업무량에 따라 간호사를 모집하고 선발·배치한다.

> **적정 간호사의 수(명)**
>
> $$= \frac{\text{간호단위 총 업무량}}{8\text{(일평균 근무시간)}} \times 1.3$$
>
> $$= \frac{\text{간호단위 총 직접간호시간} + \text{간호단위 총 간접간호시간}}{8\text{(일평균 근무시간)}} \times 1.3$$
>
> $$= \text{간호단위 근무간호사 실제 수} \times 1.3$$
>
> • 1일 총 간호업무량 = 1일 총 직접간호활동시간 + 1일 총 간접간호활동시간 + 1일 총 개인시간

UNIT 05 환자분류체계 ★★★★★

1) 환자분류체계의 개념(PCS : Patient Classification System) ★

① 환자의 간호요구에 따라 간호의 시간, 양, 복잡성에 따라 분류하는 방법

② 환자의 상태를 간호요구도와 간호제공에 필요한 간호시간에 따라 일정한 수준으로 분류하는 체계

③ 환자의 간호요구도에 따라 효율적인 간호인력을 투입하여 질적인 간호를 제공하기 위해 이용되는 도구

2) 환자분류체계의 목적 ★

① 환자들의 다양한 간호요구를 합리적으로 결정하여 간호인력 산정 및 배치, 병원표준화 실현에 활용

② 생산성 감지기능, 간호수가 산정, 간호비용분석, 예산수립, 간호의 질 평가의 정보 원천으로 이용

③ 각 환자의 간호요구를 만족시키는 가장 효과적인 할당 및 효율적인 간호사의 근무시간 배치를 위함

3) 환자분류체계의 접근방법과 분류기준

(1) 원형평가체계

① 주관적인 것으로서 전형적인 환자의 특성을 문장형식으로 기술하여 기준을 삼아 분류하는 것이다.

② 환자 특성에 따른 간호행위의 유사성에 따라 환자를 순위척도로 분류하는 방법으로 비슷한 특징을 나타내는 환자를 3~4군의 같은 범주로 나누어 분류한다.

③ 전형적인 환자간호를 위해 필요한 평균 간호시간을 결정해야 함

④ 사용하기 쉽고, 시간소요가 적다는 장점을 가짐

⑤ 환자분류기준이 주관적이어서 정확성과 신뢰성에 한계가 있다는 단점을 가짐

간호업무량에 따른 구분	특징	일평균 적정 직접간호시간
I(경환자)	개인위생을 스스로 할수 있음	1.4시간
II(중등환자)	부분적으로 도움을 받아 침상을 벗어나 개인위생을 할 수 있는 환자	2.5시간
III(중환자)	도움을 받아 침상 내에서 개인위생을 할 수 있는 환자	4.1시간
IV(위독환자)	개인위생을 스스로 할 수 없고 완전히 도움을 받아야 하는 환자	6.1시간

(2) 요인평가체계

① 객관적인 것으로 환자를 간호할 때 나타나는 특정한 요소나 질병의 위급 정도를 나타내는 요소들을 이용하여 환자를 분류하는 것이다.

② 직접 간호요구의 대표적 지표를 설정하여 평가하는 방식이다.

③ 간호의 위급성 요인을 설명하고, 환자의 간호의존도 요인들을 찾아내어 각 요인별로 간호의존도 점수를 내고, 그 총점으로 환자를 분류한다.

④ 각 요소는 하부요소로 나누어지고, 각 하부요소에 수적인 가치나 비중을 매김으로써 달성해야 할 표준시간을 정해놓는 방법이다.

⑤ 표준시간은 환자를 분류하는데 사용되는 요소와 간호사의 행동으로 관찰하고 측정할 수 있는 것이어야 한다.

⑥ 장점 : 객관성 및 정확성이 있다.

⑦ 단점 : 시간이 많이 소요된다.

[일반병동 환자분류체계]

분류항목	분류군	분류기준
1. 위생관리	I	스스로 위생간호 가능(구강간호, 목욕, 샴푸 등)
	II	부분적 도움을 받아 침상 외에서 위생간호 가능
	III	부분적 도움을 받아 침상 내에서 위생간호 가능
	IV	전적인 도움을 받아 위생간호 가능
2. 영양	I	스스로 식사 가능
	II	식사 준비 및 부분적 도움 필요
	III	식사시간 동안 지속적인 도움 필요, spoon feeding
	IV	전적인 도움이 필요하며 계속적인 관찰을 요함, tube feeding

	I	스스로 배뇨, 배변 가능
3. 배설	II	일시적 도움으로 배뇨, 배변 가능
	III	장기적인 도움으로 배뇨, 배변 가능
	IV	완전배뇨, 배변 불가능하여 전적인 도움이 필요
4. 운동 및 활동	I	스스로 능동적 운동 가능
	II	부분적 도움이나 보조기구 이용
	III	침상 내에서 부분적 도움으로 수동적 운동 혹은 체위변경 가능
	IV	부동 상태에서 전적인 도움으로 수동적 운동 혹은 체위변경 가능
5. 교육 및 자문	I	기본적인 교육 필요
	II	처치에 대한 설명, 교육이 필요
	III	질병관리에 대한 교육, 설명이 필요
	IV	고도의 처치와 자가관리에 대한 교육, 설명이 필요
6. 정서적 지지	I	환자 자신의 상태에 대해서 인정
	II	환자가 슬픔, 우울, 불안, 공포, 분노의 감정 또는 통증으로 인한 불편감을 가끔씩 표현
	III	환자가 슬픔, 우울, 불안, 공포, 분노의 감정 또는 통증으로 인한 불편감을 자주 표현
	IV	환자가 무기력 상태나 정서불안, 흥분 상태, 공격적인 모습이 보이는 상태임

UNIT 06 모집 ★

1) 모집의 개념

모집은 조직의 목적 활동에 적합한 인력을 확보하고자 우수한 후보자들로 하여금 지원하게 하는 절차를 의미한다.

2) 모집의 목적

조직이 요구하는 적기에 우수한 인력자원을 선발할 수 있도록 충분한 지원자를 확보하는 것이 목적이다.

3) 모집방법

① 내부모집(원내모집)과 외부모집(원외모집)으로 구분
② 모집방법을 결정할 때는 각 모집에 대한 상대적 비용, 직무의 특성 및 요건 등을 고려해서 최선의 방법을 결정하도록 한다.

③ 일반적으로 신규간호사를 채용할 때는 원외모집을 하고, 경력직원이 필요할 경우는 간호조직에 유능한 직원이 있으면 원내모집, 그렇지 않은 경우에는 원외모집이 좋다.

④ 원내모집과 원외모집의 비교

    ㉠ 내부 모집 : 간호조직 안에서 특정한 직무를 수행할 적임자를 찾아내는 것

장점	단점
• 직원의 사기와 응집력이 향상됨 • 고과기록을 참고하여 적합한 직원을 적재적소에 배치하는 것이 가능 • 직원의 능력개발 강화 • 간편하고 홍보비 등의 비용이 절감됨 • 해당 직위에 적절한 사람 배치 가능	• 모집범위 제한으로 유능한 인재의 영입에 한계가 있어 조직발전의 장애를 초래 • 동창, 친족관계, 동향관 등으로 파벌 조성이 가능 • 급속한 성장기에 다수 인원 채용 시 인력공급 불충분으로 공급부족 현상이 발생할 수 있음 • 창의성이 결여

    ㉡ 외부 모집 : 퇴직, 사고, 이직과 같은 자연적인 인력변동과 함께 조직의 성장이나 기술 변화 등으로 인해 내부 모집만으로는 불충분한 경우 조직 밖에서 필요 인력을 모집하는 것이며 연고자에 의한 추천도 외부모집에 해당한다.

장점	단점
• 모집범위가 넓어 유능한 인재 확보 가능 • 경력자를 선발할 경우 인력개발 비용이 절감 • 새로운 정보·지식이 제공되고 조직에 활력 제공 • 조직을 홍보하는 효과가 있음	• 권력에 의해 부적격자를 채용할 가능성이 있음 • 기관 내부에 파벌이나 불화 조성의 우려 • 내부인력의 사기가 저하될 수 있음 • 채용에 따르는 비용이 소요됨 • 채용된 직원의 적응기간이 장기화될 우려

🕪 UNIT 07　선발 ★

1) 선발의 개념

선발은 여러 지원자들 중에서 조직에 필요한 직무의 자격요건을 갖춘 적격자를 가려 충원하는 과정이다.

2) 선발시험이 갖추어야 할 조건

타당도, 신뢰도, 변별력, 객관도 등

3) 선발의 절차

선발의 모든 절차에서 가장 중요한 것은 필기시험과 면접이며, 선발 절차는 7단계로 나뉜다.

① 1단계 : 지원서 접수

② 2단계 : 예비면접

    제출된 지원서의 내용을 검토한다. (병원의 소정양식, 졸업증명서, 성적증명서, 경력증명서 등)

③ 3단계 : 선발시험

병원에 들어와 맡은 바 직무를 성공적으로 수행할지 여부를 가리는 시험을 말한다. (필기시험과 실기시험, 적성검사 등)

④ 4단계 : 배경조사 및 경력조회

지원서에 대한 신뢰도를 조사하는 것

⑤ 5단계 : 최종면접

대인관계의 원만성을 검증하는 방법으로, 면접내용으로는 학업성적의 재평가와 개인성향, 사상, 시간의식, 경력, 개인관계의 원만성, 업무지향 정도 등이 있다.

⑥ 6단계 : 신체검사

직무수행과 조직체 생활에 적절한 건강상태를 확인하는 것

⑦ 7단계 : 선발결정

최종적인 선발결정이 난 후 직무를 제공받게 된다.

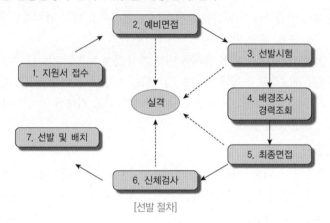

[선발 절차]

4) 선발시험 ★

(1) 필기시험

직무수행에 필요한 전문지식 및 응용능력을 측정하는 것으로 시험 방법 중 가장 많이 사용된다.

① 주관식 시험 : 문장력, 구상력, 판단력 등 고도의 기술, 능력, 성의가 요구된다.

② 객관식 시험 : 많은 사람에게 동시에 실시할 수 있고, 비교적 시험관리가 용이하여 많은 수의 문제를 출제할 수 있고 고도의 객관성을 갖는다.

③ 필기시험의 단점 : 흥미, 태도, 가치관 등 정의적 영역과 기능적 영역은 측정이 어렵다.

(2) 실기시험

① 응시자가 향후 담당하게 될 직무에 대해 실제로 수행해 보게 하여 능력을 평가하는 것으로 타당도를 확보하기 쉬운 방법이다.

② 필기시험의 한계점을 보완하기 위해 적용되나 비용이 많이 발생함.

(3) 면접시험

응시자에 대한 모든 정보의 심사가 가능한 유일무이한 방법으로 필기시험으로 측정하기 곤란한 개인의 성격과 특성을 측정할 수 있다.

① 정형적 면접 : 직무명세서를 기초로 미리 질문의 내용 목록을 준비해 두고 이에 따라 면접자가 차례로 질문하는 것으로 구조적 또는 지시적 면접으로 불린다.

② 비지시적 면접 : 지원자가 거리낌 없이 자기를 표현하게 하는 방법이므로 지원자에게 최대한의 의사표시의 자유를 주어서 응모자에 관한 정보를 얻는 방법이다. 고도의 질문기술과 훈련 및 방해하지 않고 듣는 태도가 필요하다.

③ 스트레스 면접 : 기업에서 활용하는 방법으로 면접자는 매우 공격적으로 피면접자를 무시하여 피면접자를 방어적이고 좌절하게 만든다. 이때 피면접자가 스트레스를 받은 상태에서 보이는 감정의 안정성과 조절에 대한 인내도 등을 관찰한다.

④ 패널 면접 : 다수의 면접자가 한 명의 피면접자를 평가하는 방법으로서, 면접이 끝나면 다수의 면접자들이 의견을 교환하여 피면접자를 더욱 광범위하게 조사하는 방법이다.

⑤ 집단 면접 : 집단별로 특정 문제에 대해 자유롭게 토론할 기회를 주고 토론과정을 지켜보면서 개별적으로 적격 여부를 심사하는 방법이다. 다수의 피면접자를 동시에 평가하고 우열을 비교할 수 있어서 시간이 절약되고 리더십 있는 인재의 발견이 용이하다는 장점이 있다.

(4) 직무적성검사

현재 가지고 있는 기술, 지식을 측정하는 것이 아니고 잠재능력을 측정하기 위한 것으로 주로 직무경험이 없는 지원자들을 대상으로 유용하게 사용되고 있다.

(5) 성격검사 또는 인성검사

개인의 동기, 욕망, 정서적 성격, 안정성, 성숙도, 적응력, 결단성, 자신감, 낙천성, 활동성, 인내력 등 사회행동과 관련된 개인의 성향을 파악하기 위한 시험이다.

(6) 신체검사

직무수행에 필요한 건강상태 검사이며, 의료인 채용 시 특히 중요하다.

🔗 UNIT 08   배치

1) 배치의 개념

배치는 선발된 지원자를 조직 내 각 부서에 배속시켜 직무를 할당하는 것이다.

2) 배치·이동의 4가지 원칙 ★★

① 적재적소주의 : 개인이 소유한 능력과 성격 등을 고려하여 최적의 직위에 구성원을 배치하여 최상의 능력을 발휘하게 하는 것을 의미한다.

② 실력주의 : 능력주의라고도 하며, 능력을 발휘할 수 있는 영역을 제공하여 그 일에 대해서 올바르게 평가하고 평가된 실력과 업적에 대해 만족할 대우를 제공하는 원칙을 말한다.

③ 인재육성주의 : 사람을 성장시키기 위해 사용하는 방법으로 상사에 의한 육성뿐 아니라 본인 자신의 의사와 욕망을 중심으로 한 자기 육성의 의욕을 개발하는 것을 뜻한다. 경력개발계획은 이러한 인식에 바탕을 두고 있다.

④ 균형주의 : 전체와 개인의 조화를 고려하는 것을 의미한다. 배치 및 이동에 있어서 단순히 본인만의 적재적소를 고려할 것이 아니라, 상하좌우의 모든 사람에 대해서 평등한 적재적소 및 직장 전체의 적재적소를 고려할 필요가 있다.

UNIT 09   인력배치를 위한 근무일정표 ★

1) 인력배치(staffing scheduling)
근무시간을 주별 또는 월별 간격으로 분담하는 것이다.

2) 근무일정표(scheduling)의 정의
근무일정표 작성이란 간호단위별 간호직원들의 업무분담과 근무시간을 구체적으로 계획·결정하는 것이다.

3) 근무일정표 작성 시 고려사항
① 근무계획은 간호자원의 유용성과 환자의 간호요구가 균형을 이루어야 한다.
② 직원의 요구와 기관의 요구를 최대한으로 고려한다.
③ 근무계획은 간호서비스의 철학을 최대한 반영하는 것이어야 한다.
④ 간호전달체계와 환자의 평균 재원일수를 고려해야 한다.

4) 근무일정표 작성의 원칙 ★
① 종합적인 근무일정표를 작성할 때에는 업무수행을 위한 직원규모의 변화를 최소한으로 줄여야 한다.
② 각 간호단위에 고정적으로 배치되는 간호직원의 수는 침상점유율 목표에 대비해서 계산하여야 한다.
③ 근무일정표가 확정되면 직원들은 짜여진 근무표에 대해 긍정적으로 받아들여야 한다.
④ 직원의 유급휴가, 공휴일, 평균결근율을 고려했을 때, 1년 365일 동안의 간호직을 충원하려면 정규직원의 1.4~1.6배가량의 예산을 세워야 한다.
⑤ 간호요구에 대한 계획을 수립할 때에 환자수요와 환자상태의 변화를 고려하여야 한다.
⑥ 주기적 근무계획으로써 충분한 효과를 거두려면 모든 직원을 평등하게 대하여야 하고, 직원을 임의로 이동하여서는 안 된다.
⑦ 직원의 정신건강 측면을 고려하여 그들이 사회생활 및 여가활동계획을 세울 수 있게 충분한 여유를 두고 근무일정표를 미리 제시하여야 한다.

⑧ 질병이나 재난 등 만일의 비상사태에 대비하여 근무일정표를 신속히 조정할 수 있게 한다.

⑨ 직원들의 공휴일, 휴가, 비번 등을 바람직하게 배정하려면 근무일정표 수립에 공정성을 지녀야 한다.

⑩ 가장 좋은 근무일정표는 관리자의 적절한 인사관리에 대한 요구와 직원의 직업적, 개인적 만족을 위한 요구가 알맞게 균형을 이루어야 한다.

5) 근무일정표 작성방법

근무일정표 작성의 핵심은 "누가 근무표를 짜는가?"이다.

(1) 집권적 근무일정표

① 인력관리 조절을 중앙집권화한 것으로 중앙 간호부서의 인력관리자가 근무일정표를 작성하여 직원들이 평형을 이루며 각 간호단위에 배치되게 한다.

② 환자가 증가하거나 간호인력에 결원이 생겼을 경우 인원배치의 적절한 조정이 가능하다.

③ 자원의 유용성에 대한 지식이 최대한으로 전문화되어 적용된다.

장점	단점
• 직원들에게 정책을 일관성 있고 객관적이며 공평하게 적용한다. • 자원을 공평하게 잘 활용함으로써 비용과 시간이 절감된다. • 일선관리자의 근무일정표 작성업무를 덜어주어 다른 활동이 가능하게 한다.	• 특정 근무시간에 대한 개개인의 요청이나 변경이 필요한 경우에 제한을 받는다. • 인력관리에 대한 책임이 간호부서로 집중된다.

(2) 분권적 근무일정표

① 간호단위에 배당된 간호직원에 대해 담당 일선관리자의 지식과 주관성에 따라 작성되는 것이다.

② 간호단위에 결원이 생기면 간호부에서 보충인력을 대비하고 있다가 빈자리를 보충해주기도 한다.

장점	단점
• 직원들은 더욱 인격적인 관심을 받는다고 느낀다. • 작은 단위에서 이루어지므로 더욱 쉽고 덜 복잡하다. • 각 일선 간호관리자는 근무계획의 역할과 책임을 배우게 되며 만성적인 인사문제 해결을 위해 함께 노력할 수 있다.	• 일선 간호관리자의 주관성이 개입되어 직원들 간에 갈등의 소지가 있다. • 근무계획을 상벌체계로 이용할 수 있다. • 근무일정표 작성에 시간소모가 많으므로 일선 간호관리자가 다른 일을 하기 어렵고 때로는 비번에도 근무일정표를 작성해야 한다. • 자원을 비효율적으로 사용할 경우 비용 절감이 어렵다.

(3) 주기적 근무일정표

일정 기간(2주 또는 4주)을 주기로 짜여진 근무일정에 따라 되풀이되는 일정표이다.

장점	단점
• 업무처리를 위한 기관의 요구와 휴식을 위한 개인의 요구가 조화를 이룰 수 있다. • 모든 종류의 근무번을 공정하게 돌아가게 한다. • 자신의 근무번을 미리 알 수 있기 때문에 합리적 계획을 세울 수 있어 결근율이 감소되고 만족도가 높아진다. • 직원의 협동심이 증가되고 환자간호의 지속성을 증진시킨다. • 일정표 작성에 들어가는 시간과 노력을 줄일 수 있다. • 일정 기간 근무일정표에 따라 되풀이되므로 안정된 계획을 할 수 있다.	• 일단 근무일정표가 작성되면 개인적인 사정이 통하지 않아 융통성이 없다. • 자율성에 규제를 받는다는 인상을 준다.

(4) 기타 방법

① 자기근무 일정표 : 간호사와 동료간호사들이 협력하여 직접 일정표를 조정하는 방법으로 직원의 자율성과 협동적 분위기 증가, 일에 대한 만족과 협상력 증가, 결근이 줄어든다.

② 순환번표 : 낮번과 초번, 낮번과 밤번 또는 3가지 전체의 번표가 교대로 바뀌는 것으로 근무번이 너무 빨리 바뀌어 스트레스를 받게 된다.

③ 고정 근무번 : 간호사가 개인의 생활에 가장 알맞은 근무번을 택하여 근무함으로써 자신이 원하는 사회적 활동에 참여할 수 있다.

④ 가변적 직원배치

   ㉠ 인건비를 절감하면서도 환자, 의사, 간호사의 불평을 줄이고 부족한 인원에 도움이 되도록 효과적인 인력배치를 하는 방법이다.

   ㉡ 어떤 부서에 배정된 인원을 최소한으로 통제하면서 갑작스런 직원의 결근이나 환자수의 변화 등 업무량의 증감에 따라 직원 수를 조정하는 것으로, 업무량이 증가하는 동안에는 근무요원을 증가시키고 업무량이 감소하는 기간에는 적절히 조정하는 것이다.

   ㉢ 가변적 직원배치 방법은 인건비 절약에는 유용하나 순환번표 방법과 동일하게 간호사들의 직무만족이 감소하고 스트레스 및 신경과민이 증가되기 쉽다.

CHAPTER 03

We Are Nurse

위아너스
간 호 사
국가시험
이 론 편

간호관리학

인적자원의 개발관리

UNIT 01　인력개발의 개념 ★

① 개발관리란 인적자원의 능력을 개발하여 증대하는 것을 의미한다.
② 조직의 목표를 달성하기 위하여 직원이 현재의 직무를 수행하고 새로운 직무를 수행하는 데 필요한 지식, 기능 및 판단력 등을 향상하는 인적자원관리 활동을 말한다.
③ 개발관리의 내용으로는 인력개발, 승진 및 정보, 경력개발, 직무수행평가에 관한 활동이 포함된다.
④ 인력개발의 필요성
　㉠ 의료환경과 간호실무의 변화에 주도적으로 대응해가는 간호사가 요구된다.
　㉡ 간호사들의 전문적 간호실무능력의 향상이 요구된다.
　㉢ 간호사들의 성취동기를 향상시켜 근무의욕을 고취시킬 수 있다.
　㉣ 간호조직의 경쟁력 확보를 위해서는 인력개발이 필수적으로 요청된다.

UNIT 02　인력개발의 교육프로그램 유형 ★★★★

인력개발 프로그램 유형은 대상에 따른 분류와 장소에 따른 분류로 나뉜다.
• 대상자에 대한 분류 : 예비교육, 실무교육, 보수교육, 관리자교육
• 장소에 따른 분류 : 직장 내 교육훈련(OJT : On-the Job Training)
　　　　　　　　　　 직장 외 교육훈련(Off-the Job Training)

1) 대상자에 의한 교육

(1) 예비교육의 개념

　① 신규채용 직원에게 직무책임, 근무장소, 대상자, 동료를 소개하여 주위 환경에 잘 적응하게 하며 조직에서 소속감을 느끼게 하는 개별화된 훈련 프로그램
　② 신규채용자가 환경에 빨리 적응하게 기존의 작업환경을 소개하는 과정

③ 신규직원에 대한 기대, 행동, 태도 등을 조직이 바람직하게 생각하는 방향으로 변화시키려는 첫 단계

④ 신규채용자가 병원에 대한 인식을 정립하도록 자신의 위치와 역할을 명확하게 이해를 할 수 있게 공식적인 정보를 제공하는 것

⑤ 신규간호사가 유도훈련 후에 받는 특정 직무에 대한 교육 및 훈련으로 개별 간호단위에서 교육 후 평가 받고 그에 따라 적정하게 배치

(2) 예비교육의 종류

① 유도훈련(induction training) ★
  ㉠ 조직의 역사, 철학, 목적, 규칙, 규정, 정책, 절차에 관한 사항 소개
  ㉡ 고용조건, 직원의 혜택 등을 취업 후 처음 2~3일 동안에 직원에게 소개하는 것
  ㉢ 간호 유도훈련의 내용
    ⓐ 병원의 역사, 목적, 철학
    ⓑ 병원의 기구조직과 업무소개
    ⓒ 병동의 시설과 구조
    ⓓ 건물의 전반적인 구조, 화재대책
    ⓔ 병원의 규칙, 규정, 정책, 절차에 관한 사항 : 근무규정, 채용조건, 근무시간, 휴일, 휴가, 병가, 직무명세서, 업무수행평가, 채용계약, 급여일, 식당, 건강관리 서비스, 교육기회, 후생복지 규정 등
    ⓕ 구성원으로서의 행동, 태도, 예절, 동기부여 등

② 직무 오리엔테이션
  ㉠ 유도훈련이 끝난 후 신규 직원이 해야 할 특정업무 교육 및 훈련
  ㉡ 교육 형식은 중앙의 실무교육 교사가 각 임상 간호단위에서 할 수도 있고 각 간호단위의 직원이 할 수도 있으며(집권적 또는 분권적), 표준화 또는 개별화될 수 있다.

(3) 예비교육의 목적

① 직무에 신속하게 적응하기 위함
② 조직에서 소속감을 느끼게 하기 위함
③ 효과적인 업무수행을 위한 준비교육의 일환
④ 분담받은 역할의 올바른 수행을 위함

2) 교육요구도에 따른 분류

(1) 실무교육(inservice education)

근무 중인 직원의 직무수행을 강화하기 위해 기관에서 제공하는 모든 현장 교육으로서 지식과 기술을 유지시키기 위하여 기획된다.

① 교육내용
  새롭게 변화된 환자간호 방법, 절차, 새로운 진단 및 치료기술, 기구의 적절한 관리와 조작법, 물품의 적절한 사용, 신규 직원의 능력과 역할

② 효과적인 실무교육 운영을 위한 선행조건

　　㉠ 성문화된 목적과 방침을 수립한다.

　　㉡ 실무교육을 위한 예산을 확보한다.

　　㉢ 실무교육을 담당할 인력자원을 확보한다.

　　㉣ 교육설비와 비품을 준비한다.

(2) 보수(계속)교육(continuing education)

① 졸업 후에 임상실무를 강화하기 위한 목적으로 지식·기술 및 태도를 향상시키기 위해 제공하는 계획된 학습활동을 말한다.

② 새로운 의약품이나 기계사용법, 간호기술에 대한 시범과 보고, 새로운 이론과 지식 등이다.

③ 현재의 직무수행에서 효율성을 높이려는 것보다는 직원의 전반적인 성장과 개발에 초점을 두고 기관에서 또는 외부에서도 제공될 수 있다.

④ 의료법 규정에 의한 의료기관에 종사하는 의료인 보수교육 횟수 및 시간은 매년 1회 이상 실시하며, 교육시간은 연간 8시간 이상이 되어야 한다.

⑤ 오리엔테이션은 보수교육에 포함되지 않는다.

(3) 관리자 훈련

① 지휘 기능을 높이기 위한 교육으로 지도성 훈련이라고도 하며, 현 직위에서의 전반적인 효과를 증진시키고 장차 큰 책임을 맡을 수 있도록 준비하는 과정이다.

② 인간관계능력 향상 교육방법 : 역할연기법, 역할모델법, 감수성 훈련, 교류분석

③ 의사결정능력 향상 교육방법 : 인바스켓 방법, 사례연구, 비즈니스 게임법

3) 장소에 따른 분류

(1) 직장 내 교육훈련(OJT : On-the Job Training)

① 훈련방법 가운데 가장 보편적으로 사용되는 방법으로 직속상관이 부하직원에게 직접적으로 개별지도를 하고 교육훈련을 시키는 방식이다.

② 일을 하는 과정에서 직무에 관한 구체적인 지식과 기술을 습득하게 하는 방식

③ 직무와 훈련을 동시에 수행하게 되면 2가지 업무 모두 철저하지 못할 수 있으므로 프리셉터의 업무량 조정이 필요하며, 프리셉터의 준비가 선행되어야 한다.

④ '일' 중에서 지도, 교육훈련을 하는 것이므로 체험학습이라 할 수 있으며, 임상에서 프리셉터(preceptor)를 이용한 교육훈련이 한 예이다.

⑤ OJT는 현실적이고 실제적이며 개인의 능력에 따른 지도가 가능한 것이 장점이다.

⑥ 계획적으로 직무수행에 필요한 지식, 기능, 태도에 관한 교육을 실시하여 직원의 능력개발 향상을 위해 노력해야 한다.

[직장 내 교육훈련]

장점	단점
• 교육훈련이 현실적이고 실제적이며, 비용이 적게 든다. • 훈련과 생산이 직결되어 경제적이다. • 직원의 개인적 능력에 따른 적절한 지도가 가능하다. • 상급자와 동료 간의 협동심이 강화된다. • 훈련과 일을 함께 할 수 있다. • 교육방법의 개선이 용이하다.	• 한꺼번에 많은 직원을 교육하기 곤란하다. • 작업과 훈련이 모두 철저하지 못할 가능성이 있으며, 업무수행에 지장을 초래한다. • 내용이 통일된 훈련이 어렵다. • 지도자나 환경이 반드시 훈련에 적합할 수 없다. • 지도자의 능력에 따라 성과가 좌우된다. • 원재료의 낭비를 초래한다. • 전문적인 고도의 지식과 기술을 가르칠 수 없다.

(2) 직장 외 교육훈련(Off-JT : Off-the Job Training)

① 직원을 직무현장으로부터 일단 분리시켜 일정 기간 교육에만 전념하는 것으로 교육 훈련을 담당하는 전문 스태프의 책임 아래 이루어진다.

② 직장 내 교육훈련 이외의 모든 교육훈련을 말하며 연수원 등의 교육이나 전문기관에 의 위탁, 강연 등이 해당되며 대표적인 것으로 신규 오리엔테이션을 들 수 있다.

[직장 외 교육훈련]

장점	단점
• 다수의 직원에게 통일적이며 조직적인 교육이 가능하다. • 전문가 밑에서 집중적으로 교육, 훈련을 받을 수 있다. • 직무 부담에서 벗어나 훈련에만 전념할 수 있다. • 다른 부서에 종사하는 사람들과 더불어 지식이나 경험을 교환할 기회가 된다. • 목표에 대한 단체적인 노력을 꾀할 수 있다.	• 작업시간의 감소와 훈련시설의 설치로 경제적 부담이 크다. • 훈련결과를 현장에서 활용하기가 어렵다.

🔗 UNIT 03 　 경력개발

1) 경력개발 개념

① 경력이란 조직체의 구성원이 장기적으로 여러 종류의 직무활동을 경험하는 것으로 특정 개인의 생애에 계속성, 질서, 의미를 부여하는 것이다.

② 경력개발은 조직의 욕구와 개인의 욕구가 일치될 수 있도록 각 개인의 경력을 개발하는 활동이다.

③ 치열한 조직경쟁과 조직구성원들의 다양한 욕구에 따라 인적자원을 육성·개발하여 조직성과에 활용하려는 전략적 시도이다.

2) 경력개발의 목적

① 개인차원 : 자기개발을 통해 심리적 만족을 얻는 데 있음
② 조직차원 : 조직목표달성을 위해 필요한 자질을 갖춘 인적자원을 개발
③ 궁극적 목적 : 조직구성원의 자기계발을 통해 조직의 유효성 증대

3) 간호조직 내에 경력개발이 필요한 이유

① 병원 간 경쟁력의 심화로 우수한 간호능력을 보유한 간호사 확보를 위해서 필요하다.
② 간호사의 핵심역량을 키울 체계적인 방안으로서 경력개발제도가 대안이 된다.
③ 지식사회로의 변화에 주도적으로 대응할 간호사로서 육성·개발하려면 간호사의 경력개발 접근이 필요하다.
④ 간호사의 간호역량 차이에 따른 조직기여도를 공정하게 관리하기 위해서도 필요하다.

[경력개발 프로그램의 이점]

조직	개인
• 내부 인적자원의 미래핵심역량 배양 • 구성원의 역할 진작을 통한 활력 제고 • 조직 노하우의 체계적 축적과 활용 • 적재적소 배치를 통한 인력 효율성 향상	• 생애 경력관리를 통한 미래 비전의 확보 • 일을 통한 성장, 성취욕구의 충족 • 능력개발 기회 확대를 통한 전문능력의 향상

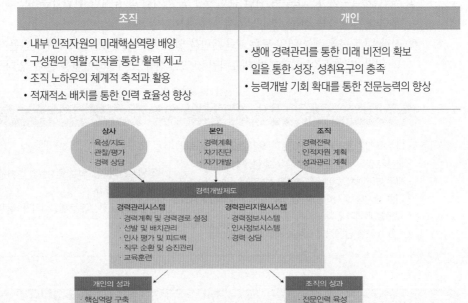

[경력개발제도]

4) 경력 사다리 ★

① 간호사의 실무능력과 관련하여 그 수준을 구별하는 등급 구조로 환자간호를 하는 일선 간호사들의 능력을 인정해 주기 위해서 개발된 수직적 승진계단을 의미한다.
② 특징
    자동적으로 승진하지 않고, 해당등급의 실무수준(전문간호능력, 교육, 연구, 자기개발)을 달성해야 승진이 되며, 분명하게 정의된 능력 수준에 따라 임금의 범위가 존재한다.
③ 기능
    ㉠ 간호사들의 개인적 성취를 인정하고 보상함으로써 간호능력을 개발하고 지원한다.
    ㉡ 실무능력 평가시스템으로서의 기능을 한다.

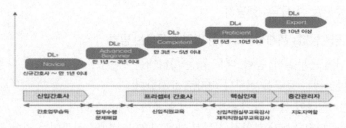

[참고] CBP(단계별 경력개발 교육) D대학교의료원의 경력개발 적용사례

UNIT 04 직무수행평가

1) 직무수행평가의 개념 ★

① 직원들이 얼마나 만족하며 성공적으로 직무를 수행하고 있는가를 판단하는 활동이다.

② 구성원이 가지고 있는 능력, 근무성적, 자질 및 태도 등을 객관적으로 평가함으로써 조직 내에서 구성원의 가치를 평가하는 절차를 말하며, 인사고과 또는 근무평정이라고 흔히 불린다.

③ 일정기간에 직원들이 그들의 업무를 얼마나 잘 수행했는지에 대한 정기적이고 공식적인 평가를 말한다.

④ 직원의 수행을 개선시키기 위해 필요한 정보를 얻는 방법으로, 정해진 표준이나 목표에 대하여 표준과 목표를 설정하고 진행을 살피고 평정자와 피평정자 간에 계속적으로 회환하며 필요시 확인된 행위의 수정·삭제 또는 강화를 위한 계획을 의미한다.

2) 직무수행평가의 목적

(1) 직무수행평가의 일반적 목적

일반적으로 직무수행평가는 임금관리, 인사이동, 교육훈련, 근무의욕향상, 사기양양에 목적을 두고 있다.

(2) 직무수행평가의 구체적인 목적

① 직무수행능력의 결정을 확인

② 능력개발 및 성과향상을 위한 동기부여

③ 구성원의 재능과 능력을 발견하고 성취를 인정

④ 관리자와 구성원 간의 의사소통을 증진하고, 조직목표와 직무에 대한 이해 증진

⑤ 구성원 간의 관계를 확인하고 격려하여 업무수행을 증진

⑥ 승진과 급여 인상 요건에 해당되는 실력 있는 직원을 확인

⑦ 관리자는 도움이 필요한 직원들을 지도, 상담할 수 있는 근거를 마련

⑧ 조직 내 재능 있는 구성원의 목록을 만들고 업무를 재배치

⑨ 구성원의 훈련 및 성장욕구를 파악

⑩ 불만족한 구성원 파악하여 동기부여 시키기 위함

3) 방법을 기준으로 한 직무수행평가

(1) 도표식 평정방법 : 세계적으로 가장 많이 사용하는 방법

① 한 편에 근무실적, 능력, 태도 등을 나타내는 평정요소를 나열하고 다른 편에는 우열을 나타내는 등급을 어구나 숫자로 표시한다.

② 장점 : 평정이 쉽고 간편하며 상벌에 이용하기에 용이하다.

③ 단점 : 평정요소가 과학적 직무분석에 기초하지 않고 직관이나 선험에 따른 주관적·임의적 판단이므로 인간관계에 의한 영향과 연쇄효과, 집중화·관대화 오차의 발생을 배제할 수 없다.

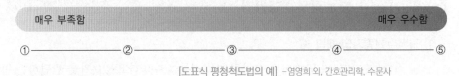

[도표식 평청척도법의 예] –염영희 외, 간호관리학, 수문사

(2) 강제배분법

① 집단적 서열법으로 피평정자들을 우열의 등급에 따라 구분한 뒤 몇 개의 집단으로 분포비율에 따라 배치하도록 강제하는 방법

② 절대평가의 단점인 집중화·관대화 경향을 막기 위하여 사용된다.

③ 평정대상이 많을 때는 평정의 객관성·신뢰성을 보장할 수 있으나, 평정대상이 적거나 특별히 우수한 자 또는 열등한 자들로 구성된 조직에는 부적합하다.

(3) 중요사건기록법

① 중요사건기록법은 조직목적 달성의 성패에 영향이 큰 중요사건을 중점적으로 기록·검토하는 방법으로 평가자가 6개월에서 1년 동안 피평정자의 업무수행과 관련하여 우수하거나 저조했던 성과물을 기록해두었다가 평가에 적용하는 것이다.

② 피평정자와의 상호작용을 촉진하는 데 유용하고, 사실에 초점을 두고 있기 때문에 객관적이며 능력개발과 승진에 관한 중요한 자료를 제공해 준다.

③ 특정 행동의 결과물을 지나치게 강조하여 평균적인 행동이나 전형적인 행동을 무시할 수 있는 위험이 있고 감독자에 의해 평가기준이 일방적으로 설정된다는 것과 평가결과의 피드백이 지연된다는 한계점이 있다.

(4) 에세이 평가법

① 평가자가 부하직원의 직무관련 행동에서 나타나는 강점과 약점을 기술하도록 하는 방법

② 장점 : 평가자가 피평가자의 수행에 대한 긍정적인 면에 초점을 두게 한다는 것

③ 단점 : 평가자 개인의 편견이 반드시 개입됨

(5) 서열법

평정자가 자기 감독하에 있는 직원을 그 업적에 따라 순위를 매겨 평정하는 방법

(6) 체크리스트 평정법

① 어떤 문제에 관한 의견과 태도를 긍정적·적극적·부정적·소극적 등의 평정항목으로 나열하고 각 항목에 등급을 매긴 후 피평정자에게 이를 선택하게 하여 전체 점수를 환산하는 평정방법

② 장점 : 의견이나 태도 조사에 유리하고, 계량적 방법(체크리스트법)을 사용하므로 편견이나 개인적인 감정을 배제할 수 있다.

③ 단점 : 평정요소에 대한 항목을 만들기 힘들고 평정항목이 많을 때 평정자가 곤란을 겪는다.

(7) 행동기준척도법(BARS, 도표식평정척도법+중요사건기록법)

① 평정의 임의성과 주관성을 배제하기 위하여 도표식 평정방법에 중요사건기록법을 가미한 평정방법으로 실제로 관찰될 수 있는 행태를 서술적 문장으로 평정척도를 표시한 도표를 사용한다.

② 직무분석에 기초하여 주요과업분야를 선정하고 이 과업분야별로 바람직한 또는 바람직하지 않은 행태의 유형과 등급을 구분·제시한 뒤 각 등급마다 중요행태를 명확하게 기술하여 점수를 부여하는 방법이다.

③ 장점 : 평정의 임의성과 주관성을 배제할 수 있다.

(8) 목표관리법(MBO)

근무과정이나 태도보다는 결과중심적 평정방법으로 조직단위 또는 조직구성원이 참여과정을 통하여 업무수행목표를 명확하게 체계적으로 설정하고 그 결과를 공동으로 평가·환류시키는 목표관리방식을 근무성적에 활용한 평정방법이다.

4) 평정자를 기준으로 한 직무수행평가

(1) 자기평정법(self rating)

① 평정자가 자신의 근무성적을 스스로 평가하는 방법으로 평정자 스스로 자신을 돌아보고 반성할 수 있는 기회를 제공하며, 업무수행을 개선하기 위한 자극을 준다.

② 개인의 능력개발을 목적으로 하며, 개인의 결함을 파악하고 이를 개선함을 목적으로 한다.

③ 장점 : 직무수행에 대한 체계적 반성의 기회를 제공하고 개인의 결함 확인 및 개선에 효과적이다.

④ 단점 : 객관성 확보에 어려움이 있으며, 자기평정은 상급자 평정보다 관대화 경향이 더 높다.

(2) 동료평정법(peer rating)

① 동료들이 가장 만족스러운 동료 또는 가장 불만스러운 동료의 순으로 순위를 매기는 방법으로 상사보다는 동료들이 잠재력을 더 정확하게 평가할 수 있다는 생각에서 착안된 방법이다.

② 장점 : 자신과 동료의 업무수행에 대한 비판적 사고와 동료관계를 강화할 수 있다. 개인의 전문적 성장과 직무만족을 증가시킬 수 있고, 객관성과 공정성을 기할 수 있다.

③ 단점 : 친분관계로 공정성을 잃기 쉬우며 평가가 주관적으로 치우칠 수 있고, 대인관계 측면을 지나치게 강조하여 잘못하면 인기투표로 전락할 우려가 있다.

(3) 상급자 평정

수간호사가 하급자를 평가하는 것과 같은 수직적 평정으로 피평정자를 직접 관찰할 수 있는 상관인 감독자가 평정하는 방법이며 직속 상관의 관리능력에 따라 부하에 대한 평가의 정확성과 공정성에 많은 차이가 있을 수 있다.

(4) 하급자 평정

① 하급자가 상급자를 평가하는 방법으로 하급자가 상급자의 일상적인 행동과 결정을 가장 정확히 평가할 수 있다는 관점에서 사용하는 방법이다.

② 장점 : 상사의 능력, 지도력, 통솔력을 평가할 수 있고, 상사의 독선을 막을 수 있는 기회가 제공된다.

③ 단점 : 주관적 평가, 치우친 평가가 될 수 있고 하급자가 상급자의 업무관계를 잘 알지 못하여 피상적인 평가로 그칠 수 있다.

5) 직무수행평가의 오류 ★

(1) 후광 효과(헤일로 효과, 연쇄 효과)

① 피평정자의 긍정적 인상에 근거하여 모든 수행 측정에 높은 점수를 주는 경향을 말한다.

② 어느 평정 요소에 대한 평정자의 판단이 다른 평정요소에 영향을 주거나 막연한 일반적 인상이 모든 평정요소에 영향을 주는 것이다.

③ 후광 효과를 방지하기 위한 방법
㉠ 강제배분법, 체크리스트법을 활용한다.
㉡ 여러 명의 평정자가 상호 독립적으로 평정하게 한다.
㉢ 하나의 평정요소에 관하여 피평정자 전원을 평정하고 다음 요소에 관해 전원을 평정하는 방법을 이용한다.

(2) 혼 효과

① 후광 효과의 반대로 평정자가 지나치게 비평적인 성향일 때 피평정자는 실제 능력보다 더 낮게 평가된다.

② 간호관리자가 완벽주의자라면 상대적으로 피평정자들을 낮게 평가할 것이다.

③ 피평정자가 평정자의 의견에 반대하는 사람이라면 그를 낮게 평가함으로써 평정자는 자신의 감정을 해소하려 할 수도 있다.

(3) 관대화 경향

① 평정자가 평정에서 지나치게 관대하여 피평정자는 그의 실적과 상관없이 높은 점수를 받게 되는 것이다.

② 특히 피평정자의 직위가 높을수록 심하게 나타난다.

③ 관대화 경향을 최소화하기 위하여 강제배분법을 활용. 평정요소에 대한 정의의 명확화, 평정자의 평정 전 훈련 등이 요구된다.

(4) 중심화 경향(집중화 경향)

① 극단적인 평가를 기피하는 인간의 심리적 성향으로 인해 발생되는 것이다.

② 아주 높은 평점이나 아주 낮은 평점을 피해 모든 직원들에게 중간범위의 점수를 주는 경향을 말한다.

③ 집중화 경향을 최소화하기 위해서는 강제배분법을 활용하고 피평정자와의 접촉기회 늘리기, 면접기회를 많이 갖는 것이 중요하다.

(5) 근접착오

시간적 오류로 볼 수 있으며 평정자가 평정을 할 때 최근의 실적이나 능력 중심으로 평정하는 데서 발생하는 오류로 최근의 일들이 평정에 영향을 미치는 경우이다.

(6) 규칙적 착오(총체적 착오)

평정자의 평정기준이 일정하지 않아서 관대화, 엄격화 경향이 불규칙하게 나타나는 현상으로 언제나 후한 점수 또는 나쁜 점수를 주는 경향을 말한다.

(7) 선입견에 의한 착오(상동적 착오)

① 사람에 대한 경직된 편견이나 선입견 또는 고정관념에 의한 오차를 뜻하며 성별, 종교, 연령, 출신학교, 출신지 등에 따라 판단하는 경우이다.

② 유형화·정형화·집단화의 착오에 해당하는 것으로 사람에 대한 경직된 편견이나 선입견 또는 고정관념에 의한 오차를 뜻한다.

③ 성별, 종교, 연령, 출신학교, 출신지 등에 따라 선입견을 갖는 것을 말하는데, 안경 쓴 사람은 지적 수준이 높을 것이라고 평정하거나 특정지역이나 특정학교 출신은 당연히 어떠할 것이라고 판단하는 경우 등이 있다.

④ 상동적 오차를 막으려면 개인의 귀속적 요인에 대한 신상정보를 밝히지 않고 블라인드 방식을 취함으로써 선입견을 배제하여야 한다.

(8) 논리적 착오

① 2가지 평정요소 간에 논리적인 상관관계가 있는 경우, 어느 한 요소가 우수하면 다른 요소도 우수하다고 쉽게 판단하는 경향을 말한다.

② 유사한 평정 요소에 대하여는 시간적인 간격을 두며 평정하는 것이 좋다.

(9) 자기확대 효과

① 관리자가 자신의 리더십 유형을 창출하기 위해서 직원평가를 조작하는 것으로 직무수행평가의 가장 심각한 오류에 속한다.

② 관리자에 대한 호의적인 견해를 창출하도록 근로자를 평가하는 것이다.

CHAPTER 04

We Are Nurse

위아너스
간 호 사
국가시험
이 론 편

인적자원의 보상 및 유지관리

UNIT 01　보상관리

1) 보상의 개념 ★★★★

① 보상(compensation)이란 조직구성원과 조직에 대한 공헌도에 상응하는 대가로 제공되는 혜택을 의미한다.
② 보상은 개인의 노력에 대한 대가이기도 하지만 인적자원의 확보, 유지를 위한 투자이기도 하다.
③ 보상의 동기부여의 수단이며 금전적인 것과 비금전적인 것을 포함하는 개념이다.

2) 보상의 종류 ★★★

(1) 내적 보상

① 내적 보상의 형태로는 탄력적 근무시간 제도, 직무재설계를 통한 자율성 및 기능의 다양성 제고, 조직에서의 인정감 부여, 보다 흥미 있는 업무, 보다 많은 책임감 부여, 보다 많은 개인적 성장 기회, 보다 많은 의사결정에의 참여 등이 있다.
② 내적 보상은 외적 보상에 비해 보상으로서의 영향력이 크다. 따라서 내적 보상이 외적 보상보다 동기를 유발시키는 데 더욱 효과적이다.
③ 내적 보상은 성질상 직무의 내용과 관련된 것으로, 일단 직무의 내용에 내적 보상이 담기게 되면 보상을 위한 비용이 지속적으로 들지 않게 된다.

(2) 외적 보상

① 구성원에게 금전적인 보상을 해주는 것으로 임금, 의료지원, 연금보조, 체육시설 제공 등이 있다.
② 외적 보상은 그 자체로 한계가 있다. 즉, 외적 보상이란 한정되어 있으며, 또 구성원들이 일의 만족스러운 성과보다는 임금을 올리는 것과 같은 외적인 요인에만 관심을 가질 우려가 있다.

3) 보상체계의 구성요소 ★★

(1) 기본급

직원의 기본 근무시간에 대해 지급되는 일정 금액이다.

① 연공급 : 간호사의 근속일수, 학력, 면허증, 연령 등을 고려하여 결정되는 보수이며, 일반적으로 근무연수가 많아짐에 따라 임금이 상승한다.

   ㉠ 장점 : 직원의 사기 유지 및 질서확립, 애사의식 고취

   ㉡ 단점 : 능력 있는 젊은 층의 사기 저하, 소극적이고 종속적인 근무태도 야기

② 직무급 : 직무가 지닌 책임성과 난이도 등에 따라 상대적 가치를 분석·평가하여 임금을 결정하는 방법이다. 동일한 직무에는 동일한 임금을 지급한다. ★

   ㉠ 장점 : 인건비 효율 증대, 작업능률 향상, 임금 불만 해소, 노동생산성 향상

   ㉡ 단점 : 직무가치에 대한 객관적 평가가 어렵고 연공 중심의 풍토에서 오는 저항이 심함

③ 직능급 : 연공급과 연령, 자격, 근무연한, 능력, 직무가치 등 직무급의 여러 요소를 종합적으로 고려해서 임금을 결정하는 방법이다.

④ 성과급 : 구성원의 조직에 대한 현실적 공헌도, 즉 달성한 성과의 크기를 기준으로 임금액을 결정하는 임금체계이다. 업적급 또는 능률급이라고도 하며 개인의 성과에 따라 임금액이 달라지는 변동급이다.

⑤ 종합결정급 : 간호사의 생계비, 연령, 자격, 근무연한, 능력, 직무 등의 여러 가지 요소를 종합적으로 고려하여 결정되는 기본급 체계를 말한다.

(2) 수당(부가급)

기본급의 미비함을 보완하려는 것으로서 직무내용, 근무환경, 생활조건 등의 특수성을 고려해서 지급되는 것이다.

① 정상근무 수당

   ㉠ 직책 수당 : 직무와 관계되는 직무수행상의 난이도와 책임감 등을 고려하여 지급하는 수당으로, 책임 수당, 직무 수당, 관리직 수당과 같은 형태로 지급되는 수당이 모두 직책 수당에 해당한다.

   ㉡ 특수작업 수당 : 표준적인 작업환경보다도 열악한 작업환경에서 근무하는 구성원을 위하여 설정된 수당이다.

   ㉢ 특수근무 수당 : 주로 야간에 업무를 담당하는 구성원에게 지급되는 것으로, 업무의 내용상 초과근무 수당이나 교대근무 수당으로 반영하기 곤란한 경우에 설정된다.

   ㉣ 기능 수당 : 조직의 구성원들이 가진 특별한 자격이나 면허에 지급하는 수당을 말한다.

② 특별근무 수당

특별근무 수당은 정상적인 근무시간 외에 업무를 수행할 때 지급되는 것으로, 기준 외 임금으로 분류되며 상여금이나 퇴직금의 산정기준에는 포함되지 않는다. 대표적인 것으로는 다음과 같은 수당들이 있다.

ⓐ 초과근무 수당 : 잔업 수당, 시간 외 수당, 휴일근무 수당, 심야 수당 등으로도 불리며, 정상적인 근무시간 외에 업무를 수행하는 경우에 지급된다. 우리나라 「근로기준법」에서는 초과근무 수당에 대해서는 통상임금의 150% 이상을 지급하도록 규정되어 있다.

ⓑ 교대근무 수당 : 병원에 근무하는 간호사들과 같이 업무의 특성상 통상적인 근무체제와 달리 교대로 근무하는 경우에 지급되는 수당이다. 이 수당은 주간 근무자보다 야간 근무자가 심신의 피로감이나 가정생활의 불편이 더 크다는 점을 감안하여 제공한다.

(3) 상여수당(보너스)

① 본래는 업무의 초과달성 시나 근로의욕을 고무할 때 자극제의 일환으로 조직의 성과 향상에 기여한 구성원들에게 성과의 일부를 분배하는 데 목적이 있다. 명절이나 결산기 등에 조직의 업적이나 구성원의 근무성적, 생활사정 등에 따라 상여, 보너스, 하계 수당, 생활 보조금 등의 명칭으로 지급되는 임금을 총칭한다.

② 우리나라는 상여금의 산정기준 자체가 조직마다 상이하고 인사고과나 경영성과와는 무관하게 상여금이 지급됨으로써 결과적으로 상여금이 갖는 동기부여적 측면을 상실하였다.

(4) 복리후생

① 구성원의 생활 안정과 삶의 질 향상을 위해 지급되는 임금 외의 각종 혜택을 말한다.

② 건강보험 감면, 연금보험 혜택, 기숙사 및 직원 주택 제공, 주택 구입 및 임차금 지원, 자녀 및 본인 학자금 지원, 출퇴근 버스 제공, 휴가비 및 콘도미니엄 이용 등이 있다.

UNIT 02   유지관리

1) 직원훈육의 개념

(1) 직원훈육의 정의 ★

① 직원훈육이란 직원에게 벌을 주는 것이 아니라 직원 자신이 스스로 행위를 적절히 조절함으로써 직원의 행위가 교정되도록 동기부여를 하는 것을 말한다.

② 직원이 조직의 규칙이나 규정을 준수하게 교육하고 이를 위반하지 않게 통제하며 징계하는 인적자원관리의 한 형태이다.

(2) 직원 훈육의 원칙 ★★★

① 최선을 다할 것을 예상하는 긍정적인 자세

② 구성원들과 규칙과 규정에 대해 의사소통하여 충분히 이해하도록 한 뒤 적용

③ 신속하고 주의 깊게 비공개적으로 사실을 조사하여 자료를 수집

④ 훈육행위에 앞서 훈육의 규칙과 규정을 명확히 설정

⑤ 직원의 상황을 고려하여 공개적보다는 프라이버시를 지켜주며 훈육

⑥ 사람이 아닌 문제가 된 행위에 초점을 맞춤

⑦ 훈육 후 행동변화의 여부를 확인

⑧ 규칙과 규정을 일관성 있게 적용

⑨ 상황이나 능력에 따라 유연성 있게 대처

(3) 직원훈육의 과정

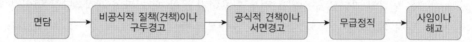

① 면담 : 공식적인 행동 규범을 상기시키고 이를 위반했음을 주지하며 행동을 개선하도록 충고한다.

② 비공식적 질책(견책)이나 구두경고 : 처음에 저지른 사소한 잘못에 대해서는 친절하게 위반사항에 대해 이해를 증진한다. 바람직하지 못한 행동의 재발은 해고를 포함한 과중한 징계조치를 받을 수 있다는 내용을 포함하는 확고한 통보이어야 한다.

③ 공식적 견책이나 서면경고 : 구두경고로 직원의 행동이 수정되지 않고 위반행동이 계속 반복될 경우에 실시한다.

④ 무급정직 : 상담과 견책에도 바람직하지 못한 행동이 계속 된다면,직원에게 일정 기간 정직처분을 내린다.

⑤ 사임이나 해고 : 기회를 부여해도 개선되지 않거나 또는 중대한 과실이나 치명적인 과오를 저질렀을 경우 해고가 불가피하다.

(4) 직원훈육 과정에서 과오를 줄이는 방법

① 신속하게 훈육조치를 실행하되, 훈육조치를 취하기 전에 위반행동을 철저히 조사한다.

② 위반행동이 너무 심각하여 간호단위 내의 환자 안전을 위협한다면, 조사기간 동안 정직(停職)시킨다.

③ 일관성과 공정성, 형평성을 유지한다.

④ 훈육은 직원의 자아에 영향을 주기 때문에 비공개적으로 논의하는 것이 좋고, 비밀을 보장해줌으로써 반발 가능성을 줄이고 화합의 기회를 줄 수 있다.

⑤ 위반사항이 무엇인지 명확하게 알려주고 적절한 수정행위를 구체화한다.

⑥ 감독자가 화가 난 상태에서는 훈육이 자칫 나쁜 방향으로 갈 수 있으므로 화가 날 때 훈육하지 않는다.

⑦ 가장 먼저 문제행위의 원인을 규명한 후 관련 기관의 정책을 조사함으로써 잘못된 정책이 문제를 유도하고 있지 않은지 확인한다.

⑧ 반복적인 코칭으로 문제가 해결되지 못할 때 규칙이나 벌칙을 개발해 낸다.

UNIT 03 　이직관리

1) 이직의 개념

(1) 자발적 이직

직원 스스로 자의에 의해서 직장을 떠나는 사직으로 좌절감, 결혼, 임신 출산, 질병, 가족의 이주(이민) 등이 있다.

(2) 비자발적 이직

고용기간 만료, 정년 퇴직, 기관 사정으로 인한 퇴직, 과오에 의한 징계로서의 해직, 또는 인력의 과다로 구성원을 전부 활용하지 못할 때 기관의 재정부담을 줄이기 위하여 일시 해고하는 경우와 사망, 불구, 군대복무 등이 있다.

2) 이직이 조직에 미치는 영향 ★

① 병원조직의 비용부담 증가
② 동료직원의 이직으로 남아 있는 직원의 사기 저하
③ 구성원 간의 지지적인 분위기 저하로 인한 팀의 기능 저하
④ 간호관리자의 관리능력 저하
⑤ 훈련된 인력의 감소로 인한 간호의 질 저하

3) 이직률 감소시키기 위한 전략

① 간호관리자가 조직의 정책 및 활동 등을 가능하면 부하직원이 좋아하는 방향으로 유도하여 직무만족을 증대시킨다.
② 간호관리자로서의 일방적인 의사소통이나 비판을 삼간다.
③ 간호관리자는 직접적·간접적 면담기술에 능숙하여 사직자가 편안하고 자유롭게 감정을 표현하게 격려해야 한다.
④ 이직률이 높은 어리고 미숙한 간호사에게 특히 관심을 갖고 지지와 격려를 한다.
⑤ 선발·배치에서 직원의 적성을 고려하여 능력을 발휘할 수 있게 한다.
⑥ 연령, 경력, 학력, 연수 등 공통적인 특징을 발견하여 배치한다.
⑦ 관리자의 지도력을 증진시킴으로써 공정한 감독 및 승진관리가 이루어지게 한다.
⑧ 개인적 불만이나 고민을 해결하기 위하여 고충처리기구나 인사상담제도를 운영한다.
⑨ 정년 후 프로그램을 활성화한다.
⑩ 간호사들의 임상적 의사결정이 촉진되도록 지원한다.
⑪ 간호사 평가제도를 개선하여 동료평가를 도입한다.

UNIT 04 　협상 ★★★★★★★★★★

1) 협상의 개념

① 갈등과정에 있는 둘 이상의 당사자 간에 상호작용을 통하여 자신이 원하는 무엇인가를 얻어내는 과정이다.

② 한쪽에서 제안하고 다른 한쪽에서 다른 제안을 하여 상호양보를 통한 합의점에 도달하는 방법이다.

2) 협상의 원칙 ★★★★★★★

① 개인이나 개인의 행동보다는 <u>문제에 초점을 둔다.</u>
② 관계를 형성하고 커뮤니케이션을 유지한다.
③ <u>신뢰를 형성한다.</u>
④ 관심사를 탐색하고 정보를 수집한다.
⑤ 창의적인 대안을 탐색하기 위해 열린 마음을 유지한다.
⑥ <u>자신의 입장을 확고히 하기보다는 이슈에 초점을 맞춘다.</u>
⑦ <u>사실과 객관적인 표준을 사용하여 해결책을 구체화한다.</u>
⑧ 자신의 가치와 동기를 인식하고 <u>상대방의 관점을 이해하기 위해 노력</u>한다.
⑨ 비용 측면에서 대안에 대한 상호이익을 강조한다.

3) 협상의 특징

① 협상에 이르기 위해서 가장 중요한 요소는 협상 당사자들의 기본자세라고 할 수 있다.
② 협상은 중재나 소송과 같은 갈등해결 방법으로 협상 당사자들 양측에서 이익이 되는 방향으로 타결 가능하다.
③ 협상대상자들이 서로를 믿지 못하거나, 가치관이 다를 경우, 또한 협상 대상자 간의 권력이 심한 불균형 상태이거나, 협상사안이 긴급한 것이 아닐 경우에는 합의에 이르는 시간이 다소 걸린다.

4) 전문직 간호발전을 위한 협상의 중요성

① 여러 직종의 전문가가 협조를 통해 각자의 역할 수행
② 계층을 달리하는 보조직종의 증가로 인한 수행업무의 복잡성
③ 각자의 직업적 한계를 인식하고 상대방을 이해, 협조하는 태도의 중요성
④ 현대간호의 특징인 전인간호가 팀워크를 통한 집단적 조정 요구

5) 협상의 목표와 전략

(1) 협상의 결과에 다른 측이 만족감을 느끼도록 하는 것, 즉 win-win 상황을 만드는데 초점을 두어야 함

(2) 협상의 전략

① win-win 전략
  ㉠ 목표에 초점, 개인보다는 문제에 초점을 둠
  ㉡ 합의와 의사결정의 통합적인 접근 강조
  ㉢ 갈등의 유익한 면을 강조하여 이기적인 행동자제
② win-lose
  ㉠ 개인에 초점
  ㉡ 권한이나 물리적 힘의 사용, 다수결의 원칙 강조와 소수의견 무시

③ lose-lose
　㉠ 개인에 초점
　㉡ 타협이나 뇌물 사용, 제 3자에 의한 중재, 일반적 규칙 사용

[참고] 협상의 전략

전략유형	중점	특징
Win- Win 전략	개인 〈 문제	통합적 접근, 이기적 행동자제
Win- Lose전략	개인 〉 문제	권한 힘 사용, 누르기
Lose Lose전략	개인초점	타협이나 뇌물 사용 제3자에 의한 중재

6) 협상의 유형 ★

(1) 분배적 협상(distributive negotiation)

① 분배적 협상이란 협상의 결과가 어느 한 당사자에게 이익이 될 경우 다른 당사자에게는 그만큼 손해가 된다는 제로섬(zero-sum)의 가정에 기초를 두고 있다.

② 고정된 자원의 분배에 대한 협상으로 가장 보편적인 협상 유형이다.

③ 분배적 협상은 협상주제가 하나이고, 어느 한 집단의 이익이 다른 한 집단의 손해로 이어지는 협상 상황일 경우에 선택하는 것이 효과적이다.

④ 일반적으로 협상 당사자들의 관계가 단기적일 때 이 협상전략을 선택한다.

(2) 통합적 협상(integrative negotiation)

① 통합적 협상이란 협상 당사자 간에 나누어 가질 자원의 크기가 변동 가능하다고 가정하고 당사자들의 이해를 조화시킴으로써 더 큰 공동이익을 도출하려는 협상 전략이다.

② 상호이익이 되는 협상을 추구하며 어느 한 협상 당사자의 이득이 반드시 다른 협상 당사자의 손해가 되는 것은 아니며 이득이 될 수 있을 때 효과적이다.

③ 통합적 협상 전략은 장기적인 관계를 이어가야 하거나 갈등 당사자 집단 간의 협상 이슈가 여러 개이고 양 당사자가 갖는 우선순위가 서로 다른 경우에 효과적이다.

④ 'I win-you win' 또는 상호이익 협상을 추구한다.

⑤ 특정 이슈에 대해 협상 당사자들은 공동 또는 보완적인 이해관계가 있을 때 이것을 양 당사자 간에 어떻게 가장 잘 해결할지를 결정하는 데 도움을 준다.

⑥ 통합적 협상전략은 협상 당사자 양측의 이해관계를 충족하는 방향에서 합의를 도출하므로 협상 당사자와의 관계가 장기적일 때 유용하다.

단원별 문제

01 다음 중 내부모집의 특성에 대한 설명으로 옳지 않은 것은?

① 조직 내 구성원의 사기가 높아질 수 있다.
② 조직 내 파벌이 조성될 수 있다.
③ 새로운 직위에 대하여 구성원의 적응이 쉬운 편이다.
④ 인력개발 비용을 줄일 수 있다.
⑤ 홍보비 등의 비용이 절감된다.

> **해설** ④는 외부모집의 장점에 해당한다.
> 내부 모집은 간호조직 안에서 특정한 직무를 수행할 적임자를 찾아내는 것이다.

장점	단점
• 직원의 사기와 응집력이 향상됨 • 고과기록을 참고하여 적합한 직원을 적재적소에 배치하는 것이 가능 • 직원의 능력개발 강화 • 간편하고 홍보비 등의 비용이 절감됨 • 해당 직위에 적절한 사람 배치 가능	• 모집범위 제한으로 유능한 인재의 영입에 한계로 인해 조직발전의 장애를 초래 • 동창, 친족관계, 동향관 등으로 파벌 조성이 가능 • 급속한 성장기에 다수 인원 채용 시 인력공급 불충분으로 공급부족 현상이 발생할 수 있음 • 창의성이 결여

02 인력수요 예측방법 중 산업공학적 산정방법(management engineering approach)에 대한 설명으로 옳은 것은?

① 관리자의 경험을 근거로 주관적으로 간호요원의 종류와 수를 결정하는 방법이다.
② 돌보아야 할 환자유형, 병상수용능력 등의 정보를 분석하여 인력을 결정한다.
③ 모든 간호활동을 분석하고 각각의 활동에 소요된 간호시간을 측정하여 간호업무의 흐름을 분석하고 각 업무에 필요한 간호인력을 산정하는 방법이다.
④ 간호요구에 따라 환자를 분류한 후 각 분류군에 따라 필요한 시간을 산출하여 총 간호업무량에 따라 간호사를 배치하는 방법이다.
⑤ 간호해야 할 환자의 유형에 따라 간호표준을 기술하고 그 표준에 따라 정해진 업무수행 빈도와 난이도를 기초로 해서 간호사 대 환자의 비율을 결정한다.

①는 서술적 방법, ②, ④, ⑤는 관리공학적 방법에 대한 내용이다.

산업공학적 방법은 간호업무를 통하여 인력의 수를 결정하는 방법으로 모든 간호활동을 분석하고 각각의 활동에 소요된 간호시간을 측정하여 필요한 간호인력을 산정하는 방법이다.

산업공학적 산정방법은 생산성 향상을 위해 시간-동작 분석과 같은 기술을 이용하며, (환자당 간호시간×환자 수=총 간호시간)을 구한 후 근무시간을 나누어주어, 필요한 간호사 수를 구할 수 있다. 이 방법은 양적인 접근방식으로 수행된 간호의 질은 포함하고 있지 않아서 전문적 간호의 복잡한 특성이 제한을 받는다.

03 A병원의 간호부에서는 최근 직원들의 투약 오류를 막기 위하여 간호부 차원에서 투약 교육을 실시하였다. 이런 투약교육 프로그램은 어떤 유형에 해당하는가?

① 유도훈련　　　　　　　　② 실무교육
③ 프리셉터십 교육　　　　　④ 직무오리엔테이션
⑤ 계속교육

직원들의 투약오류를 막기 위한 교육은 교육 후 바로 실무에 적용되는 것으로 간호부 차원의 투약교육 프로그램은 실무교육이다.

① 유도훈련은 취업 후 2~3일 동안 조직에 전반적인 사항을 소개하는 것이다.
③ 프리셉터십 교육은 일을 하는 과정에서 직무에 관한 구체적인 지식과 기술을 습득하게 하는 방식이다.
④ 직무오리엔테이션은 유도훈련이 끝난 후 신규 직원이 해야 할 특정업무에 대해 교육하는 것이다.
⑤ 계속교육은 보수교육을 의미하는 것으로 전문직 자격을 취득한 후에 임상실무를 강화하기 위한 목적으로 지식·기술 및 태도를 향상시키기 위해 계획하여 제공하는 학습활동을 말한다.

04 수간호사가 일반간호사에 대해 '부족하다'는 부정적인 인상에 기초하여 점수를 낮게 줌으로써 피고과자가 실제 능력보다 낮게 평가되는 인사고과상의 오류는?

① 혼효과　　　　　　　　　② 후광효과
③ 선입견 오류　　　　　　　④ 근접오류
⑤ 논리적 오류

수간호사가 일반간호사에 대해 "부족하다"는 부정적인 인상을 언제나 갖는다면 이것은 고과자(관리자)의 기준이 너무 높아 언제나 피고과자(구성원)를 낮게 평가하는 인사고과상의 오류인 혼효과로 볼 수 있다.

② 후광효과 : 피평정자의 긍정적 인상에 근거하여 모든 수행 측정에 높은 점수를 주는 경향을 말한다.
③ 선입견 오류 : 사람에 대한 경직된 편견이나 선입견 또는 고정관념에 의한 오차를 뜻하며 성별, 종교, 연령, 출신, 학교, 출신지 등에 따라 판단하는 경우이다.
④ 근접오류 : 시간적 오류로 볼 수 있으며 평정자가 평정을 할 때 최근의 실적이나 능력 중심으로 평정하는데서 발생하는 오류로, 최근의 일들이 평정에 영향을 미치는 경우이다.
⑤ 논리적 오류 : 2가지 평정요소 간에 논리적인 상관관계가 있는 경우, 어느 한 요소가 우수하면 다른 요소도 우수하다고 쉽게 판단하는 경향을 말한다.

05 현대적 인사평가, 즉 인사고과의 특징에 대한 설명 중 옳지 않은 것은?

① 업적중심고과
② 승급, 상여 등 목적별 고과
③ 피고과자의 참여에 의한 고과
④ 구체적 기준에 의한 고과
⑤ 능력, 적성, 의욕의 고과

해설 [전통적 인사고과와 현대적 인사고과의 비교]
전통적으로 직무수행평가는 주로 인적자원관리의 상벌 결정과 적재적소의 배치를 목적으로 수행되어 왔고, 현대에 와서 직무수행평가를 성과피드백과 목표설정, 인력개발과 계획목적에 비중을 두고 인적자원 자료베이스와 인적자원관리의 연구조사 자료로서 그 중요성이 점차 커지고 있다.

전통적 인사고과	현대적 인사고과
• 업적중심의 고과 • 임금·승진관리를 위한 고과 • 포괄적·획일적 고과 • 평가자 중심의 고과 • 추상적 기준에 의한 고과	• 능력·적성·의욕(태도)의 고과 • 능력개발·육성을 위한 고과 • 승급·상여 등 목적별 고과 • 피고과자의 참여에 의한 고과 • 구체적 기준에 의한 고과

06 간호인력관리에 대한 설명이다. 옳지 않은 것은?

① 인력관리는 직무관리, 확보관리, 개발관리, 유지관리 네가지 과정을 포함한다.
② 직무관리는 직무설계, 직무분석, 직무평가와 관련된 활동이다.
③ 개발관리란 간호인력의 예측 및 계획, 모집 및 선발, 배치등과 관련된 활동이다.
④ 유지관리란 보상관리, 직원훈육, 결근 및 이직관리, 노사관계관리와 협상과 관련된 활동이 포함된다.
⑤ 보건의료조직은 노동집약적이므로 인력관리가 가장 중요하다.

해설 ③은 인적자원 과정 중에서 확보관리에 대한 내용이다.
[인적자원관리 과정]

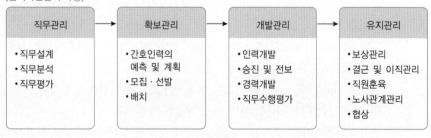

07 직원 훈육의 효과를 높이기 위한 원칙으로 옳은 것은?

① 직원의 문제행동보다는 사람 자체에 초점을 둔다.
② 훈육규칙은 일관성 있게 적용하되, 개인의 상황에 따라 융통성 있게 대처한다.
③ 훈육은 충분한 시간을 갖고 천천히 처리한다.
④ 훈육은 공개적으로 시행하여 재발을 예방한다.
⑤ 직원 훈육은 직원에게 벌을 주어 행동을 수정하도록 하는 것이다.

> **해설** 훈육은 사람 사체가 아닌 문세행동에 초점을 맞추어야 한다. 이렇게 올바른 훈육을 하기 위해서는 훈육자가 자신의 감정을 누그러뜨릴 시간적 여유가 필요한 것은 맞으나 천천히 문제를 처리하게 되면 대상이 되는 직원이 자신의 문제행동과 잘못된 점에 대해 망각해 버릴 수가 있으므로 적당한 시간을 갖는 것이 중요하다. 또한 개인의 프라이버시를 위해 훈육 초기에는 비공개적으로 진행하고 같은 문제가 반복되었을 때 공개적으로 훈육하도록 한다.

08 간호사에게 자기표현 기법이 요구되는 이유에 대한 설명이다. 옳지 않은 것은?

① 간호업무에 필요한 의사소통과 인간관계 개선에 필요한 요소이다.
② 간호진단을 내리는 데 필요하다.
③ 전문직으로 간호행위에 책임지는 태도를 활성화시키기 위해서이다.
④ 간호사 자신의 태도와 기대를 상대방에게 분명하게 전달하기 위함이다.
⑤ 능동적, 생산적 대인관계 형성에 필요한 요소이다.

> **해설** ② 의사와 간호사, 간호사와 환자, 보호자 또는 간호사 간의 인간적 관계에서 필요한 자기주장에 사용되는 자기표현 기법과 환자의 임상적 질환에 초점이 맞춰지는 간호진단과는 별개의 내용이다.

09 조직에서 시행되는 교육훈련 프로그램에 대한 설명으로 옳지 않은 것은?

① 프리셉터십(preceptorship)는 숙련된 간호사가 학습자와의 1:1 상호작용을 통해 간호 실무 능력을 지도, 감독, 평가하는 것이다.
② 유도 훈련(induction training)은 신규간호사가 특정 간호 단위의 업무를 습득하는데 목적을 둔다.
③ 인턴십(internship)은 졸업예정자들이 졸업 후 임상에서 간호사로서 독립적인 역할을 담당하도록 도움을 준다.
④ 멘토(mentor)제도는 경험이 많은 연장자가 조직의 후진들에게 역할 모델(role model)이 되고 경력계획, 심리적 지원 등을 제공하는 것이다.
⑤ 직무오리엔테이션(job orientation)은 유도훈련이 끝난 후 신규 직원이 해야 할 특정 업무에 대해 교육하는 것이다.

해설 ② 유도훈련은 신규입사자의 조직 적응을 돕고자 전반적인 정책과 규정, 절차 등에 대해 교육하는 것이고, 유도훈련이 끝난 후 이어서 이루어지는 직무오리엔테이션에서 특정 부서의 업무를 습득하는 교육을 진행하게 된다.

10 이직이 간호조직에 미치는 영향으로 옳지 않은 것은?

① 간호의 질이 낮아져서 직원의 사기가 저하된다.
② 간호관리 능력과 간호 구성원 팀 기능이 저하된다.
③ 경력이 낮아져서 인건비가 절감된다.
④ 신규직원의 업무 미숙으로 경제적 손실이 있다.
⑤ 훈련된 인력의 감소로 인한 간호의 질 저하

해설 경력자의 잦은 이직으로 신규 간호사의 채용이 늘어나게 되는 경우, 신규간호사가 능숙하게 간호행위를 할 수 있을 때까지 교육을 시키는 과정에서 비용과 시간이 들게 됨으로 인건비가 증감된다.

11 의료법상 연평균 1일 입원환자 대 간호사 수는?

① 2 : 1
② 2.5 : 1
③ 5 : 1
④ 6 : 1
⑤ 3 : 1

해설 의료법에 명시되어 있는 입원환자 대 간호사의 수는 2.5 : 1명이다. 입원환자를 5명으로 보았을 때 2명의 간호사가 평균 배치되어야 한다.
입원환자 : 간호사 = 5 : 2
외래환자 : 간호사 = 30 : 1

12 간호업무의 빈도와 시간을 산정하여 간호인력을 산정하는 방법은?

① 서술적 방법
② 산업공학적 방법
③ 관리공학적 방법
④ 요인평가적 방법
⑤ 점수평가 방법

해설 ① 서술적 방법은 한국이 채택하고 있으며, 간호제공자의 경험을 근거로 환자의 유형을 확인하여 간호표준을 설정하고 주관적으로 간호요원의 수와 종류를 결정하는 방법이다.
③ 관리공학적 방법은 환자의 유형에 따라 표준을 정하고, 업무수행 빈도와 난이도 및 중요성을 근거로 간호인력의 수를 결정하는 것이다.
빈도라는 단어만 보고 관리공학적 방법을 선택하는 오류를 범해서는 안된다. 관리공학적 방법은 빈도와 난이도 및 중요성에 근거를 두는 것이고 산업공학적 방법은 업무수행의 빈도와 간호수행에 소요된 시간에 근거를 두고 간호인력을 산정하는 것이다.

보상에 관한 설명으로 옳지 않은 것은?

① 외적 보상은 구성원에게 금전적인 보상을 해주는 것으로서 임금, 의료지원, 연금보조, 체육시설 제공 등을 말한다.

② 능력별 보상을 하면 간호사에게 동기부여가 됨으로써 조직의 활성화에 기여하고 사기 양양을 유도하게 되고, 감독의 필요성이 줄어들며, 과감한 인재기용이 용이하다.

③ 외적 보상이 내적 보상보다 동기를 유발시키는데 보다 더 효과적이다.

④ 성과급은 간호사의 조직에 대한 현실적 공헌도를 기준으로 임금이 결정되므로 개인의 성과에 따라 임금액이 달라지는 변동급이다.

⑤ 내적보상은 직무재설계, 자율성 및 기능의 다양성 제고 등이 해당된다.

> **해설** 외적인 보상보다 탄력적 근무시간 제도, 직무재설계를 통한 자율성 및 기능의 다양성 제고, 조직에서의 인정감 부여, 보다 흥미있는 업무 등의 내적인 보상이 동기를 유발시키는데 보다 더 효과적이다.

14 **A병원에 간호대학생이 실습을 왔는데, 임상실습지도자가 학생의 얼굴이 예뻐서 점수를 A+를 주었다. 이것은 어떤 오류인가?**

① 상동적 착오   ② 후광효과
③ 근접착오   ④ 자기확대 효과
⑤ 혼효과

> **해설** ② 후광효과는 어느 평정 요소에 대한 평정자의 판단이 다른 평정요소에 영향을 주거나 막연한 일반적 인상이 모든 평정요소에 영향을 주는 것이다.
> ① 상동적 착오는 사람에 대한 경직된 편견이나 선입견 또는 고정관념에 의한 오차를 뜻하며 성별, 종교, 연령, 출신학교, 출신지 등에 따라 판단하는 경우를 의미한다.
> ③ 근접착오는 시간적 오류로 볼 수 있으며 평정자가 평정을 할 때 최근의 실적이나 능력 중심으로 평정하는 데서 발생하는 오류로, 최근의 일들이 평정에 영향을 미치는 경우이다.
> ④ 자기확대 효과는 관리자가 자신의 리더십 유형을 창출하기 위해서 직원평가를 조작하는 것으로 직무수행평가의 가장 심각한 오류에 속한다.
> ⑤ 혼효과는 평정자의 기준이 높아 상대적으로 피평정자를 낮게 평가하는 오류이다.

15 **상급자의 점수가 한곳에 집중되어 있을 때 대체방법은?**

① 중요사건기록법   ② 강제분할법
③ 도표식평정법   ④ 체크리스트법
⑤ 서술법

> **해설** 강제배분법은 관대화의 오류, 후광효과, 규칙적 오류 등으로 상급자의 점수가 한 곳으로 집중되는 것을 방지하기에 가장 적합한 방법이다.

16 다음 중 환자분류체계 중 원형분류체계로 옳지 않은 것은?

① 환자의 특성에 따라 분류
② 투약과 처치 외의 치료적 요소
③ 3~4개 군으로 나누어 각 범주별로 간호요구량은 광범위하게 기술
④ 직접 간호요구의 대표적 지표설정
⑤ 원형분류체계는 환자의 전형적인 특성에 따라 주관적으로 분류

> **해설** ④ 직접 간호요구의 대표적 지표설정은 요인평가방법의 분류기준에 해당한다.
> 원형평가체계는 주관적인 것으로서 전형적인 특성을 나타내는 환자를 기준으로 간호의 범주를 분류하여
> 작성하며, 비슷한 특징을 나타내는 환자는 같은 범주에 속하게 하는 방법으로 환자를 3~4군으로 나누어
> 범주별로 간호요구량을 광범위하게 기술함으로써 각 범주를 대표하는 환자의 특성을 평가하는 것이다.

17 일정 기간 근무표에 의해 되풀이되므로 안정되어 미리 계획할 수 있으나 근무표가 작성되면 개인적 사정이 통하지 않아 융통성이 없는 근무표는?

① 주기적 근무표 　　　　　② 순환번표
③ 고정근무표 　　　　　　④ 집권적 근무표
⑤ 선택근무표

> **해설** ① 주기적 근무표는 일정 기간(4.6.7주 또는 12주)을 짜여지며, 근무표에 의해서 일정한 주기가 되풀이
> 된다.
> ② 순환번표는 가장 보편적으로 사용되는 근무표로 3교대로 순환되는 번표를 의미한다.
> ③ 고정근무표는 데이. 이브. 나이트 중에서 한 가지 근무만 계속 하는 것이다. 간호사가 개인의 생활에
> 가장 알맞은 근무번을 택하여 근무함으로써 자신이 원하는 사회적 활동에 참여할 수 있다.
> ④ 집권적 근무표는 중앙집권화된 번표로 인력관리 조절을 중앙집권화한 것이다. 중앙 간호부서의 인력
> 관리자가 근무일정표를 작성하여 직원들이 평형을 이루며 각 간호단위에 배치되게 한다.

간길 간호사 국가시험대비
간 호 관 리 학

지휘

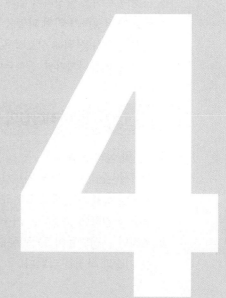

PART

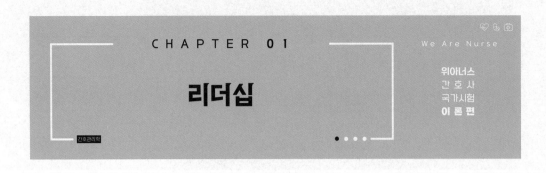

CHAPTER 01

We Are Nurse

위아너스
간 호 사
국가시험
이 론 편

간호관리학

리더십

UNIT 01 지휘의 이해 ★

1. 지휘의 개념 ★
① 지휘는 "일정한 목적을 더욱 효과적으로 실현하기 위하여 집단행동의 전체를 통솔하는 것"을 말한다.
② 간호관리의 과정에서 간호관리자가 수행하는 기능 중 지휘는 간호부서의 목표를 달성하기 위해 활동을 수행하게 간호직원들에게 동기를 부여하고 지도하는 관리기능이다.
③ 조직의 목표 달성을 위하여 리더가 구성원들에게 동기를 부여하고 이끌어나가는 것으로 생산성 향상을 위해 상호작용하는 것이 지휘이다.

2. 지휘의 특징
① 업무를 구체적으로 지시하고 방향을 제시하는 기능이다.
② 조직의 목적을 달성하기 위해 지도하고 조정하는 관리활동이다.
③ 목표를 달성하기 위해 과업을 적극적으로 수행하도록 이끄는 관리기능이다.
④ 생산성 향상을 위해 상호작용으로 조직을 이끌어 갈 수 있는 기능이다.
⑤ 리더십, 커뮤니케이션, 동기부여 기능이 포함된다.

UNIT 02 리더십의 개념

1. 리더십의 정의 ★★
① 리더십(leadership)은 지도성을 의미한다.
② 조직의 목표를 달성하기 위하여 조직 내 개인 및 집단의 의욕을 고무하고 능동적으로 활동을 촉진하여 조정하는 기술과 영향력이다.
③ 조직의 구성원들이 공동목표를 달성하려는 방향으로 기꺼이 따라오게 영향력을 행사하는 기술과 과정을 말한다.

④ 리더십은 리더와 구성원 및 환경적 변수 간의 관계에서 알맞게 발휘되어야 하며 조직의 목적과 밀접한 관계가 있다.

⑤ 리더십은 공식적 직위에서 나오는 권력과는 다르며 구성원(추종자)에게 획일적으로 행동을 강요하는 것이 아니라 상호작용 과정에서 발휘되기 때문에 비공식적으로도 나타날 수 있다.

2. 관리자와 리더의 특성 비교 ★★★★

관리자	리더
• 공식적 조직 내의 직위를 갖는다. • 지위에 수반되는 권한에 기초한 합법적 권력을 갖는다. • 특정 기능, 의무, 책임을 수반한다. • 조직의 목적을 달성하기 위해 인간, 환경, 돈, 시간, 다른 자원들을 다루게 된다. • 지도자보다 합리성과 통제를 위한 더 큰 공적 책임을 지닌다. • 자발적 추종자뿐 아니라 비자발적 추종자도 지휘한다. • 통제위주, 단기적, 수직적 • 일을 옳게 함	• 리더는 혁신과 창조를 주도한다. • 위임된 권한은 없지만 영향력(power)과 같은 다른 의미의 권력을 지닌다. • 관리자보다 더 폭넓고 다양한 역할을 지닌다. • 공식 조직의 부분이 아닐 수도 있다. • 그룹과정, 정보수집, 피드백, 힘 부여하기 등에 초점을 둔다. • 대인간에 초점을 두고 인간관계를 강조한다. • 자발적 추종자를 지휘한다. • 추구하는 목적에 조직의 목적이 반영될 수도 있고 반영되지 않을 수도 있다. • 미래의 전망을 내다보고 변화와 쇄신을 추구한다. • 신뢰에 기초를 두며 장기적 안목. 수평적 • 옳은 일을 함

3. 간호관리의 지도활동

지도성은 지시, 감독, 조정의 3가지 활동으로 구성되어 있다.

• 조정 : 직원들의 업무를 협동시키고 조화를 이루도록 상담하고 조언한다.

• 감독 : 직원들의 업무를 관찰하고 평가하여 인정하거나 시정한다.

• 지시 : 직원들에게 업무를 구체적으로 지시하고 방향을 제시하며 인도해주는 활동으로 구두지시, 서면지시, 명령 등이 이에 속한다.

리더십 이론

1. 리더십 연구의 흐름

연구유형	특성론적 접근	행동론적 접근	상황적응론적 접근
연대	1940년대	1950~60년대	1970년대
가정	효과적인 리더는 그렇지 못한 리더와는 다른 일련의 특성을 지니고 있다.	리더 행동의 어떤 유형 또는 조합이 모든 상황에서 가장 효과적이다.	모든 상황에 적합한 유일한 리더십 유형은 없다.
연구의 초점	효과적인 리더의 특성 탐색과 비리더와의 차별화	효과적인 리더가 가지고 있는 행동 유형의 탐색	리더십 유형과 상황과의 관계기술
분석 수준	개인	집단	조직
접근방법	리더는 어떤 특성을 지닌 사람인가?	리더는 부하에 대해 어떻게 행동하는가?	상황에 따라 리더십 유형은 어떻게 달라지는가?

2. 특성이론(Trait Theory)

1) 특성이론의 개념

① 리더는 특정 자질을 지니고 있으며 상황이나 환경에 관계없이 항상 리더가 될 수 있다고 생각하는 이론이다.

② 성공적인 리더들이 갖고 있는 일련의 공통적인 특성을 규명하여 지도자가 갖추어야 할 자격이나 능력, 속성에 연구의 초점을 맞추고 있는 접근방법이다.

③ 추종자들에게 존경과 신뢰를 받을 수 있는 우수성이 리더의 결정요인이라고 본다.

④ 초창기에는 리더의 자질은 선천적으로 타고 나는 것이어서 소수의 사람들만이 위대해질 수 있다는 입장이었으나 그 후 자질론의 관점은 학습과 경험을 통해서 습득된다고 보았다.

⑤ 구성원의 특성과 과업의 성격 및 환경적 영향과 상황요인 등은 고려되지 않은 이론이다.

⑥ 리더의 특성

지성(intelligence)	인성(personality)	능력(ability)

• 판단력(judgement)
• 결단력(decisiveness)
• 지식(knowledge)
• 언어 유창력
  (oral fluency)
	• 적응력(adaptability)
	• 민첩성(alertness)
	• 창의력(creativity)
	• 협동심(cooperativeness)
	• 통합능력(personal integrity)
	• 정서적 균형과 조절능력
	  (emotional balance and control)
	• 자기확신(nonconformity)
	• 독립심(independence)
		• 협동능력(able to enlist cooperation)
		• 인기와 명성(prestige)
		• 대인관계기술 (interpersonal skills)
		• 사회참여(social participation)
		• 임기응변, 외교술(tact, diplomacy)

2) 특성이론의 한계점

① 가장 중요한 자질이 무엇인지에 대한 언급이 없다.

② 리더십을 발휘하기 위해 요구되는 자질이 무엇인지 분명하지 않아 성공적 지도자와 특정한 자질 간의 상관성 도출에 실패하였다.

③ 통합된 전체로서 인간을 보지 못했다.

④ 하급자의 영향과 환경적 영향 및 상황적 요인을 고려하지 않았다.

⑤ 특성론은 선천설(先天說)에 근거하고 있어 선천설의 문제점을 지닌다.

⑥ 제시된 리더의 특성은 모든 사람들도 갖고 있는 것이다.

⑦ 제시된 우수한 특성과 능력을 고루 갖춘 사람은 없다.

⑧ 어떤 상황에 필요한 특성이 다른 상황에서는 불필요할 수 있다.

3. 행동이론(행위이론, behavioral theory) ★

1) 특징

① 리더십은 선천적인 것이 아니라 후천적인 훈련과 학습을 통해 가능하다고 보았으며 리더가 어떻게 행동하느냐?에 초점을 둔 이론이다.

② 리더십 행동은 리더의 권한과 구성원의 참여 정도에 따라 하나의 연속선상에서 다양한 모습으로 나타날 수 있다.

③ 가장 바람직한 것은 민주형이다.

④ 생산성의 효과면에서는 평상시에는 민주형이 가장 좋고, 응급상황이나 위기 발생시에는 전제형이 더 좋게 나타나고 있다.

⑤ 자유방임형은 어느 경우에서나 가장 나쁜 행태를 보여주고 있다. 그러나 White & Lippit의 세 가지 리더십 유형을 모두 장점과 단점을 갖고 있으므로 어느 것이 다른 것보다 더 좋다고 말할 수 없다. 그러므로 융통성과 상황을 고려하여 세 가지 유형을 적절하게 사용하는 것이 바람직하다고 볼 수 있다.

2) 3가지 리더십 유형 – 전제형, 민주형, 자유방임형 ★

(1) 전제형 리더십 ★

① 리더가 조직의 모든 목표와 방침 및 작업과제를 혼자서 결정한다.

② 자신의 판단이 최상이라고 판단하여 추종자의 의견을 수렴하지 않는다.

③ 중앙집권화되어 있고, 의사결정의 권한이 낮은 직위의 사람에게 위임되지 않는 조직에서 자주 사용되며 위기상황과 같은 특수상황에서 유용하다.

④ 의사결정권이 리더 자신에게 주어지며 성취지향적, 업무중심적, 권위주의적인 지도성 유형이다.

⑤ 장점과 단점

장점	단점
• 구성원이 지도자의 능력을 절대적으로 신뢰한다. • 구성원의 지식과 경험이 미숙할 때 유용하다. • 예측 가능한 인정된 집단의 활동에 유용하며 혼돈의 완화로생산성이 높아진다. • 위기상황에서 신속한 대응이 가능하다.	• 구성원의 낮은 성장과 낮은 작업 만족도를 보인다. • 조직의 목표 달성에 참여할 기회가 없어 집단의 참여를 저해한다. • 창의성, 동기부여, 자율성이 떨어진다.

(2) 민주형 리더십

① 의사결정의 권한을 집단에 위양하는 지도성 유형이다.

② 리더는 조직의 계획과 운영방침 결정을 하위자와 협의를 통해 결정한다.

③ 리더는 사람들의 업무수행 능력을 향상시키는 분위기를 유발한다.

④ "나"와 "너"-"우리"를 강조하나 업적과 상벌은 객관적 자료에 따라 평가하고 수여한다.

⑤ 장점과 단점

장점	단점
• 구성원이 의사결정에 참여하므로 업무에 대한 긍지나 책임감, 만족감이 크다. • 자발성과 능력 개발이 용이하며 구성원 간의 협동과 조정을 통한 팀워크가 잘 이루어진다.	• 위기상황에서 신속한 대응이 어렵다. • 구성원의 상호작용을 통한 합의점 도출이 전제되므로 의사결정 시 많은 시간이 요구된다. • 구성원이 많을 경우 통솔이 어렵다.

(3) 자유방임형 리더십

① 리더는 조직의 계획이나 운영상의 결정에 관여하지 않는다.

② 집단 구성원의 자의적 활동을 허용하는 유형이다.

③ 구성원의 요청을 받았을 때에만 결정에 참여한다.

④ 의사결정권이 구성원 개인에게 주어진다(연구소 등).

⑤ 구성원의 능력이 뛰어날 때 효과적이다.

⑥ 장점과 단점

장점	단점
• 개인의 의사결정 및 선택의 자유가 있다. • 제한된 상황에서 특정 목표 달성에 필요한 창의성을 발휘할 수 있다. • 모든 구성원에게 동기부여되고 자기 지시적이며 창의적 결과물의 생산성이 높다.	• 구성원 스스로 모든 것을 결정하기 때문에 불안정, 부구조화, 비효율성과 혼돈이 발생된다. • 리더의 무감동, 무관심을 야기한다.

[리더십의 기본 유형 정리]

구분	전제형	민주형	자유방임형
특성	• 집단에 대해 강한 통제 • 강제로 구성원의 동기 부여 • 명령조로 지시 • 상의하달식 의사소통 • 독단적 의사결정 • 직위의 차이 강조 • 처벌을 목적으로 비판	• 집단에 대한 통제를 최소화 • 경제적 보상, 자아보상 → 동기부여 • 제안과 안내로 지시 • 상의하달식과 하의상달식 의사소통 • 구성원 참여의 의사결정 • '우리' 강조 • 건설적 비평	• 허용적이고 통제가 전혀 없음 • 구성원의 요청이 있을 때 지지 → 동기부여 • 지시를 거의 하지 않음 • 의사소통 통로 다양 • 의사결정에 구성원 참여 • 집단을 강조 • 비평하지 않음

3) 오하이오 주립대학의 구조주도와 배려적 리더십

① 오하이오 대학에서는 구조주도(initiating structure)와 배려(고려, consideration)로 대표되는 2가지 리더십 유형을 개발하였다.

ㄱ 구조주도행동 : 지도자가 구성원의 업무수행에 기획, 조직, 지시, 통제하기 위해 행동하는 정보로 과업의 할당, 절차 규명, 하한선 설정, 표준유지, 조정 등의 활동 등을 말한다.

ㄴ 배려(고려)행동 : 지도자와 구성원 간의 관계에서 신뢰, 우정, 지원, 관심을 드러내기 위해 의사전달을 하는 정보로 친숙하고 지지적인 방법으로 행동하기, 다른 사람의 의견에 귀 기울이기, 제안을 받아들이기 등의 활동을 의미한다.

② 오하이오 연구의 특징

ㄱ 2가지의 지도자적 행동이 각각 독립적으로 존재한다고 보았다. 즉 지도자가 2가지 지도자 행동을 동시에 보여줄 수 있다.

ㄴ 구조주도형과 배려형 리더십은 4가지의 리더십 유형이 도출되며 구조주도도 높고 배려도 높은 유형이 가장 효과적인 리더십 유형이다.

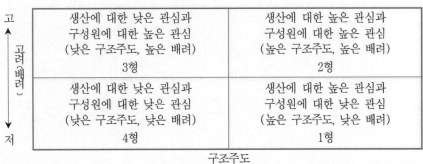

4) 블레이크(R.R. Blake)와 무턴(J.S. Mouton)의 관리격자 이론

블레이크(R.R. Blake)와 무턴(J.S. Mouton)이 오하이오 주립대학의 구조주도형과 배려형 리더십 이론을 확대하여 리더의 행동 유형을 더욱 구체화하여 리더십 행동을 유도하기 위해 개발한 이론이다.

① 무관심형(1·1형): 리더의 생산과 인간에 대한 관심이 모두 낮아서 리더는 조직구성원으로서 자리를 유지하기 위해 필요한 최소한의 노력과 관심을 기울이는 무력한 지도성 유형이다(무기력한 경영형).

② 인기형(1·9형): 리더는 인간에 대한 관심은 매우 높으나 생산에 대한 관심은 매우 낮다. 리더는 부하와의 만족한 관계를 위하여 부하의 욕구에 관심을 갖고, 편안하고 우호적인 분위기로 이끈다. 업무에 관심이 없다(컨트리클럽 경영형).

③ 과업형(9·1형): 리더는 생산에 대한 관심이 매우 높으나 인간에 대한 관심은 매우 낮다. 리더는 일의 효율성을 높이기 위해 인간적 요소를 최소화하도록 작업조건을 정비하고 과업수행 능력을 가장 중요하게 생각한다(권위-복종형).

④ 중도형(타협형, 5·5형): 리더는 생산과 인간에 대해 적당히 관심을 갖는다. 그러므로 리더는 과업의 능률과 인간적 요소를 절충하여 적당한 수준에서 성과를 추구한다(조직-인간 경영형).

⑤ 팀형(9·9형): 인간과 생산 모두에 대한 관심이 매우 높다. 리더는 구성원과 조직의 공동목표 및 상호의존 관계를 강조하고, 상호 신뢰적이고 존경적인 관계와 구성원의 몰입을 통하여 과업을 달성한다. 가장 이상적인 지도성 유형으로 볼 수 있다(팀 경영형).

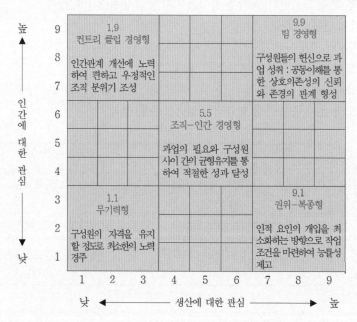

4. 상황이론(Situational Theory) ★★★

- 특성이론과 행동이론 모두 효과적 리더의 유형에 관해 완벽하게 제시할 수는 없었다.
- 이에 효과적인 리더십 유형은 여러 가지 상황과 환경에 따라 다르다는 상황이론이 등장하게 되었다.
- 상황이론은 리더십 유형을 상황과 관련시켜 서로 다른 종류의 리더와 리더십 행동이 부하와 상황에 따라 어떻게 더욱 더 적합할 수 있는지를 설명하는 이론이다.

1) 상황적합성 이론 ★

(1) 피들러(F. Fiedler)의 상황적합성 이론

① 기존의 리더십 유형이론을 반박하고 효과적인 유형은 상황에 따라 달라진다는 상황과 유효한 리더십의 관계를 주장하였다.

② 최초로 상황변수를 도입하여 리더와 상황과의 적합관계가 리더십 유효성에 가장 중요함을 밝혔다.

(2) 상황의 분류

① 상황적 매개변수의 3가지 요소 간의 조합이 리더에 대한 "상황의 호의성"을 결정

② 호의성=과업의 구조화+리더와 구성원 간의 관계+리더의 직위권력

　가. 과업의 구조화(task structure)

　　㉠ 과업의 일상성 또는 복잡성을 뜻한다.

　　㉡ 과업목표의 명백성, 목표-경로의 다양성, 의사결정의 변동성 및 의사결정의 구체성에 따라 리더십 상황이 결정된다.

　　㉢ 과업이 구조화될수록 그 상황은 리더에게 더욱 호의적이다.

　나. 리더와 구성원 간의 관계(leader-member relationship)

　　㉠ 리더에 대해 부하가 가지는 신뢰성, 친밀감, 신용과 존경 등을 포함한다.

　　㉡ 부하가 리더를 받아들이는 정도를 반영한다.

　　㉢ 리더와 부하 간에 신뢰감과 친밀감 그리고 존경관계가 존재할수록 상호 간에 좋은 관계가 형성된다.

　다. 직위권력(leader's position power)

　　㉠ 리더가 집단구성원에게 명령을 받아들이게끔 구성원 행동에 영향을 주는 권력이다.

　　㉡ 공식적·합법적·강압적 권력 등을 포함한다.

　　㉢ 승진, 승급, 해임 등의 상벌에 대한 권력이 매우 중요하며, 이러한 영향력이 많을수록 리더의 직위권력은 강해진다.

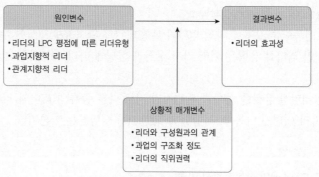

[피들러의 상황모형에서의 변수관계] -염영희 외, 간호관리학, 수문사

(3) 리더의 유형

① 피들러의 리더십 상황모델에서는 리더의 유형을 분류하기 위해 LPC(Least Preferred Co-worker) 점수를 사용한다.

② LPC 점수란 리더가 가장 싫어하는 동료를 어떻게 평가하느냐에 대한 점수이다.

③ 리더의 LPC 점수가 낮을수록 과업지향적 리더(task-oriented leader)에 해당한다.

④ 점수가 높을수록 관계지향적 리더(relation-oriented leader)에 속한다.

(4) 리더가 처한 상황의 호의성을 높일 수 있을 때 리더십도 촉진된다.

(5) 집단의 성과가 지도성 유형과 리더에 대한 상황의 호의 정도에 따라 나타난다는 것을 보여준다.

(6) 효과적 리더십(상황과 리더와의 관계)

① LPC 점수가 낮은 리더 : 상황이 유리하거나 불리할 때는 과업지향적 리더십이 효과적이다.

② LPC 점수가 높은 리더 : 상황이 중간 정도일 때에는 인간관계중심적 리더십이 효과적이다.

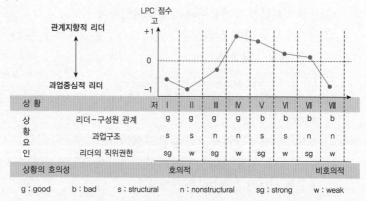

[피들러의 모델] -염영희 외, 간호관리학, 수문사

2) 상황대응 리더십이론(Situational Leadership Theory) ★★★

(1) 허시와 블랜차드가 오하이오 대학의 리더십 연구(구조와 배려의 측면)를 바탕으로 "상황적 리더십이론"을 주장하였다.

(2) 리더의 행위

과업행위(task behavior)와 관계행위(relationship behavior)의 2차원의 축으로 4분면으로 분류한 후 상황적 요인에 구성원의 성숙도를 추가하여 리더십에 관한 3차원 모형을 제시하였다.

(3) 상황대응 리더십이론의 초점

리더십 효과가 부하의 성숙도 수준에 달려 있으며 하급자의 성숙도를 높이는 것이 리더의 임무라고 하였다.

(4) 가장 이상적이고 최선의 리더십 유형은 없으며, 리더십 유형은 그때그때의 상황에 따라 달라져야 한다고 하였다.

(5) 상황대응 리더십이론의 리더 유형

① 지시적 리더십
   ㉠ 일방적인 의사소통과 리더 중심의 의사결정을 하는 전제형의 지도자 유형으로 부하직원의 성숙도가 낮은 사람에게 효과적이다.
   ㉡ 관계지향적인 행동은 낮고 과업지향적인 행동은 높다.
② 설득적 리더십
   ㉠ 의사소통의 초점을 목표 달성과 정서적 지원 양측에 맞추고, 결정내용을 부하에게 설명하여 부하가 이를 이해할 수 있도록 돕지만 최종결정은 지도자가 내리는 유형이다.
   ㉡ 관계지향적인 행동과 과업지향적인 행동이 모두 높다.
③ 참여적 리더십
   ㉠ 의사결정 과정에서 부하와 의견을 교환하면서 조정하는 리더십 유형으로 부하들과의 인간관계를 중시하며 민주형에 가까운 행위를 보이는 유형이다.
   ㉡ 관계지향적인 행동은 높고 과업지향적인 행동은 낮다.
④ 위임적 리더십
   ㉠ 의사결정과 업무수행 책임을 부하에게 위임하며 성숙도가 높은 부하에게 적용하기에 바람직한 유형이다.
   ㉡ 관계지향적인 행동과 과업지향적인 행동이 모두 낮다.

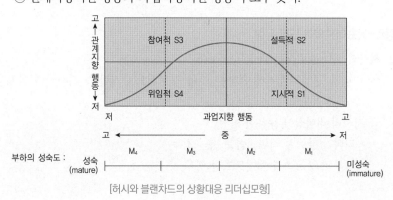

[허시와 블랜차드의 상황대응 리더십모형]

(6) 구성원의 성숙도(maturity)

성숙도는 가장 낮은 단계인 M1에서부터 가장 높은 단계인 M4로 나뉜다.

① 성숙도1(M1): 부하들이 직무를 수행할 수 있는 능력과 의지가 모두 없는 상태

② 성숙도2(M2): 능력은 없지만 의지는 있는 단계

③ 성숙도3(M3): 능력은 있지만 의지는 없는 단계

④ 성숙도4(M4): 능력과 의지를 모두 가지고 있는 단계

3) 경로-목표이론 ★★

(1) 하우스(House)는 동기부여의 기대이론에 기초를 두고 리더의 행동에 영향을 미치는 상황적 변수에 대해 실제적인 연구를 토대로 경로-목표이론을 개발하였다.

(2) 구성원들의 기대(목표경로)와 유의성(목표에 대한 매력)에 영향을 미치는 정도에 따라서 리더의 유형과 행위에 대한 동기가 나타난다는 것이다.

(3) 리더의 기능

① 구성원들이 목표에 대해 스스로 인지하고 개발하게 한다.

② 목표를 달성하기 위한 경로를 제시한다.

③ 목표 달성을 위한 경로를 한층 쉽게 해결해준다.

④ 구성원들이 자기가 얻고자 하는 목표를 달성하는 것이 가능하다는 기대를 높이는 데 중점을 둔다.

⑤ 구성원들의 작업 의욕의 증가 및 직무에 대한 만족감도 높인다.

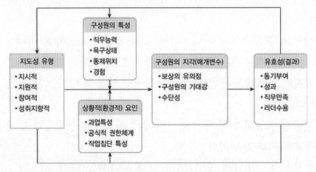

[경로-목표모형의 변수 간 관계]

(4) 경로-목표이론의 지도성 유형

① 지시적 리더십(directive leadership)

㉠ 리더가 구성원들에게 원하는 것을 구체적으로 일일이 지시하여 목표를 달성할 수 있게 유도해 주는 리더십

㉡ 지시적 리더십이 유용한 상황

• 리더가 강력한 직위권력을 지닌 경우

• 직무의 구조화가 애매모호한 경우

- 부하들이 리더에게 복종적이며 의존성이 큰 경우
- 부하들에게 긴장과 좌절이 조성되는 경우
- 부하들이 리더의 지시를 기대하는 경우

② 지원적 리더십(supportive leadership)
  ㉠ 리더가 구성원들에게 매우 우호적이고 친근하며 인간적인 관심을 갖고 있는 리더십
  ㉡ 지원적 리더십이 유용한 상황
  - 과업이 구조화되어 있는 경우
  - 공식적 권한체계가 명확하고 관료적인 경우
  - 부하들 간에 직무상 협조적인 분위기가 필요한 경우
  - 부하가 높은 사회적 욕구를 가지고 있는 경우

③ 참여적 리더십(participative leadership)
  ㉠ 리더가 의사결정과 수행과정에서 구성원들에게 의견을 묻고 그들의 제안을 활용하는 리더십
  ㉡ 참여적 리더십이 유용한 상황
  - 업무가 비반복적이고 독자적인 특성을 띠며 흥미와 도전감이 유발되어 있어서 적절히 구조화된 경우
  - 개인목표와 조직목표가 양립한 구성원들의 집단일 경우
  - 부하가 과업수행에 충분한 지식을 가지고 있고 강한 독립심과 성취욕이 강한 경우
  - 과업수행에 충분한 지식을 가지고 있는 경우

④ 성취지향적 리더십(achievement-oriented leadership)
  ㉠ 리더가 구성원들에게 도전적인 목표를 설정해주고 구성원들이 최대한의 능력을 발휘할 것을 기대하면서 개선점을 추구하는 리더십
  ㉡ 성취지향적 리더십이 유용한 상황
  - 복잡한 과업을 수행하는 성취지향적인 부하인 경우
  - 참여적 리더십의 경우와 유사한 상황에서 효과적

5. 리더십의 새로운 패러다임

1) 변혁적 리더십(transformational leadership) ★★★★★

① 가치, 비전, 권한의 부여 등을 통해 구성원을 지도하고 동기를 부여하여 기대 이상의 성과를 도출하게 하는 리더십이다.
② 조직의 미래에 대한 비전을 심어주고 변화를 지향하는 리더십이다.
③ 변혁적 리더십은 과정에 대한 도전, 비전의 공유, 행동하는 방법의 모형화(modeling) 및 마음을 북돋아주는 것으로 조직의 성과를 제고한다.

④ 변혁적 리더십의 4가지 요소 ★
  ㉠ 리더의 카리스마 : 리더는 추종자에게 존경과 신뢰를 받고 비전과 사명감, 긍지를 심어준다.
  ㉡ 고무적 동기부여 : 리더는 추종자들에게 중요한 목표를 간단·명료하게 표현하고, 높은 기대치를 심어주며, 추종자의 노력을 집중시키기 위해 상징기법을 사용한다.
  ㉢ 지적 자극 : 리더는 추종자들의 신중한 문제해결, 지식과 합리성을 장려한다.
  ㉣ 개별적 관심 : 리더는 추종자 개인에게 관심을 가지고 주목하고, 조언과 지도를 아끼지 않는다.

2) 거래적 리더십(transactive leadership)

① 안정을 지향하는 교환적 리더십으로 리더는 실용주의적 가치관에 바탕으로 둔 거래적인 교환 역할을 하고 있다.
② 거래적 리더는 부하들이 작업의 결과로 얻으려는 것이 무엇인지를 인식하고, 부하들이 노력에 대하여 보상 또는 보상에 대한 약속을 교환한다.
③ 부하들은 과업을 수행하고 그에 따른 즉각적인 자기 이익이 있을 때 행동한다.
④ 거래적 리더십은 노력에 대한 대가로 좋은 성과에 대한 보상약속이 있어야 한다(조건적 보상).
⑤ 어떤 일이 조직의 목표와 다른 방향으로 잘못되어 갈 때 수정하기 위해 개입하는 행위(예외적 관리)이다.
⑥ 반복적이고, 기대된 성과의 수준이 측정될 수 있는 상황에서 효과적인 방법이다.

[거래적 리더십과 변혁적 리더십의 특성 비교]

구분	거래적 리더십	변혁적 리더십
현상	현상을 유지하기 위해 노력함	현상을 변화시키고자 노력함
목표 지향성	현상과 너무 괴리되지 않은 목표 지향	보통 현상보다 매우 높은 이상적인 목표 지향
시간	단기적인 전망, 기본적으로 가시적인 보상으로 동기부여	장기적인 전망, 부하들에게 장기적 목표를 위해 노력하게 동기부여
동기부여 전략	부하들에게 즉각적이고도 가시적인 보상으로 동기부여	부하들에게 자아실현과 같은 높은 수준의 개인적 목표를 동경하게 동기부여
행위표준	부하들은 규칙과 관례를 따르기를 좋아함	변환적이고도 새로운 시도에 도전하게 부하를 격려함
문제해결	부하들을 위해 문제를 해결하거나 해답을 찾을 수 있는 곳을 알려줌	질문을 하여 부하들이 스스로 해결책을 찾을 수 있도록 격려하거나 함께 일함

-염영희 외, 간호관리학, 수문사

3) 슈퍼 리더십(super leadership)

① 슈퍼 리더(super leader)란 구성원들이 스스로를 리드할 수 있게 이끄는 사람이다.
② 슈퍼 리더는 다른 사람들을 리더로 만드는 리더이다.
③ 슈퍼 리더십이란 구성원들을 스스로 리더(self leader)가 되게 가르치고 이끄는 과정으로 슈퍼 리더는 구성원을 셀프 리더로 키운다.
④ 힘 북돋우기와 동기부여로 보통보다 높은 이상적인 목표를 지향한다.
⑤ 경청, 인정 등을 통해 부하를 의사결정에 참여시킨다.
⑥ 개인의 능력을 중시해 인재를 영입하고 육성하는 조직문화를 만든다.
⑦ 슈퍼 리더십 이론은 구성원의 자아관리 역량에 초점을 맞추고 있다.
⑧ 성장욕구가 높지 않은 사람도 셀프 리더가 되고자 하는 동기를 불어넣을 수 있는가 하는 문제와 셀프 리더로 구성된 집단의 조정에 대한 문제가 지적되고 있다.

4) 셀프 리더십(self leadership)

① 셀프 리더십(self leadership)은 스스로를 리드하는 데 필요한 행동이나 사고와 관련된 일련의 전략을 말한다.
② 처음에는 셀프 리더십을 슈퍼 리더십이론의 하부 이론으로 보는 경향이었으나 최근에는 셀프 리더십이론 자체에 대한 관심이 증가하고 있다.

5) 섬기는 리더십(servant leadership)

> 너희 중에 누구든지 크게 되고 싶은 사람은 남을 섬기는 사람이 되어야 하고 으뜸이 되고 싶은 사람은 모든 사람의 종이 되어야 한다. 나는 섬김을 받으러 온 것이 아니라 도리어 섬기러 왔으며 나의 목숨을 많은 사람의 죄 값을 치르기 위해 내어주러 왔다.
>
> -마가복음 10장 43~45절

① 섬기는 리더십은 섬김과 지도가 끊임없이 이어지는 리더십이다.
② 마음 열고 듣기, 구성원에게 동정심 갖기, 구성원을 치유하고 설득하기, 깨닫기, 개념화하기, 예지력, 청지기로서 살기, 남을 성장시키는 데 몰두하기, 공동체 형성하기 등

6) 팔로워십(followership)

(1) 팔로워십 이론의 이해

① 오늘날의 사회가 필요 이상으로 리더를 숭배하는 잘못된 문화에 젖어 있다고 비판하면서 등장한 이론이다.
② 리더보다 팔로워가 수도 많고 조직성과에 대한 기여도도 80~90%로 높기 때문에 리더보다 팔로워를 함양하는 데 관심을 가져야 한다고 주장하는 이론이다.

(2) 팔로워의 유형

팔로워의 행동이 "수동적인가, 적극적인가", 팔로워의 사고방식이 "의존적·무비판적인가, 독립적·비판적인가"로 양분하여 수동형·순응형·소외형·실무형·모범형의 5가지 유형으로 분류하였다.

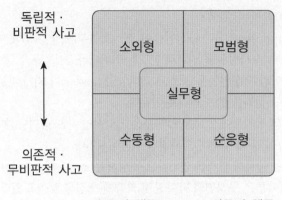

독립적 ·
비판적 사고

의존적 ·
무비판적 사고

소외형　　모범형

실무형

수동형　　순응형

수동적 행동 ←——→ 적극적 행동

[팔로워 유형] - 김인숙 외, 간호관리학, 현문사, 2012, 405쪽

① 모범형

　모범형 팔로워는 스스로 생각하고 알아서 행동하는 유형으로 혁신적이고 독창적이어서 건설적 비판을 제시한다. 잘못되었을 때 리더와 용감히 맞서기도 한다.

② 소외형

　소외형 팔로워는 독립적이고 비판적인 사고를 하지만 역할수행에서는 적극적이지 않은 유형이다.

③ 순응형

　㉠ 순응형 팔로워는 독립적이고 비판적인 사고가 미흡하여 항상 리더의 판단에 지나치게 의존하려는 성향을 띠지만 열심히 참여하는 유형이다.

　㉡ 권위적 리더는 자신의 권력욕을 충족시키기 위해 순응형 팔로워를 선호한다.

④ 실무형

　㉠ 실무형 팔로워는 별로 비판적이지 않으며 리더가 시키는 일은 잘 수행하지만 그 이상의 모험을 하지 않는 유형이다.

　㉡ 팔로워의 유형 중 실무형이 가장 많다.

⑤ 수동형

　㉠ 수동형 팔로워는 깊이 생각도 하지 않고 열심히 참여도 하지 않는 유형이다.

　㉡ 모범형과 정반대 위치에 있으며 책임감이 결여되어 있고 지시 없이는 행동하지 않는다.

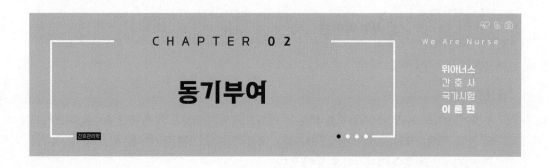

CHAPTER 02

동기부여

간호관리학

UNIT 01 동기부여의 개념

1. 동기부여의 정의
① 인간에게 어떤 목표를 달성하도록 행동을 유발하고 행동의 방향을 설정하며 그 행동을 유지하게 하는 심리적인 힘을 동기부여(motivation)라 한다.
② 동기부여는 개인이 어떤 목표를 달성하기 위해 노력하게 하는 과정이며 여러 요인에 따라 형성된 내적 심리상태로서의 동기를 실제의 목표지향적 행동으로 실천하는 과정이다.

2. 동기부여의 중요성
① 조직을 변화시키고 경쟁력을 향상시킨다.
② 업무수행에 대한 자신감과 자긍심을 갖게 하여 개인의 직무만족과 생산성을 향상시킨다.
③ 일을 통해 자아실현을 할 수 있는 기회를 제공한다.

3. 내재적 동기부여와 외부적 동기부여

1) 내적 동기부여
일을 수행하면서 얻어지는 것으로 일 자체의 직접적 관계에서 발생하는 성취감, 도전감, 확신감 등과 같은 내재적 보상들이 촉진요소가 되는 동기부여를 의미한다.

2) 외적 동기부여
일 자체가 아닌 직무환경과 같은 일의 외부요인에서 발생하는 동기부여를 의미한다.

4. 의료조직에서 동기부여의 필요성
① 목표달성을 위한 시간단축 및 비용절감
② 급여, 승진, 감독권 위양 등을 통한 환자간호의 질 향상으로 병원 생산성에 기여

1. 내용이론과 과정이론의 비교

1) 내용이론

무엇이 동기를 불러일으키는지를 다루는 이론으로서 매슬로우의 욕구단계이론, 허즈버그의 동기-위생 2요인론, 앨더퍼의 ERG이론, 맥클리랜드의 성취동기이론, 맥그리거의 X·Y이론, 아지리스의 성숙·미성숙이론 등이 있다.

2) 과정이론

인간의 행동이 어떤 과정을 통해서 유발되는지, 즉 동기부여가 일어나는 과정을 다루는 이론으로 아담스의 공정성 이론, 브룸의 기대이론, 로크의 목표설정이론, 스키너의 강화이론 등이 있다.

2. 내용이론(content theories of motivation)

내용이론은 "무엇이 사람들을 동기부여하는가"를 다루는 것으로, 인간의 행동을 유발하게 하는 인간의 욕구나 만족에 초점을 둔다.

1) 욕구단계이론 ★★

매슬로우(A.H. Maslow)는 인간의 욕구는 타고난 것으로 보았으며 욕구의 강도와 중요성에 따라 다섯 단계로 분류하였다.

(1) 욕구단계이론의 특징

① 인간의 욕구체계는 매우 복잡하며 계층을 형성한다.
② 만족된 욕구는 더 이상 동기부여의 요인이 될 수 없다.
③ 하위 욕구가 충족되어야 상위 욕구에 대한 욕망이 커져서 동기부여가 발생한다.
④ 두 가지 욕구가 동시에 작용할 수 없음을 가정하고 있기 때문에 인간에게 동기부여할 수 있는 욕구는 단계적으로 나타난다고 보고 있다.
⑤ 욕구단계이론은 계층적 구조로 만족진행법에 의해 하위 욕구단계가 만족되어야 윗단계의 욕구가 동기부여된다.

(2) 5가지 기본욕구

① 생리적 욕구
　㉠ 삶 자체를 유지하기 위한 인간의 가장 기초적인 욕구로서 의식주에 대한 욕구와 같은 것이다.
　㉡ 조직에서는 적정한 보수체계, 휴식, 휴가제도 등으로 표현된다.
② 안전·안정에 대한 욕구
　㉠ 신체적 및 감정적인 위협으로부터 보호되고 안전해지기를 바라는 욕구이다.
　㉡ 조직에서는 고용·신분의 안전성, 인플레이션에 따른 임금 인상, 연금제도, 작업환경의 안전성(직무안정)에 대한 욕구를 말한다.

③ 소속감과 애정에 대한 욕구
    ㉠ 사회적 존재인 인간은 어디에 소속되거나 친교를 나누고 싶은 욕구를 지닌다.
    ㉡ 조직에서 이들 욕구는 다른 사람들과의 상호관계에 관한 욕구로 표현된다.
④ 자존 욕구(존경의 욕구)
    ㉠ 내적으로 자존과 자율을 성취하려는 욕구 및 외적으로 타인으로부터 주의를 받고 인정을 받으며 집단에서 어떤 지위를 확보하려는 욕구이다.
    ㉡ 조직에서는 직위, 성취의욕, 성과급의 증가, 명예, 지위, 의사결정의 참여, 교육훈련과 평가, 승진의 기회를 포함한다.
⑤ 자아실현의 욕구
    ㉠ 자신이 이룰 수 있고 될 수 있는 것을 성취하려는 욕구로서 계속적인 자기발전을 통해 성장하고 자신의 잠재력을 극대화하여 자아를 완성하려는 욕구이다.
    ㉡ 조직에서는 개인의 기술향상, 자기발전, 소명의식, 성공과 승진, 조직에 대한 사회적 평가의 제고, 직무충실, 확대, 사명감 고취 등을 포함한다.

(3) 욕구단계이론의 한계점

① 욕구가 5가지로 분류되기에는 무리가 있으며 다만 저차원 욕구와 고차원 욕구라는 2가지 욕구로 나눌 수 있으며 결핍의 원리는 저차원 욕구에서만 나타난다고 비판을 받았다.
② 매슬로우의 이론은 실증적 검증이 어렵고 자아실현 욕구의 개념이 모호하며, 욕구 간의 경계가 불분명하다.
③ 매슬로우가 말하는 5가지 욕구 말고도 다른 욕구가 있을 수 있다는 비판을 받는다.

(4) 욕구단계이론의 시사점

하위 욕구를 충족시켜 준 후 동기부여를 지속시키기 위하여 상위 욕구를 충족시킬 수 있는 조직 분위기의 중요성을 일깨워주고 인간의 욕구에 대한 인식을 최초로 갖게 하였다.

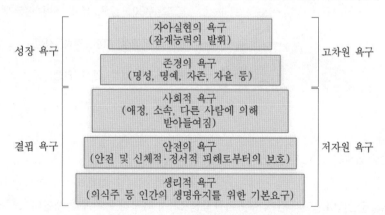

[매슬로우의 욕구계층]

2) ERG이론(ERG Theory, Modified Need Hierarchy) ★★★

① 앨더퍼(Clayton R. Alderfer's)는 매슬로우의 욕구단계설을 3단계로 줄여서 개인의 욕구를 존재(existence),관계(relatedness), 성장(growth)으로 보았다.

② 욕구충족의 과정은 존재욕구의 하위 단계에서 성장욕구의 상위 단계로 진행되며 하위 욕구가 충족될수록 상위 욕구에 대한 바람은 더욱 커진다.

③ 매슬로우의 욕구단계이론과 다르게 두 가지 이상의 욕구가 동시에 작용한다고 보았다.

④ 욕구 충족이 좌절되었을 때 그보다 하위 욕구에 대한 바람이 증대된다는 좌절-퇴행요소가 추가되었다.

⑤ ERG이론은 매슬로우의 욕구단계보다 신축적이다.

⑥ 욕구구조에 있어서 개인차이를 인정하고 존재, 관계, 성장의 개별적인 충족보다는 통합적인 욕구의 자극을 강조한다.

⑦ ERG이론의 3가지 욕구

ㄱ 존재욕구(existence)
- 배고픔, 목마름, 주거지 등과 같은 생리적, 물질적 욕구를 의미한다.
- 조직에서는 임금이나 쾌적한 물리적 작업환경과 조건 등이 포함된다.

ㄴ 관계욕구(relatedness)
- 욕구단계이론의 안정욕구, 소속 및 애정, 일부 자존 욕구와 유사한 것이다.
- 조직에서 타인과의 대인관계와 관련된 것들이 포함된다.

ㄷ 성장욕구(growth)
- 개인의 성장을 위한 노력과 관련된 욕구로서 욕구단계이론의 자아실현 욕구와 유사하다.
- 새로운 능력을 개발하는 일을 통해 얻을 수 있다.

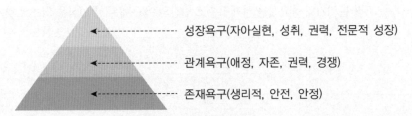

[3차원의 욕구계층] -염영희 외, 간호관리학, 수문사

3) 동기-위생이론(Two Factors Theory) ★★★★★

허즈버그(Frederick Herzberg)는 매슬로우의 이론을 확대하여 2요인론인 동기-위생이론을 제안하였으며 인간에게는 이질적인 2가지 욕구가 동시에 존재한다고 주장했다.

(1) 위생요인(아담적 욕구)

① 위생요인은 환경과 관련된 불만요인으로 환경의 개선을 통해 불만을 감소시키거나 방지할 수 있다는 이론이다.

② 불만요인의 제거는 단기적 변화만 초래하고 장기적인 태도변화의 효과를 기대하기는 어려우며 근무만족을 위한 필요조건이지 충분조건은 아니다.

(2) 동기요인(아브라함적 욕구)

① 동기요인은 직무내용과 관련된 만족요인으로, 이것이 충족되면 근무의욕이 향상되고 자기실현이 달성되어 장기적으로 업무효과가 높아진다는 이론이다.

② 충족되지 못하면 만족을 느끼지 못하나 불만이 발생하지는 않는다.

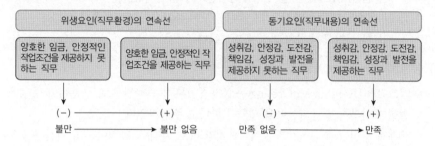

[위생요인과 동기요인의 연속선] –염영희 외, 간호관리학, 수문사

4) 성취동기이론(Basic Needs Theory) ★

(1) 맥클리랜드(David C. McClelland)는 발전적인 직무수행을 할 수 있게 하는 동기유발의 요인을 성취욕구로 보았다.

(2) 성취욕구

무엇을 이루어내고 싶은 욕구로서, 이 욕구는 선천적이라기보다는 사회생활을 하면서 학습을 통해 습득된 것이다.

(3) 성취동기이론의 3가지 욕구

① 성취욕구
   ㉠ 가장 중요한 욕구로 동기부여를 유발함
   ㉡ 표준을 달성하고 나아가 표준을 능가하려는 욕구
   ㉢ 높은 성취욕구를 가진 사람은 도전받기를 원함
   ㉣ 강한 책임감, 성공에 대한 욕구, 행동에 대해 평가받고자 함
   ㉤ 오랜 시간 동안 즐겨 일하며 실패했을 때 지나치게 걱정하지 않음

② 권력욕구
   ㉠ 권력에 의해 동기부여가 되며 영향력과 통제를 행사하는 것을 원함
   ㉡ 효율적 업무수행보다 개인의 위신과 권력에 관심이 많아 지도자의 일을 찾음

③ 친교욕구
   ㉠ 생산성보다 윤리성에 중점을 둠
   ㉡ 인간적 환경에서 일하고 싶어 하고 우정을 중시함
   ㉢ 조직이나 집단에 소속되어 존경받기 원함
   ㉣ 집단의 규범에 반대되는 결정이나 행동을 피함

(4) 조직의 성공에서 중요한 요소는 성취욕구가 높은 사람들로 조직을 구성하고 그들이 성취동기를 높게 유지하게 하는 것이다.

(5) 성취동기이론을 조직의 관리에 적용하여 개인적 욕구에 적합한 업무를 할당하고, 구성원을 선발하고 직무를 배치할 때 신중하게 구성원의 욕구를 고려한다.

(6) 성취동기가 높은 사람의 특징

　㉠ 적절한 위험(risk)을 즐기며 도전적인 목표를 추구한다.

　㉡ 일 자체의 성취에 관심을 더 많이 갖으며 즉각적인 피드백을 원한다.

　㉢ 목표를 실현할 때까지 과업에 전념한다.

5) X-Y이론(Theory X and Theory Y) ★

① 맥그리거(Douglas McGregor)는 X와 Y이론적 인간관으로 구분하고 유형에 따라 적절한 동기부여와 관리전략을 펼쳐야 한다고 주장하였다.

② 전통적 관리이론의 인간관을 X이론이라 하고, 현대적 관리이론의 인간관을 Y이론이라고 하였다.

[X-Y이론의 인간관과 관리전략]

구분	X이론	Y이론
인간관	• 인간은 안정을 추구하고 변화를 싫어하며 수동적 행동을 한다. • 인간은 선천적으로 일하기 싫어하며, 자기중심적이고 책임을 회피한다.	• 인간은 일을 좋아하고 능동적이다. • 인간은 창의력을 지닌 존재이고 자기 규제 능력이 있다.
관리전략	• 폐쇄적·정태적·기계적 구조 • 집권·권위주의적 리더십 • 강제, 명령, 위협, 벌칙 • 상부책임제도의 강화 • 경제적 보상체계의 강화	• 자기 평가제도 • 분권·권한의 위임 • 비공식 조직의 활용 • 인간적·자발적 처리 • MBO, 의사결정의 민주화 • 개방적·동태적·유기적 구조

3. 동기부여에 관한 내용 이론의 비교

McGregor	Maslow	McClleland	Alderfer	Herzberg
X이론	생리적 욕구		생존의 욕구(E) (존재의 욕구)	위생요인 (불만)
	안전욕구			
Y이론	애정·사회적 욕구	친교욕구	관계의 욕구(R)	동기요인 (만족)
	존경의 욕구	권력욕구		
	자아실현욕구	성취욕구	성장의 욕구(G)	

4. 과정이론(process theory of motivation)

과정이론은 인간의 행동이 어떤 과정을 통해서 유발되는가, 즉 "사람들은 어떻게 동기부여되는가?"를 밝히는 데 중점을 두며 동기부여가 일어나는 과정을 다루는 이론이다.

1) 기대이론(Expectancy Theory) ★★

(1) 기대이론

브룸(Victor H. Vroom)은 레빈(Lewin)의 장이론에 근거하며 행동의 결정에서 여러 가지 가능한 행동대안을 평가하여 자기 자신이 가장 중요하고 가치 있는 결과를 가져올 것이라는 믿음이 행동을 결정짓게 한다고 주장하였다.

(2) 기대이론의 5가지 주요 변수

※ 5가지 주요 변수는 행동을 선택하는 중요한 동기요인이 된다.

① 기대감 : 그 행동이 가져올 결과에 대한 지각된 가능성 또는 확률을 의미한다.

② 유인가(유의성)

    ㉠ 개인이 욕구를 반영하여 어떤 특정 행동대안의 결과에 대해 갖는 매력의 강도이다.

    ㉡ 보상, 승진, 인정과 같은 긍정적 유의성과 압력과 벌 등의 부정적 유의성으로 나뉜다.

③ 결과 또는 보상 : 행동의 결과물로서 개인행동의 성과와 같은 1차적 결과와 그 성과에 따른 보상과 승진 등 2차적 결과로 구분된다.

④ 수단성 : 성과 결과에 대한 기대감으로 개인이 지각하는 1차적 결과와 2차적 결과의 상관관계를 나타내는 것이다.

    ※ 상관관계란 1차적 결과가 2차적 결과를 가져온다는 주관적 확률을 의미한다.

⑤ 행동선택 : 마지막 단계인 행동패턴의 선택으로서 개인은 행동대안과 기대되는 결과 및 그 중요성을 모두 비교평가한 후 자신의 행동을 취하게 된다.

(3) 구성원으로 하여금 높은 동기부여를 하기 위한 방법

① 이 결과가 매력적이라는 것을 발견해야 한다.

② 어떤 특정한 행동들이 바람직한 결과를 초래한다고 믿을 수 있어야 한다.

③ 결과가 노력을 할 만한 가치가 있다고 평가될 수 있어야 한다.

> $F = E \times (I \times V)$ [F(동기 수준), E(기대감), I(수단성), V(유의성)]

(4) 기대이론의 관리에의 적용

관리자는 작업과 결과 사이의 관계를 명확히 하고 구성원의 기대한 행위에 대한 보상을 명백히 해주어야 한다.

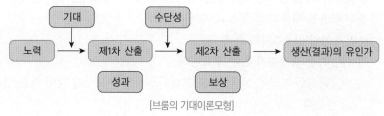

[브룸의 기대이론모형]

2) 공정성이론(Equity Theory) ★

(1) 공정성이론

아담스(J. Stacy Adams)의 공정성이론은 직무에 대한 만족은 업무상황의 지각된 공정성에 따라 결정된다고 보는 이론이다.

(2) 개인 자신의 노력과 그 결과로 얻어지는 보상의 관계를 다른 사람과 비교했을 때 자신이 느끼는 공정성에 따라 행동동기가 영향을 받는다고 제시하였다.

(3) 개인

자신의 교육, 경험, 훈련, 기능, 연령, 사회적 지위, 직무에 대한 노력, 개인적 용모, 직무의 지위, 지위의 상징, 직무에 따른 작업조건 등의 산출물이 타인과 비교에서 그 비율이 일치하면 공정성을, 불일치하면 불공정성을 지각한다는 상대적 관계 개념이다.

(4) 공정성 또는 불공정성에 관한 결정

개인적 차원에서만 이루어지는 것이 아니라 조직 내외의 다른 작업자와의 비교가 포함된다.

(5) 과학적 관리론에서 생산성 향상을 위해 제안된 "성과에 의한 보상" 원칙을 최근에 인센티브 제도로 적용하고 있는데 이 제도를 효과적으로 실행하기 위해서는 반드시 공정성 이론을 고려해야 한다.

(6) 공정성이론에서 불공정성 감소 방안

① 투입의 변경

구성원이 업무과다와 급여부족을 느낀다면 그들은 생산성을 감소시킬 것이며 보상을 잘 받는다고 느낀다면 업무수행을 증진하기 위해 노력할 것이다.

② 결과의 변경

노조의 압력 등으로 임금인상이나 작업조건을 개선하는 경우, 특히 이것이 다른 산업이나 조직과의 불공정성을 없애기 위한 것일 때 해당된다.

③ 자기 자신의 투입이나 결과의 왜곡

㉠ 죄의식을 극복하기 위한 왜곡이다.

㉡ 인지적으로 투입과 산출을 변형시키고 왜곡해서 동일한 결과를 얻을 수 있다고 생각한다.

• "내가 하는 일이 더 중요하니까 다른 사람들보다 보상을 더 많이 받아도 된다."

④ 직장이동

사람들은 극한 불공정성이 없는 한 조직을 쉽게 떠나지는 않지만 한계에 도달했을 때는 직장을 떠나 다른 곳을 찾게 된다.

⑤ 타인의 투입이나 결과의 왜곡

㉠ 불만족을 극복하기 위한 왜곡이다.

㉡ 비교대상인 타인이 실제보다도 열심히 일하므로 보상을 많이 받는 것은 당연하다고 믿는다.

⑥ 준거인물의 변경

비교대상을 변경함으로써 불공정성을 줄일 수 있다.

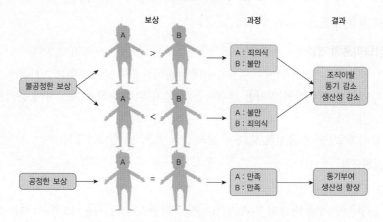

[공정성모델] -염영희 외, 간호관리학, 수문사

3) 목표설정이론(Goal-Setting Theory) ★

① 조직에서 가장 효과적이고 널리 적용되는 동기부여이론으로 로크(Edwin A. Lock)에 의해 발전되었다.

② MBO의 토대가 되는 이론으로 불명확한 목표와 명확한 목표가 성과에 미치는 영향에 관해 연구한 이론이다.

③ 목표가 어떻게 설정되고 목표 달성이 어떻게 추구되느냐에 따라 구성원의 동기 행동이 달라지며 동기 행동에 따라 과업의 성과가 달라진다.

④ 목표가 달성된 경우에는 만족과 보다 높은 동기를 가져오지만, 목표가 달성되지 않았을 경우에는 좌절과 보다 낮은 동기를 가져온다.

⑤ 목표 달성의 몰입도는 자기효능감 및 개인의 가치관과 기대치에 의해 결정된다.

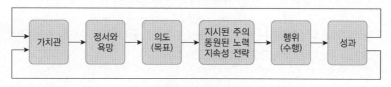

[목표설정이론의 진행 순서]

⑥ 스티어스(R.M. Steers)가 제시한 6가지 과업목표의 속성 ★

㉠ 목표의 구체성 : 구체적인 목표가 일반적인 목표보다 높은 성과를 가져온다.

㉡ 목표의 곤란성 : 쉬운 목표보다는 다소 어려운 목표가 높은 성과를 가져온다.

㉢ 목표 설정에 참여 : 구성원들이 목표 설정 과정에 참여할 때 직무만족도가 높아지고 성과가 올라간다. ★

㉣ 노력에 대한 피드백 : 목표 달성에 대한 피드백 제공과 보상이 동기부여에 중요하다.

ⓜ 동료 간의 경쟁 : 목표 달성에 대한 동료 간의 경쟁이 성과를 촉진한다.

ⓗ 목표의 수용성 : 목표에 대한 구성원의 수용성이 높을수록 높은 성과를 가져온다.

4) 강화이론(Reinforcement Theory)

(1) 강화이론의 개념

① 강화이론은 스키너(B.F. Skinner)의 학습이론을 구성하는 주요 기본이론의 하나이다.

② 강화란 행위자의 일정한 행위반응을 얻기 위해 보상을 제공하여 동기를 부여하는 것이다.

③ 강화요인에는 긍정적 강화, 부정적 강화, 소거 및 처벌이 있다.

(2) 강화요인

① 긍정적 강화요인

행위에 대한 반응이 만족스러울 때 그러한 행위가 지속되도록 하려는 요인으로 칭찬, 금전 등 보상, 승진 등을 제공하는 것

예 친절한 간호사상을 준다거나, 1년간 개근한 간호사에게 원하는 부서로 발령시키는 것 등으로 구성원으로 하여금 더욱 친절하게 고객을 대하도록 해주고 결근을 예방할 수 있다.

② 부정적 강화요인

환경 내의 부정적인 요소나 바람직하지 않은 것을 제거함으로써 보상해 주는 것

예 친절한 간호사로 선발되면 밤 근무를 1달간 면제한다.

③ 소거(extinction)

긍정적 강화요인을 억제함으로써 행동개선을 유도시키는 것

예 지각한 간호사에게 이를 이유로 특근수당의 기회를 주지 않는다.

④ 처벌(punishment)

바람직하지 않은 행동에 대하여 불쾌한 결과를 주는 것

예 지각한 간호사를 수간호사가 불러서 야단을 친다.

> 긍정적 강화와 부정적 강화는 바람직한 행동을 반복 또는 증가시키고, 처벌과 소거는 바람직하지 않은 행동을 감소시키고 바람직한 행동을 유도한다.

[강화유형의 간호에의 적용]

강화유형	관리자	간호사
긍정적 강화	긍정적 결과 제공(+를 제공) : 상을 준다.	기존의 바람직한 행동을 더욱 강화한다.
부정적 강화	부정적 결과 제거(-를 제거) : 꾸중을 그친다.	실무능력이 향상된다.
소거	긍정적 결과 제거(+를 제거) : 특근수당을 줄인다.	기존의 바람직하지 않은 행동이 약화되거나 중단된다.
처벌	부정적 결과 제공(-를 제공) : 벌을 준다.	결근율이 줄어든다.

-염영희 외, 간호관리학, 수문사

CHAPTER 03

의사소통과 주장행동

We Are Nurse

위아너스
간 호 사
국가시험
이 론 편

간호관리학

UNIT 01 의사소통의 개념

1. 의사소통의 정의

① 의사소통(communication)은 "둘 또는 그 이상의 사람들 간에 공통성을 만들어내는 과정"이다.

② 두 사람 이상의 사이에서 상호교류과정(two-way process)이 특징이다.

③ 일방 당사자의 일방적인 의사전달만으로 완성되는 것은 아니다.

2. 간호관리에서 의사소통의 중요성

① 필요한 지도나 지시를 하고 보고 및 정보를 주고 받기 위함

② 간호관리자 역할의 대부분이 의사소통에 관한 것

③ 좋은 의사소통은 직원들에게 동기부여가 됨

④ 의사소통은 궁극적으로 영향력과 권력을 행사하게 함

UNIT 02 의사소통의 유형

1. 의사소통 경로에 의한 분류 ★

1) 공식적 의사소통

공식적 조직에서 계층체계적 경로와 과정을 거쳐 공식적으로 행하여지는 의사소통이다.

장점	단점
• 상관의 부하에 대한 권위관계를 유지·향상시킨다. • 의사전달이 확실하고 편리하다. • 정보의 사전 입수로 비전문가라도 의사전달이 용이하다. • 전달자와 피전달자가 분명하므로 책임소재가 명확하다.	• 법규에 의거하기 때문에 신축성이나 융통성이 없다. • 형식주의 경향에 흐르기 쉽다. • 배후사정을 전달하기 어렵다. • 복잡하고 다양한 인간활동을 포괄적으로 표현하기에는 편협하다. • 끊임없이 변동하는 사태에 신속히 적응하기 어렵다.

2) 비공식적 의사소통

(1) 비공식 조직에서 비공식 통로를 통해서 이루어지는 의사소통이다.

(2) 조직구성원의 인간관계를 기반으로 이루어지기 때문에 소통 현상을 파악하기가 쉽지 않다.

(3) 그레이프바인(grapevine)

① 그레이프바인의 개념
  ㉠ 포도넝쿨처럼 얽혀 있다는 의미를 지닌 비공식 커뮤니케이션이다.
  ㉡ 정확성이 떨어지기는 하지만, 조직변화의 필요성을 경고하고 조직문화 창조에 매개 역할을 한다.
  ㉢ 집단응집력을 높이는 역할을 할 뿐만 아니라, 구성원들 간에 아이디어를 전달하는 경로가 되기도 한다.
  ㉣ 인사이동이 임박해서 발생하는 여러 가지 소문이나 동료와 상사에 대한 입바른 평가나 불평 등이 그 예이다.

② 그레이프바인의 특성
  ㉠ 전달속도가 빠르고 정보전달이 선택적이고, 임의적이다.
  ㉡ 공식적 커뮤니케이션과 그레이프바인은 상호 보완적이다.
  ㉢ 구성원들의 절반은 그레이프바인을 통해서 직무에 관한 정보를 얻으며 약 75%의 정확성을 보인다.
  ㉣ 조직구성원들을 포함한 모든 사람들이 불안하거나 변화에 직면했을 때 사용된다.

장점	단점
• 공식적 의사소통보다 전달속도가 빠르고 융통성이 있다. • 관리자에게 유익한 정보를 전달할 수 있다. • 공식적 의사소통의 기능을 보완할 수 있다. • 여론이나 감정의 정확한 표출이 가능하다.	• 모호하고 왜곡된 정보가 전달되면 공식적 의사소통 기능을 마비시킬 수 있다. • 의사소통의 조정·통제가 곤란하다. • 공식적인 권위를 손상하기 쉽다. • 책임성이 결여되어 책임 추궁이 어렵다. • 지나치게 만연되면 정보에 대한 신뢰가 떨어짐

2. 의사전달망에 따른 분류 ★★★★

1) 연쇄형(사슬형, chain type)

① 조직에 공식적인 권한체계가 명확히 정해져 있어 상사와 부하 간에만 의사전달이 이루어진다.
② 수직적인 전달 형태로 비능률적인 모형이다.
③ 집중성이 강하고 단순문제에 적합하다.

2) Y자형(Y type)

집단의 중심적 인물이나 리더는 아니지만 집단구성원을 대표할 인물이 있는 경우 사람들이 서로 의사소통하는 데 조정자의 역할을 하는 형태이다.

3) 윤형(수레바퀴형, wheel type)

① 구성원끼리 의사소통 없이 정보전달이 리더에 의해 이루어지는 유형이다.

② 집단의 중심적 인물 또는 리더가 존재하여 구성원 간의 의사전달이 중심에 있는 사람에게 집중되는 형태이다.

③ 가장 신속하고 능률적인 모형으로 팀에 강력한 중심적 리더가 존재할 때 형성된다.

④ 의사소통이 리더에게 집중된다.

4) 원형(circle type)

집단구성원 간에 서열이나 지위가 확실히 드러나지 않고 거의 동등한 입장에서 의사소통을 하는 경우에 형성되는 의사소통망 형태이다.

5) 개방형(완전연결형, all-channel type)

① 팀에 리더가 없거나 공식적인 구조가 없어 구성원 누구라도 의사소통을 주도할 수 있다.

② 집단의 모든 구성원들이 다른 모든 구성원들과 자유롭게 정보를 교환하는 의사전달 형태이다.

[의사전달망의 특징 비교]

특성 \ 유형	사슬형 (연쇄형)	Y형	수레바퀴형 (윤형)	원형	완전연결형 (개방형)
권한의 집중	높음	중간	매우 높음	낮음	매우 낮음
구성원 만족도	낮음	중간	낮음	높음	높음
형태					

3. 방향성에 의한 분류

1) 상의하달식 의사소통

① 상관이 하급자에게 의사를 전달하는 하향적 의사소통으로 명령이나 지시를 포함하며 의사소통 방법으로는 편람(manual), 핸드북, 게시판, 기관지, 구내방송, 면담 등이 있다.

※ 편람 : 보기에 편리하도록 그 분야에서 필요한 내용을 간추려 만든 책(handbook)

② 하향적 의사소통의 개선 방안은 다음과 같다.

㉠ 하급자가 담당할 직무를 충분히 알림으로써 직무에 대한 기대를 명확히 제시해준다.

㉡ 직무의 배경을 설명함으로써 왜 일을 해야 하는지 이해시킨다.

㉢ 업적과 관련된 피드백을 계속 제공함으로써 목표 달성의 효과를 높인다.

㉣ 커뮤니케이션 경로를 다양화한다.

㉤ 중요한 내용은 반복 전달한다.

㉥ 공식적인 경로를 이용하고 수신자에게 직접 전달하도록 한다.

2) 하의상달식 의사소통

① 하급자가 상급자에게 행하는 상향적 의사소통으로 면접, 직장여론조사, 직장회의, 제안 제도, 인사상담 등과 보고, 품의, 고충처리 등이 있다.

② 상향적 의사소통의 개선 방안은 다음과 같다.

　ㄱ 일상적인 행동이나 의사결정은 일정한 규범을 정하여 이러한 규범에 따라 진행하고, 예외적이거나 특별히 중요한 사항을 간추려 전달한다.

　ㄴ 전달되는 정보의 내용을 잘 간추려 핵심만을 전하거나 전달에 소요되는 시간을 최소화한다.

　ㄷ 정보의 양이 많을 때는 정보의 중요도에 따라 순서대로 보고한다.

　ㄹ 권위주의적인 분위기를 쇄신하고 조직분위기를 개방적이고 자유스럽게 조성한다.

3) 수평적 의사소통

계층제에서 동일한 수준에 있는 개인 또는 집단 간에 행해지는 횡적 의사소통으로 사전심사제도, 회람, 회의, 위원회 제도, 간호사의 인수인계 등이 있다.

※ 회람 : 공문서 따위를 여럿이 차례로 돌려봄

4) 대각적 의사소통

① 계층이 서로 다른 개인 또는 부서 간에 이루어지는 다각적 의사소통이다.

② 부서가 다른 상급자와 하급자 간의 또는일반간호사와 내과부장 간의 의사소통이다.

③ 라인과 스탭간의 의사소통이다.

④ 열린 의사소통, 협동심 존중, 참여적 관리 강화, 각 부서 간의 상호작용 촉진이 필요하다.

🔵 UNIT 03　주장행동

1. 주장행동의 개념 ★★★★

① 상대방의 권리를 침해하거나 상대방을 불쾌하게 하지 않는 범위에서 의사소통을 하는 것이다.

② 자신이 원하는 바를 솔직하게 직접 나타낼 수 있는 행동을 의미한다.

③ 자기주장적 행동의 전략과 기술은 인간의 본성에 관한 다음 3가지 기본적 가정에 근거한다.

　ㄱ 기분과 태도는 행위와 밀접하게 관련된다.

　ㄴ 행위는 학습된다.

　ㄷ 행위는 변화될 수 있다.

2. 간호현장에서 주장행동의 필요성 ★★

① 간호업무능력의 향상 : 인간관계 개선으로 인해 간호업무의 향상을 가져올 수 있다.

② 인간관계의 개선 : 상대방과의 생산적인 인간관계를 지속시킨다.

③ 자기능력의 신장 : 자신의 능력을 최대한 발휘할 수 있게 하는 자기 성장의 발판이 된다.

④ 정신건강의 증진 : 감정의 억제를 사전에 예방하거나 해소시켜 정신건강을 증진시킨다.

⑤ 의사소통의 증진 : 효과적인 의사소통으로 간호업무를 위한 인간관계를 개선시킬 수 있다.

3. 비주장행동과 주장행동

비주장행동	주장행동
• 소극적 행동 : 자신이 말하고 싶은 것을 잘 표현하지 못하는 행동 • 공격적 행동 : 상대방에게 상처와 피해를 주더라도 말하고 싶은 것을 표현하는 행동	• 자신의 최대 관심사를 실행할 수 있고, 다른 사람의 권리를 침해하지 않으면서도 자신의 권리를 나타내는 대인관계 행동의 일종 • 비주장행동인 공격적 행동과 소극적 행동 사이의 균형을 유지하는 것 • 소극적 행동과 공격적 행동의 문제점을 줄이고 좋은 점을 살린 행동

4. 주장행동의 구성요소

언어적 요소	비언어적 요소
• 자신에 대해 긍정적으로 생각하고 이야기함 • '나' 진술 • 상대방의 감정 예견 • 자기 노출 • 건설적인 비평의 제공과 비평의 수용 • 칭찬을 주고 받음	• 자연스러운 음성과 손의 움직임 • 말할 때 상대방과 적절한 거리와 시선의 접촉 유지 • 말하고 있는 주제와 일치하는 내용 • 말하고 있는 내용과 일치하는 얼굴 표정과 몸짓 • 똑바른 자세와 신체 선열 유지

5. 주장행동에 대한 오해

① 의사소통은 자기주장적이거나 소극적으로 이원화된다는 오해

② '자기주장적'과 '공격적'이 동일한 뜻으로 들리는 오해

③ 자기주장적인 태도는 비이성적이라는 오해

④ 사람들이 의사소통하거나 자기주장적으로 행동할 때, 그들은 자신들이 원하는 것을 모두 얻는다는 오해

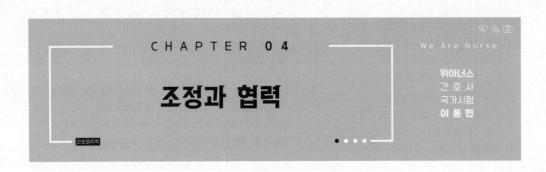

CHAPTER **04**

조정과 협력

We Are Nurse

위아너스
간 호 사
국가시험
이 론 편

간호관리학

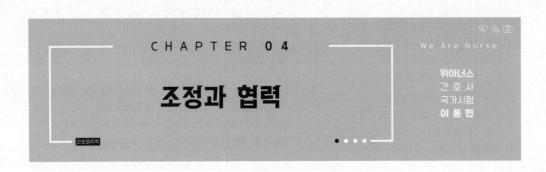 UNIT 01   집단행동

1. 집단행동에 영향을 미치는 요인

집단행동과 성과에 영향을 주는 요인으로는 집단의 규모(구성원의 수), 집단구성원의 특성 (능력, 성격, 가치관, 나이, 성별, 교육수준 등), 지위와 역할, 집단규범, 집단응집력, 리더십 등 이 있다.

2. 집단응집력(group cohesiveness)

① 집단응집력은 집단구성원 간에 느끼는 매력과 집단의 구성원으로 남아 있으려는 정도를 의미한다.

② 집단응집력을 증감시키는 요인

증가 요인	감소 요인
• 집단목표에 대한 동조 • 상호작용의 빈도 증가 • 집단에 대한 개인적 매력 • 집단 간 경쟁 • 호의적인 평가	• 집단목표에 대한 반대 • 대규모화 및 상호작용의 빈도 감소 • 불만족스러운 경험 • 집단 내 경쟁 • 독재적인 지배

UNIT 02   리더의 역할

1. 집단을 효과적으로 관리하기 위한 리더의 역할

① 개인의 목표와 집단의 목표가 조화되도록 집단의 임무를 변화시킴

② 안정성, 신뢰, 지지, 창조성 독려

③ 집단구성원 교육

　㉠ 집단에서의 지도력과 책임감 공유

　㉡ 문제해결 방법, 집단의 기능, 결과적 성과평가법

2. 집단문제 해결을 위한 간호리더의 역할
① 중요한 문제해결 과제가 있을 때에는 여러 안건을 다루지 않고 중요안건에만 전력을 기울임
② 문제 제시는 행동적 언어보다 상황적 언어로 표현
③ 문제의 원인이나 가능한 해결방안을 구체적으로 설명하지 않도록 함
④ 리더 혼자 해결책을 강구하기보다 여러 지식을 통합하고 효과적으로 활용

3. 권력과 리더십의 관계
① 권력은 구성원으로 하여금 리더에게 순종하게 하는 힘으로 어떻게 사용하느냐가 리더의 영향력 행사의 성공과 질을 결정
② 권력은 모든 방향으로 영향을 미치는 개념이나 리더십은 리더가 구성원에게 영향을 미치는 일방적 개념
③ 권력은 조직목표와 일치할 수도 있고 아닐 수도 있으나, 리더십은 반드시 일치해야 함

UNIT 03　임파워먼트

1. 임파워먼트의 정의
① 임파워먼트(empowerment)란 권한위임, 동기부여, 조직개발을 기반으로 한다.
② 실무자들의 업무수행 능력을 향상시키고, 리더가 지닌 권한을 실무자에게 이양하여 그들의 책임 범위를 확대하는 것이다.
③ 구성원들이 보유한 잠재능력 및 창의력을 최대한 발휘하도록 동기부여 하는 방법이다.
④ 권한과 능력이라는 2가지 의미를 부여하는 것이라고 할 수 있다.
⑤ 구성원들에게 자신의 일이 조직의 성패를 좌우한다는 강한 사명의식과 자신이 담당하는 일이 매우 중요하다는 의식을 갖게 한다.
⑥ 업무를 수행하는 개인의 기량(skill) 향상에 초점을 두고 우수한 인력을 양성·확보한다.

2. 임파워먼트의 효과
① 구성원의 보유 능력을 최대한 발휘하게 하고 그들의 직무 몰입을 극대화할 수 있다.
② 업무수행상의 문제점과 그 해결 방안을 가장 잘 아는 구성원들이 대상자들에게 적절하게 대응함으로써 품질과 서비스 수준을 제고할 수 있다.
③ 고객 접점에서의 시장 대응이 더욱 신속하고 탄력적으로 이루어진다.
④ 지시, 점검, 감독, 감시, 연락, 조정 등에 필요한 노력과 비용이 줄어들기 때문에 비용이 절감된다.

3. 간호조직에서 구성원을 임파워먼트시키기 위한 전략
① 정보공개 : 필요한 정보를 간호사 개인이나 팀이 손쉽게 얻을 수 있어야 함
② 내적 보상을 제공함
③ 혁신활동의 지원 : 창의성과 적극성을 발휘할 수 있는 조직분위기 조성

④ 권한을 부여하고 책임감을 느끼도록 함
⑤ 구성원에 대한 개인적인 밀착도를 높임
⑥ 다양한 변화활동에 적극적으로 참여하도록 유도함

4. 임파워먼트 리더십

① 조직구성원에게 업무와 관련된 자율권을 보장하여 구성원의 잠재력을 극대화하는 리더십을 말한다.
② 임파워먼트 리더십의 핵심은 권한의 공유(power sharing)와 혁신에 있다.
③ 임파워먼트 리더는 권한을 하급자에게 줄수록 자신의 영향력이 증대된다는 자신감을 가지고 직무 권한을 하급자와 공유하는 것이다.
④ 하급자들이 자신의 자율적 의사결정으로 업무상의 혁신을 이루도록 촉진한다.

UNIT 04 | 전문직 간 팀워크와 협력

1. 팀의 정의 ★

상호 관련되어 있고 의존적인 인간의 상호작용을 총체적으로 이해하게 하는 시스템 또는 일반적인 목표를 성취하기 위해 함께 작업하는 상호 연관된 사람들을 말한다.

1) 집단과 팀의 차이

특성	집단	팀
목표	구성원의 공동목표가 존재	팀의 공동목표에 몰입하는 상태
과업수행	관리적 요구에 따른 과업을 수행	팀 스스로 설정한 과업을 수행
직무범위	여러 직무를 수행	범위가 넓은 한두 가지 직무를 수행
성과	구성원 개인이 기여한 결과로 얻어짐	팀원 개인의 기여와 공동노력으로 얻어짐
결과의 책임	구성원 개인의 책임	팀원 공동의 책임
통제	감독자가 통제	팀원이 상호통제
리더역할	감독자의 역할	지원자나 촉진자의 역할

2) 팀의 유형

기준	단순한 유형	복잡한 유형
목적/사명	과업 팀	개선 팀
시간	임시 팀	영구 팀
자율성 정도	작업집단	자율관리 팀
권한구조	단순 기능 팀	다기능 팀

① 과업 팀이란 생산이나 서비스 제공 등의 일상적인 업무를 수행할 목적으로 구성된 팀을 의미하며, 개선 팀이란 업무 처리과정의 비효율과 비용 등을 개선할 목적으로 구성된 팀을 말한다.

② 임시 팀은 일시적으로 발생한 문제를 해결하기 위하여 구성되었다가 그 문제가 해결되고 나면 해체되는 데 반해, 영구 팀은 조직이 존재하는 한 계속 존재하는 팀이다.

③ 작업집단은 집단 구성원을 위해서 리더가 결정을 내리고 통제하지만, 자율관리 팀은 팀원이 자율적으로 중요한 의사결정을 할 수 있다.

④ 단순 기능 팀은 유사하고 공통된 기능과 역량이 있는 구성원들로 이루어졌으나, 다기능 팀은 상호보완적인 서로 다른 기능을 가진 구성원들로 구성되어 있다.

2. 팀 구축

1) 팀 구축(team building)의 개념

팀 구축이란 팀이 형성되고 발전되는 과정을 자연적인 프로세스에 맡기지 않고 인위적인 개입을 통해 팀의 형성과 발전과정을 도와주고 촉진하는 활동을 말한다.

2) 팀 구축의 단계

(1) 팀 사명과 활동 규칙의 설정

팀원이 공유할 수 있는 동일한 목표를 설정하고, 팀의 사명이나 역할, 세부목표와 우선순위를 설정한다. 다음으로 팀의 행동규칙을 정한다.

(2) 팀원의 역할과 책임을 규정 ★

팀의 효과성을 높이기 위해 팀원의 역할과 책임을 명확하게 정한다. 즉 누가 팀을 이끌지, 각 팀원은 어떤 역할과 과제를 맡을지를 결정한다.

(3) 팀워크의 촉진

① 피드백을 장려한다.
② 갈등을 해결한다.
③ 창의력을 조성하기 위해 노력한다.
④ 참여적인 의사결정을 한다.
⑤ 팀 성과의 확인과 동기 유지
공동목표의 달성 정도, 팀원의 의사소통 수준, 갈등해결과 팀워크의 유지수준, 결정사항에 대한 팀원의 만족도 등을 평가하고 성과를 공유한다.

3) 팀 리더가 지켜야 할 원칙

① 팀원 개인이 아니라 이슈나 문제 또는 행동에 초점을 둔다.
② 팀원들의 자신감과 자긍심을 높게 유지시킨다.
③ 건설적 인간관계를 형성한다.
④ 개선을 위한 주도권을 행사한다.
⑤ 모범을 보인다.

CHAPTER 05

We Are Nurse

위아너스
간 호 사
국가시험
이 론 편

갈등과 직무스트레스 관리

간호관리학

🔖 UNIT 01 　갈등의 개념 및 원인

1. 갈등의 개념

① 개인 또는 집단 사이의 생각, 태도, 느낌, 행위에 차이가 있을 때 일어나는 과정이다.

② 상반되는 2개 이상의 욕구 또는 동기가 동시에 존재하여 한쪽을 만족하려고 하면 다른 한쪽이 만족하지 않은 상태이다.

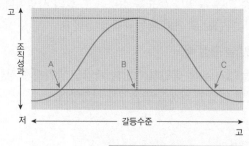

A, C : 갈등으로 인한 조직성과 저하
B : 적절한 갈등수준으로 조직성과 향상

[갈등과 조직성과] -염영희 외, 간호관리학, 수문사

2. 갈등의 원인

1) 개인적 갈등의 원인

(1) 비수락성

의사결정자가 대안의 종류나 결과를 알고는 있으나 만족스러운 대안이 없을 때 발생하는 갈등으로 새로운 대안을 찾아보아야 한다.

(2) 비비교성

의사결정자가 대안들을 서로 비교하였으나 최적의 대안을 판단하기 힘들 때 발생하는 갈등이며 대안들의 전후관계 등을 더욱 면밀하게 분석하고 검토해 보아야 한다.

(3) 불확실성

의사결정자가 대안의 결과를 알지 못할 때 발생하는 갈등으로 각 대안의 결과를 명백하게 하기 위한 탐색과 노력을 해야 한다.

2) 집단 간 갈등의 원인

(1) 업무흐름의 상호의존성

① 한 집단의 업무가 다른 집단의 성과에 따라 좌우될 때 상호의존성이 크고, 상호의존성이 클 경우에 두 집단 간 갈등이 유발될 가능성이 커진다.

② 병원조직에서 진료팀, 약국, 방사선과 등과 간호단위 간의 갈등은 업무흐름의 상호의존성 때문에 기인되는 경우가 많다.

(2) 영역 모호성

조직 내 집단이 역할을 수행하는 데 목표나 과업 또는 책임이 명확하지 않은 상태를 의미한다.

(3) 권력·지위의 불균형

부서나 업무단위 간 권력과 지위의 차이에 대한 인식은 갈등을 발생시키며 각 집단이 지향하는 가치의 차이에 따라서도 집단 간 갈등이 발생한다.

(4) 자원의 부족과 분배의 불일치

자원이 특정 집단에 편중되는 분배의 불일치 문제가 발생하면 집단 간의 갈등이 야기된다.

(5) 지나친 부문화와 집단 이기주의

① 조직이 성장하고 발전함에 따라 각 부서나 업무단위 간에 일종의 벽이 생기고 상호 이해의 폭이 좁아져 갈등 발생의 가능성이 높아진다.

② 조직의 규모가 비대해지면서 지나치게 많은 부서나 팀이 생겨나기 때문에 집단 이기주의가 만연되고 집단 간 갈등이 더욱 심화되는 실정이다.

(6) 의사소통의 장애(의사전달의 왜곡)

(7) 가치관과 태도, 인지의 차이

UNIT 02 갈등의 유형과 수준

1. 갈등의 유형

1) 수직적 갈등(vertical conflict)

① 수직적 갈등은 주로 상위 부서가 하위 부서의 자유재량권을 지나치게 통제하려는 과정에서 발생한다.

② 수간호사와 일반간호사 간의 갈등, 간호부와 간호단위 간의 갈등 등

2) 수평적 갈등(horizontal conflict)

① 자기 부서를 우선으로 생각하고 다른 부서에는 이차적인 관심을 보이는 할거주의에서 발생한다.

② 동일한 수준의 부서 간에 생기는 갈등이다.

3) 라인-스태프 갈등(line-staff conflict)

상대방의 업무를 이해하지 못하거나 업무활동, 전문성, 권위 등과 관련된 영역을 침범함으로써 발생하는 갈등이다.

4) 역할 갈등(role conflict)

① 역할 갈등은 일관성이 없고 부적절한 요구가 있을 때나 구성원의 가치나 윤리적인 신념이 관리자나 관리기관의 신념과 갈등을 빚을 때에 일어난다.

② 많은 기능을 수행하는 과정에서 동시에 서로 다른 기대가 주어질 때 발생하는 갈등이다.

5) 기능적 갈등(functional conflict)

서로 기능이 다른 둘 이상의 집단이 과업을 수행하는 과정에서 발생한다.

6) 경쟁적 갈등(competitional conflict)

① 한 조직에서 여러 집단의 기능이 비슷할 때 발생하는 갈등이다.

② 상호 간의 목표가 부조화를 이룰 때 발생되는 갈등이다.

7) 분열적 갈등(disruptive conflict)

서로의 이익과 승리보다는 상대편을 제거하거나 정복하여 피해를 주는 것이 목적이다.

2. 갈등의 수준

1) 개인 내 갈등

개인이 의사결정을 할 때 우선순위를 결정할 기준이 모호한 경우 발생하는 갈등

2) 개인 간 갈등

두 개인이 동일한 문제에 불일치할 때 발생하는 갈등으로 관리자의 갈등해결 수완이 요구 됨

3) 집단 간 갈등

조직에서 집단 간에 발생하는 갈등(간호팀과 의료팀 간의 갈등, 간호단위 간의 갈등)

4) 조직 간 갈등

조직과 경쟁 조직 간의 갈등, 노동조합과 조직 간의 갈등을 예를 들 수 있다.

3. 갈등의 기능

1) 갈등의 순기능

① 건설적 갈등은 조직의 발전과 쇄신을 가져온다.

② 생동감 있는 조직이 되어 잠재적 능력과 재능을 계발하는 계기를 마련해준다.

③ 조직의 생산성과 안정성을 증가시켜 조직운영을 원활하게 해준다.

④ 관리자의 부하에 대한 엄격한 감독을 완화시킬 수 있다.

2) 갈등의 역기능

① 조직의 불안감을 조성하고 쇄신과 발전을 저해한다.

② 구성원의 편협성을 조장한다.

③ 직원의 사기가 저하되어 조직의 위계질서가 흐트러질 수 있다.

④ 행정능률의 향상을 방해하여 조직목표 달성을 저해한다.

🔬 UNIT 03 갈등의 해결방안

1. 개인 간의 갈등관리 유형

어떤 개인이 상대방과의 불일치에 직면했을 때 자신의 관심사를 충족시키는 방법과 자신이 양보하여 상대방의 관심사를 충족시키는 2가지 방법이 있다.

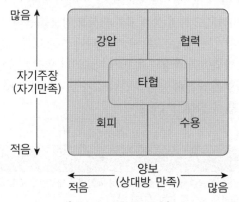

[개인 간의 갈등관리 유형] −김인숙 외, 간호관리학, 현문사

1) 협력형(collaborating)

① 협력형은 협조형이라고도 하며 자신과 상대방의 관심사를 모두 만족시키려는 소위 쌍방승리(win-win) 유형이다.

② 협력형은 문제를 단편적으로 보지 않고 총체적으로 다루기 때문에 장기적인 효과가 있는 큰 장점이 있는 반면에, 시간이 오래 걸린다는 단점이 있다.

③ 문제가 불명확하거나 복잡할 경우에는 협력형이 매우 적절하지만, 서로 상반된 가치관 때문에 발생하는 갈등 관리 방안으로는 부적합하다.

2) 수용형(accommodating)

① 수용형은 배려형, 온화형, 순종형이라고도 하며 상대방의 관심사를 충족시키기 위해서 자신의 관심사를 양보하거나 포기하는 lose-win 방법이다.

② 수용형은 갈등을 신속하게 해소하여 협동을 가능하게 한다는 장점이 있지만, 중요한 문제를 소홀하게 다룰 수 있는 일시적인 대안이다.

3) 강압형(forcing)

① 강압형은 지배형, 강요형, 압박형이라고도 하며 상대방을 압도함으로써 자신의 관심사를 충족시키는 win-lose 유형이다.

② 강압형의 장점은 신속성이지만 상대방의 분노와 원망을 초래할 수 있는 단점이 있다. 따라서 공개적이고 참여적인 분위기에서의 갈등관리 방식으로는 부적합하다.

4) 회피형(avoiding)

① 회피형은 직면한 문제를 피하여 갈등현장을 떠남으로써 자신과 상대방의 관심사를 모두 무시한다.

② 갈등을 일으키는 문제가 사소한 것이거나 갈등을 피하는 것이 오히려 이익이 될 경우에 적합한 관리방안이다. 그러나 매우 중요한 문제조차 피해버릴 가능성도 있어서 갈등이 근본적으로 해결되지 않는다.

5) 타협형(compromising)

① 타협형은 협상형이라고도 하며 상호 교환과 상호 양보를 통해 자신과 상대방의 관심사를 부분적으로 만족시키는 형으로 갈등상황 처리에 가장 보편적으로 사용되는 방법이다.

② 타협은 민주적인 방법이며 쌍방의 목표가 다르거나 힘이 비슷할 때 적절한 갈등관리 방법이지만 잦은 타협은 오히려 우유부단한 결과를 가져와서 때로는 문제해결을 위한 창의적인 방안의 도출을 방해하기도 한다.

[갈등관리 유형과 상황의 적합성]

갈등관리 유형	적합한 상황
협력형	① 양측의 관심사가 너무 중요하며 통합적인 해결안을 도출해야 할 때 ② 양측의 관여를 확보하고자 할 때
수용형	① 논제가 상대방에게 더 중요할 때 ② 다음 논제에 대한 사회적 신용을 얻을 필요가 있을 때
강압형	① 신속하고 결단성 있는 해결이 필요할 때 ② 비용절감이나 규칙 강요와 같은 인기 없는 조치를 시행할 때
회피형	① 논제가 사소하고 다른 논제의 해결이 더 급할 때 ② 사람들을 진정시키고 생각을 가다듬게 할 필요가 있을 때
타협형	① 복잡한 문제에 대해 잠정적 해결이 필요할 때(임기응변적 해결이 요구될 때) ② 협상력이 동등한 상대방과 상호배타적인 목표를 달성하기 위해 노력할 때

2. 집단 간 갈등의 해결방법

1) 대면(confrontation)을 통한 문제해결

갈등을 겪는 집단들을 직접적으로 대면시킴으로써 서로의 입장을 밝히고 갈등의 원인을 규명하여 해결하려는 방법이다.

2) 상위목표(superordinate goals)의 설정(공동목표설정)

집단 간 갈등을 초월해서 두 집단이 서로 협조하여 달성할 수 있는 상위목표를 설정하여 집단 간 단합을 조성하는 방법이다.

3) 자원의 확충

자원의 공급을 늘려 자원 분배에 대한 집단 간 과도한 경쟁을 감소시킴으로써 갈등을 해결할 수 있다. 예산의 증액, 간호사의 증원이나 승진기회 확대가 이에 속한다.

4) 제도화

직무분석에 따른 합리적 업무분담과 상벌·승진·보상에 대한 공식적인 규정과 절차를 만들고 이에 따르게 하면 갈등을 줄일 수 있다.

5) 권한 사용

상급자가 권한을 사용하여 갈등을 해결하는 방법으로 가장 오랫동안 빈번하게 사용한 방법이다.

6) 커뮤니케이션의 활성화(의사소통의 활성화)

집단 간에 의사소통이 잘된다면 이미 발생한 갈등을 상호협상과 타협으로 해결할 수 있다.

7) 조직구조의 혁신

업무의 흐름에 따라 업무순서를 바꾸거나 구성원들의 근무부서를 이동시킴으로써 갈등부서끼리 직원을 교환하거나 부서 간 갈등을 중재·조정하는 상급 조정자를 두거나 상설 조정기구를 설치할 수도 있다.

💊 UNIT 04   직무스트레스

1. 직무스트레스의 개념

조직에서 직무와 관련하여 발생하는 스트레스로 정상적 흐름을 방해하는 내외적 사건으로 인한 항상성의 파괴 상태, 자극과 유기체 간의 상호작용, 생리적·정신적·행동적 반응을 의미한다.

2. 직무 스트레스 요인

① 개인차원 : 역할과중, 역할갈등, 역할모호성, 역할 발휘미비, 책임감
② 집단차원 : 집단응집력 결여, 집단 내·집단 간의 갈등, 지휘·신분상의 문제
③ 조직차원 : 조직분위기, 조직구조 및 설계, 경영관리스타일, 인사정책 및 보상제도, 설비 및 기술수준, 물리적 환경

3. 직무 스트레스가 직무와 조직에 미치는 영향

① 직무만족과 직무몰입 감소
② 책임감 감소, 일탈행위 증가, 근무태만
③ 의사소통 단절과 대인관계 악화, 비능률적인 업무관계
④ 판단오류, 의사결정의 과오 유발
⑤ 결근율 상승
⑥ 성과와 생산성 저하
⑦ 사고 발생

4. 간호사의 직무 스트레스 관리방안

① 간호사 개인의 스트레스 적정 수준의 제고
② 직무분석과 직무설계
③ 적정 수준의 간호인력 확보와 업무량 감소
④ 보상체계의 개선을 통한 공정한 보상
⑤ 체계적인 훈련과 경력개발
⑥ 분권화와 참여적 관리
⑦ 간호관리자의 리더십과 관리능력 개발
⑧ 간호사를 위한 지지집단의 활용
⑨ 스트레스 수용 능력 개발
⑩ 개방적인 의사소통 실시
⑪ 공정한 인사관리와 적재적소의 배치 실현
⑫ 간호단위의 응집력 증진
⑬ 물리적인 업무환경의 개선

5. 간호현장에서의 의사소통 활용 ★★★★

① 간호보고, 직무기술서, 인수인계, 건의함, 핸드북, 회의, 게시판, 위원회, 구내방송, 기관소식지 등
② 오류, 선입견, 왜곡 등의 커뮤니케이션 장애가 발생되는 경우에 활용

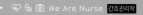

♡ ℞ ⓘ We Are Nurse 간호관리학

단원별 문제

01 다음 중 동기부여 이론에 대한 설명으로 옳은 것은?

① 기대이론에서 유의성은 특정한 행동을 통하여 어떤 것을 얻고자 하는 확률로 설명된다.
② 긍정적 강화이론에서 바람직하지 못한 행동을 감소시키고 새로운 행동을 가르쳐주는 처벌의 효과를 설명한다.
③ X-Y 이론에서 관리자는 X이론 또는 Y이론으로 구분되는 이분적인 성향을 가진다고 설명한다.
④ 동기-위생이론에서 동기요인이 충족되지 못하면 불만족의 원인이 된다고 설명한다.
⑤ ERG 이론에서 높은 단계의 욕구가 충족되지 못하면 낮은 단계의 욕구단계로 방향이 전환된다고 설명한다.

해설 ⑤ 매슬로우 욕구 5단계 이론의 높은 단계를 충족한 욕구는 낮은 단계로 퇴행하지 않는다는 한계점을 보완하여, 좌절-퇴행요소가 추가된 ERG이론이 등장하게 되었다.
① 특정한 행동을 통하여 어떤 것을 얻고자 하는 확률로 설명되는 것은 기대감이다.
② 긍정적 강화이론에서 바람직한 행동을 강화시키고 새로운 행동을 가르쳐주는 것은 보상의 효과이다.
③ 인간의 본성이 X이론 또는 Y이론으로 구분되는 이분적인 성향을 가지며 관리자는 구성원의 본성에 맞게 지휘해야 한다는 것이 X-Y 이론이다.
④ 동기요인이 충족되지 못하여 만족을 느끼지는 못한다고 불만족이 발생하지는 않으며 위생요인이 충족되지 못하면 불만족의 원인이 된다고 설명한 것이 동기-위생이론이다.

02 거래적 리더십에 대한 설명으로 옳은 것은?

① 개별적 관심을 가진다.　② 성과를 내면 합당한 보상을 한다.
③ 지적 자극을 준다.　④ 구성원을 동기부여한다.
⑤ 매우 높은 이상적 목표를 추구한다.

해설 거래적 리더십은 성과를 낸 행동에 대한 보상을 통해 구성원을 동기부여 시키는 것이다. 현대적 리더십의 대표적인 유형인 변혁적 리더십과 가장 많이 비교되는 것이 거래적 리더십이며 이러한 유형으로 두 가지 리더십을 비교하여 문제가 출제될 수 있다.
①③④⑤는 모두 변혁적 리더십에 관한 내용이다.

03 동기부여 이론 중에서 다음과 같이 주장한 이론가로 옳은 것은?

구성원이 바라는 보상이 바로 제공되지 않더라도 업무를 완수하고 난 후 원하는 바를 얻을 수 있다는 기대감이 있으면 직무에 몰입하게 되고 혹은 원하는 바를 얻은 후에 또 다른 기대감이 만들어지지 않으면 근무 의욕이 떨어진다.

① 마슬로우(A. Maslow)
② 브룸(V. Vroom)
③ 허즈버그(F. Herzberg)
④ 맥클리랜드(D. Mcclelland)
⑤ 아지리스(C. Argyris)

> **해설** 기대감이라는 단어가 보이면 우선적으로 브룸(V. Vroom)의 기대이론이 답이 될 수 있음을 염두에 두어야 한다. 또한 기대이론의 5가지 변수도 각각 모두 숙지해두어야 하는 내용이다.

04 관리자와 리더의 역할 중 리더의 역할인 것은?

① 관리자의 지위에 수반되는 권한에 기인한 합법적 권력을 지닌다.
② 자발적 추종자뿐만 아니라 비자발적 추종자도 지휘한다.
③ 미래의 전망을 내다보고 변화와 쇄신을 추구한다.
④ 통제, 의사결정, 의사분석, 결과를 강조한다.
⑤ 지도자보다 합리성과 통제를 위한 더 큰 공적 책임을 지닌다.

> **해설** ①②④⑤ 관리자의 역할에 대한 설명이다.
> 리더와 관리자를 비교하는 문제로 리더는 위임된 권한은 없지만 영향력(power)과 같은 다른 의미의 권력을 지니며 관리자보다 더 폭넓고 다양한 역할을 지닌다.

05 McClleland의 성취동기이론에 대한 설명으로 옳지 않은 것은?

① 높은 권력 욕구를 가진 사람은 영향력과 통제를 행사하는데 관심을 갖고 리더로 나서기를 원한다.
② 높은 성취 욕구를 가진 사람은 과업지향성, 결과에 대한 관심도 및 미래지향적 태도를 갖는다.
③ 높은 성취 욕구를 가진 사람은 조직이나 집단에 소속되기를 원하거나 다른 사람과 상호관계를 맺으려고 한다.
④ 높은 친교 욕구를 가진 사람은 존경받기 원하고, 집단의 규범에 반대되는 결정이나 행동을 피한다.
⑤ 높은 권력 욕구를 가진 사람은 개인의 위신과 권력에 관심이 많아 지도자의 일을 찾아 수행하려 한다.

해설 ③은 친교욕구를 가진 사람에 대한 설명이다. 성취욕구란 무엇을 이루어내고 싶은 욕구로서, 이 욕구는 선천적이라기보다는 사회생활을 하면서 학습을 통해 습득된 것이다.

06 블레이크(R.R. Blake)와 무턴(J.S. Mouton)의 관리그리드이론 중 인간에 대한 관심과 생산에 대한 관심이 모두 높으며 구성원들에게 공동목표와 상호의존관계를 강조하고 상호신뢰를 중시하는 리더십은?

① 인기형　　　　　　　　　② 타협형
③ 팀형　　　　　　　　　　④ 무관심형
⑤ 과업형

해설 ③ 팀형(9·9형) : 인간과 생산 모두에 대한 관심이 매우 높다. 리더는 구성원과 조직의 공동목표 및 상호 의존 관계를 강조하고, 상호 신뢰적이고 존경적인 관계와 구성원의 몰입을 통하여 과업을 달성하는 리더십이며 관리격자이론에서 가장 이상적인 지도성 유형으로 볼 수 있다(팀 경영형).
블레이크(R.R. Blake)와 무턴(J.S. Mouton)은 리더의 행동 유형을 더욱 구체화하여 리더십 행동을 유도하기 위해 오하이오 주립대학의 구조주도형과 배려형 리더십 이론을 확대하여 관리격자 이론을 개발하였다.
① 인기형(1·9형) : 리더는 인간에 대한 관심은 매우 높으나 생산에 대한 관심은 매우 낮다. 리더는 부하와의 만족한 관계를 위하여 부하의 욕구에 관심을 갖고, 편안하고 우호적인 분위기로 이끈다. 업무에 관심이 없다(컨트리클럽 경영형).
② 타협형(중도형, 5·5형) : 리더는 생산과 인간에 대해 적당히 관심을 갖는다. 그러므로 리더는 과업의 능률과 인간적 요소를 절충하여 적당한 수준에서 성과를 추구한다(조직-인간 경영형).
④ 무관심형(1·1형) : 리더의 생산과 인간에 대한 관심이 모두 낮아서 리더는 조직구성원으로서 자리를 유지하기 위해 필요한 최소한의 노력과 관심을 기울이는 무력한 지도성 유형이다(무기력한 경영형).
⑤ 과업형(9·1형) : 리더는 생산에 대한 관심이 매우 높으나 인간에 대한 관심은 매우 낮다. 리더는 일의 효율성을 높이기 위해 인간적 요소를 최소화하도록 작업조건을 정비하고 과업수행 능력을 가장 중요하게 생각한다(권위-복종형).

07 협상에 관한 설명으로 옳지 않은 것은?

① 자기 입장을 고집한다.
② 이슈에 초점을 맞춘다.
③ 비난하는 말을 삼간다.
④ 경쟁보다는 협력을 촉진한다.
⑤ 협상을 통해 서로 간의 신뢰를 형성한다.

해설 ① 자기 입장만을 내세우고 고집하는 것은 협상으로 볼 수 없다.
[협상의 개념]
(1) 협상(bargaining negotiation)은 한쪽에서 제안하고 다른 한쪽에서 다른 제안을 할 때 상호 양보하여 합의점에 도달하는 방법이며 토론을 통한 타협을 말한다.
(2) 합의점이 양 집단에 이상적인 것이 아니기 때문에 승자도 패자도 없으며 결국 양측 모두 어느 정도의 양보가 필요하다.

08 민주적 지도자에 관한 설명으로 옳지 않은 것은?

① 의사결정의 권한을 집단에 위임한다.
② 나보다 우리를 강조하며 건설적 비평을 한다.
③ 지시를 거의 하지 않는다.
④ 경제적 보상과 자아보상을 제공한다.
⑤ 함께 의사결정을 하기위해 노력한다.

해설 ③ 지시를 거의 하지 않는 것은 자유방임형 지도자의 특징이다.

09 심장마비와 같은 위급한 상황에 처했거나 시간에 쫓기는 업무를 기한에 완수해야 할 경우 유용한 리더십 유형은?

① 자유방임형 리더십   ② 관계지향형 리더십
③ 권위형 리더십   ④ 민주적 리더십
⑤ 참여적 리더십

해설 권위형 리더십은 전제적 리더십, 독재형 리더십이라고도 하며, 리더는 그 추종자의 의견을 잘 들으려 하지 않으며, 모든 조직의 목표와 방침 및 작업과제를 직접 결정하고, 업무성취 지향적이다. 구성원이 미숙하거나 위기상황과 같은 특수 상황에서 유용한 리더십이다.

10 동기유발에 관한 이론은 내용이론과 과정이론으로 구분할 수 있는데, 다음 중 내용이론에 해당하지 않는 것은?

① 매슬로우의 욕구계층이론
② 앨더퍼의 ERG이론
③ 허즈버그의 2요인이론
④ 브룸의 기대이론
⑤ 맥그리거의 X-Y이론

해설 ④ 브룸의 기대이론은 과정이론에 해당한다.
동기부여이론은 크게 내용이론과 과정이론으로 나뉘는데, 무엇이 동기를 불러일으키는지를 다루는 내용이론과 인간의 행동이 어떤 과정을 통해서 유발되는지, 즉 동기부여가 일어나는 과정을 다루는 과정이론으로 구분된다.
㉠ 내용이론 : 매슬로우의 욕구단계이론, 허즈버그의 동기-위생 2요인이론, 앨더퍼의 ERG이론, 맥클리랜드의 성취동기이론, 맥그리거의 X-Y이론, 아지리스의 성숙-미성숙이론
㉡ 과정이론 : 아담스의 공정성이론, 브룸의 기대이론, 로크의 목표설정이론, 스키너의 강화이론

11 다음은 무엇을 설명한 것인가?

> • 정보가 빠르게 전달된다.
> • 정보가 선택적이며, 임의적으로 전달된다.
> • 직원의 50%가 이것을 통해 정보를 얻는다.

① 비공식적 의사소통　　　　② 수직적 의사소통

③ 공식적 의사소통　　　　　④ 수평적 의사소통

⑤ 상향적 의사소통

해설　비공식적인 의사소통에 대한 설명이다. 대표적인 비공식적 의사소통 기법은 그레이프바인이며 약 75%의 정확성을 보인다.

12 간호사에게 자기주장 기법이 필요한 이유로 옳지 않은 것은?

① 간호진단을 내리는데 필요하다.

② 전문직으로서 간호행위에 책임지는 태도를 활성화시키기 위함이다.

③ 능동적이고 생산적인 인간관계 형성에 필요한 요소이다.

④ 간호업무를 위한 의사소통 증진과 인간관계 개선에 필요한 요소이다.

⑤ 스스로의 정신건강의 증진에 필요하다.

해설　자기주장과 간호진단과는 거리가 멀다. 이외에도 스스로의 정신건강의 증진, 간호업무의 향상, 자기능력의 신장을 위해 간호사에게 자기주장 기법이 필요하다.

13 다음 지문에서 설명하는 의사소통 유형으로 옳은 것은?

> 리더가 없고, 의사소통 속도가 느리며 만족도가 높다.

① 나선형　　　　　　　　　② 사슬형

③ 원형　　　　　　　　　　④ 수레바퀴형

⑤ 완전연결형

해설　[원형(Cycle type)]
권력의 집중이나 지위의 상하가 없이 특정 문제해결을 위해서 구성된 조직에서 발생한다. 즉, 구성원 간의 신분적 서열이 없고 중심인물이 없는 상태에서 나타나는 형태로서 정보의 전달, 문제해결 등이 느리지만 구성원의 만족도가 높다.

14 다음은 행위이론의 지도성 유형에 대한 설명이다. 다음의 특성을 지닌 유형은 무엇인가?

> • 리더는 의사결정에 전적으로 관여하지 않고 수동적이다.
> • 국외자로 행동하고 집단구성원의 자의적 활동을 허용한다.
> • 구성원 개인은 개인대로 행동한다.
> • 리더는 자기의 역할을 포기하는 소극적인 지도성이다.

① 유인형   ② 자유방임형
③ 무기력관리형   ④ 전제형
⑤ 민주형

해설   자유방임형은 통제가 거의 없고, 리더는 거의 지시를 하지 않으며 자기지시적 상황에서 창의성과 생산성이 높다.

15 피들러(Fiedler)의 상황적합성 이론에서 리더십의 성과에 영향을 미치는 것이 아닌 것은?

① 부하의 성숙도
② 리더의 직위권한
③ 과업의 구조화정도
④ 리더와 구성원의 관계
⑤ LPC점수에 따른 리더의 리더십유형

해설   ① 부하의 성숙도는 허쉬와 브랜챠드의 상황대응 리더십에 해당하는 내용이다. 상황대응 리더십이론의 초점은 리더십 효과가 부하의 성숙도 수준에 달려 있으며 하급자의 성숙도를 높이는 것이 리더의 임무라고 하였다.
⑤는 상황적합성 이론의 원인변수에 해당하고 ②③④는 상황적 매개변수에 해당한다.
[피들러(F. Fiedler)의 상황적합성 이론]
㉠ 기존의 리더십 유형이론을 반박하고 효과적인 유형은 상황에 따라 달라진다는 상황과 유효한 리더십의 관계를 주장하였다.
㉡ 최초로 상황변수를 도입하여 리더와 상황과의 적합관계가 리더십 유효성에 가장 중요함을 밝혔다.

16 결과가 원하는 것과 다르게 나왔을 때 자신의 투입과 과정이 불공평하다고 느껴질 때 왜곡 한 것은?

① 투입의 변경   ② 결과의 왜곡
③ 산출의 변경   ④ 자신의 투입과 결과의 왜곡
⑤ 직장이동

해설 공정성 이론에서 불공정성을 감소할 수 있는 방안에 대해 알고 있는지를 묻는 문제이다. 공정성 이론은 중요도와 빈도수가 매우 높은 내용으로 꼼꼼하게 잘 숙지해두는 것이 좋다.

[공정성이론에서 불공정성 감소 방안]

ⓐ 투입의 변경

구성원이 업무과다와 급여부족을 느낀다면 그들은 생산성을 감소시킬 것이며 보상을 잘 받는다고 느낀다면 업무수행을 증진하기 위해 노력할 것이다.

ⓑ 결과의 변경

노조의 압력 등으로 임금인상이나 작업조건을 개선하는 경우, 특히 이것이 다른 산업이나 조직과의 불공정성을 없애기 위한 것일 때 해당된다.

ⓒ 자기 자신의 투입이나 결과의 왜곡

• 죄의식을 극복하기 위한 왜곡이며, 인지적으로 투입과 산출을 변형시키고 왜곡해서 동일한 결과를 얻을 수 있다고 생각한다.

• "내가 하는 일이 더 중요하니까 다른 사람들보다 보상을 더 많이 받아도 된다."가 좋은 예이다.

ⓓ 직장이동

사람들은 극한 불공정성이 없는 한 조직을 쉽게 떠나지는 않지만 한계에 도달했을 때는 직장을 떠나 다른 곳을 찾게 된다.

ⓔ 타인의 투입이나 결과의 왜곡

불만족을 극복하기 위한 왜곡으로 비교대상인 타인이 실제보다도 열심히 일하므로 보상을 많이 받는 것은 당연하다고 믿는 것이 이에 해당한다.

ⓕ 준거인물의 변경

기준이 되는 비교대상을 변경함으로써 불공정성을 줄일 수 있다.

17 A병동 간호사들은 5년간 함께 일해 왔으며 매우 협동적으로 일하고 있다. 수간호사가 다음 달 근무표를 짜려고 할 때 어떤 리더십을 사용하는 것이 좋은가?

① 지시적 리더십　　　　　　② 설득적 리더십

③ 참여적 리더십　　　　　　④ 위임적 리더십

⑤ 권위적 리더십

해설 "5년간 함께 일했다"라고 하는 것은 능력이 있다라는 뜻으로 볼 수 있고 "매우 협동적으로 일한다"는 구성원의 동기 또는 의지가 강한 것으로 볼 수 있음으로 구성원의 구분 중 M4에 해당한다고 볼 수 있다. 성숙한 구성원에게 적절한 리더십은 위임적 리더십이다.

구분	M1(지시적)	M2(설득적)	M3(참여적)	M4(위임적)
구성원의 능력	없음	없음	있음	있음
구성원의 동기	약함	강함	약함	강함

간결 간호사 국가시험대비
간호관리학

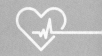

통제

PART

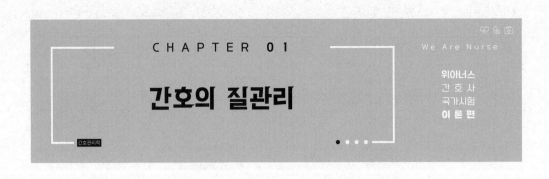

CHAPTER 01

간호의 질관리

간호관리학

We Are Nurse

위아너스
간 호 사
국가시험
이 론 편

UNIT 01 　통제의 개념 ★★★★★★

1. 통제의 정의 ★★★

① 통제기능은 지휘기능의 연속이며 조직구성원들이 조직목표 달성을 위해 맞게 행동하는지
　를 확인하는 시스템이다.

② 통제는 업무수행 증진을 위해 설정한 목표를 성취하는 정도를 측정하고 업무수행을 증진
　시키기 위해 필요한 교정적 행동을 적용하는 과정이다.

③ 조직구성원들이 조직목표를 달성하기 위해 계획한 대로 행동하고 있는지를 확인하고, 차
　이가 있으면 수정하는 관리활동이다.

④ 통제의 목적은 통제관리 활동을 통하여 조직의 목표가 달성되도록 하는 데 있다.

2. 통제의 필요성 ★

① 급변하는 의료환경에 따른 조직환경의 불확실성

② 조직규모의 증대로 인한 조직구성원의 다양한 역할과 활동에 따른 관리

③ 인간능력의 한계로 조직구성원들은 실수나 오류를 범할 수 있음

④ 권한위임과 분권화의 증대로 인해 최종책임자의 통제장치가 필요

⑤ 비용효과적인 관리의 필요성 증대

⑥ 개인목표와 조직목표의 불일치를 줄이기 위해

⑦ 외부평가 및 객관적인 평가의 강화를 위해

3. 통제의 과정 ★★

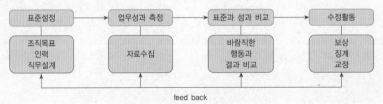

[통제기능의 과정 및 요소] −염영희 외, 간호관리학, 수문사

1) 표준설정

① 표준은 목적이 있고 측정할 수 있고 성취할 수 있어야 한다.

② 표준은 간호조직에서 반드시 성취해야 할 실무내용과 성취 가능한 목표를 확인하여 간호사의 행위, 방향을 제시하는 것이며 업무수행의 질을 측정하는 기준이다.

2) 업무성과의 측정

(1) 측정방법

① 실제 결과 측정에 관리자가 많이 이용하는 방법은 환자나 직원 챠트기록에 대한 직접 관찰, 통계보고, 구두보고 및 서면보고 등이다.

② 이상 여러 가지 방법을 함께 사용하는 것이 바람직하다.

(2) 측정대상

① 통제를 효과적으로 하려면 조직의 목표달성을 정확하게 반영할 수 있는 측정대상을 선정하는 것이 매우 중요하다.

② 구체적 숫자로 나타낼 수 있고 업무수행 결과를 대표할 수 있도록 한다.

3) 표준과 성과 비교

표준과 객관적으로 수집된 업무수행 결과 자료를 비교하여 평가하는 단계이다.

4) 수정활동

목표를 달성하지 못하였을 때는 표준을 교정하거나 행동수정을 위한 활동이 일어나야 한다.

4. 통제의 원칙

① 통제는 미래지향적이어야 한다.

② 활동의 특성을 반영할 수 있도록 특수한 상황에 대한 설계이어야 한다.

③ 융통성 있는 대안으로 유연한 통제가 되어야 한다.

④ 통제는 목적적이고 객관적이어야 한다.

⑤ 모니터링이 초기와 중요시점에서 확인되어야 한다.

⑥ 통제는 경제적으로 적절성을 갖추어야 한다.

⑦ 업무의 책임소재를 확인하여 교정행동이 가능하여야 한다.

⑧ 조직문화에 적합해야 한다.

5. 통제과정 수행 시 나타날 수 있는 역기능

① 경직된 관료적 행동으로 인한 비효과적인 통제시스템 문제를 야기할 수 있다.

② 표준에 대한 선택적 주의집중에 따른 단기적·전략적 행동에 그칠 수 있다.

③ 지나친 성과 중심이나 불이익을 당할 것을 우려하여 자료를 조작하거나 저항적 행동을 유발할 수 있다.

6. 통제의 기법

1) 재무적 통제

① 비용효과분석(CEA) : 투입은 화폐단위, 산출은 비화폐단위(ex.간호사업)
② 비용편익분석(CBA) : 투입과 산출 모두 화폐단위
③ 기획예산제도 (PPBS) : 장기적인 계획수립과 단기적인 예산편성을 유기적으로 연관시킴
④ 작업망 체계모형(PERT) : 불확실한 상태에서 기획과 통제를 하는데 사용되는 기법
⑤ 주경로기법(CPM) : PERT와 유사하나 프로젝트를 위한 하나의 완성시간만을 추정하는 방법
⑥ 흐름도(Gant chart) : 계획한 업무의 순서와 책임 등을 날짜별로 기록하여 그 흐름을 파악하고, 각 부서 간의 협조를 원활하게 할 수 있게 하는 방법

2) 관리감사제도

① 조직의 전체시스템과 하위시스템을 검토함으로써 조직의 목적성취도, 능률성, 공익성을 평가하는 제도이다.
② 효율적인 관리체계, 질 관리 등

3) 인적자원회계

① 조직구성원을 인적자원으로 보는 관점에서 직원들의 기술, 능력, 사기 등을 재산으로 고려하는 것이다.
② 인력정책, 성과평가, 교육훈련을 통한 직원의 능력개발수준, 직원훈육 등

UNIT 02 　의료의 질관리

1. 질(quality)의 개념 ★

① 어떤 사물의 유용성, 내용의 좋고 나쁨, 가치, 등급, 속성 따위를 의미한다.
② 설정된 표준이나 기준 또는 규격에 얼마나 적합한지 측정한 것이다.
③ 간호의 질은 일반적으로 인정된 양질의 간호실무에 대한 표준과 기대되는 결과의 일치 정도를 의미한다.

2. 의료의 질 구성요소 ★★

1) 효과성(effectiveness)

① 건강 수준의 향상에 기여한다고 인정된 의료서비스의 수행 정도
② 업무가 인간에게 미치는 영향
③ 목표의 적절성
④ 장기적 결과
⑤ 인간주의적이며 이상적인 가치 등 올바른 산출과 관련된 개념

2) 효율성(efficacy)

   ① 의료서비스의 제공 시 자원이 불필요하게 소모되지 않고 효율적으로 활용되었는지에 대한 정도

   ② 최소 자원의 투입으로 최대의 건강수준을 얻을 수 있는 정도

3) 기술 수준(technical quality)

   ① 의료서비스의 기술적인 수준

   ② 과거 서비스의 질은 이 부분만을 강조함

4) 접근성(accessibility)

   시간이나 거리 등의 요인에 의해 의료서비스의 이용에 제한을 받는 정도

5) 가용성(availability)

   필요한 서비스를 제공할 수 있는 여건의 구비 정도

6) 적정성(optimality)

   건강 개선과 그 건강 개선을 얻는 비용 간의 균형

7) 합법성(legitimacy)

   윤리적 원칙, 가치, 규범, 풍속, 법과 규제에서 표현된 사회의 선호도에 대한 순응

8) 지속성(continuity)

   의료서비스의 시간적, 지리적 연결 정도와 상관성

9) 적합성(adequacy)

   대상 인구 집단의 요구에 부합하는 정도

10) 형평성(equity)

   보건의료의 분배와 주민 혜택에서 공정성을 결정하는 원칙에 대한 순응

11) 이용자 만족도(consumer satisfaction)

   의료서비스에 대한 이용자의 판단

12) 쾌적한 환경

   편안하고 안락한 의료환경을 제공하는 정도

13) 수용성

   환자가 얼마나 받아들이느냐의 정도(의료의 효과에 대한 환자와 환자 가족의 기대)

3. 질 보장(QA)과 총체적 질 관리(TQM)

1) QA와 QI

① QA(Quality Assurance, 질 보장) : 양질의 간호를 제공하기 위해 우수한 간호표준을 설정하여 시행된 간호의 질을 평가함으로써 질적 향상 추구
② QI(Quality Improvement, 질 향상) : QA보다 다양하고 광범위한 방법으로 의료사업과 고객서비스 개선·표준을 초월하여 좀더 양질의, 광의적인 서비스를 위하여 지속적인 질 향상을 추구하는 기법

2) TQM(Total Quality Management, 총체적 질 관리) ★

(1) 개념 : TQM은 지속적인 질 향상(CQI;Continuous Quality Improvement) 관리과정

① 고객의 기대를 능가하려고 지속적으로 질 향상을 추구하는 과정이라고 정의할 수 있으며 CQI는 TQM의 하나의 지원기법으로서 현재 이 두 용어는 동의어로 사용된다.
② 전체 조직 차원에서 지속적으로 상품이나 서비스의 질 향상 노력을 기울이는 체계적 과정이다.
③ 총체적 질 관리는 병원의 모든 구성원들이 참여한다.
④ 문제가 확인되지 않더라도 지속적인 질 향상의 추구가 목적이다.
⑤ 환자를 포함한 모든 고객의 서비스를 개선한다.
⑥ 임상·비임상을 포함한 조직 전반을 대상으로 한다.

(2) 총체적 질 관리를 성공적으로 이끌기 위한 요소

① 의사소통의 적극적 참여 유도
② 탁월한 리더십, 인내와 기술을 요함
③ 고객은 적시성, 예의, 유연성, 대응성, 접근가능성, 일관성, 이해가능성에 더 많은 관심을 갖는다는 것을 알아야 함
④ 고객의 기대치 확인은 설문조사, 초점그룹 면담, 환자서비스 직원조사 등을 통하여 함

(3) 질 보장(QA)과 총체적 질 관리(TQM) 비교 ★★★★

구분	질 보장(QA)	총체적 질 관리(TQM)
목표	• 환자진료의 질 향상	• 환자와 고객을 위한 모든 서비스와 진료에 대한 질 향상
범위	• 임상적 의료의 과정 및 결과 • 환자에게 취해진 활동	• 임상·비임상을 포함한 조직 전반 • 질 향상을 위해 취해진 모든 활동
목적	• 특정 범위를 벗어난 결과를 초래한 개인과 특별한 원인을 규명 • 문제해결 위주의 질 관리	• 지속적인 질 향상 • 특별한 것과 일반적인 원인 모두 강조, 대부분 일상적인 원인에 주의를 더 기울임
중점	• 결과를 중시 • 표준에 미달 된 직원교육	• 과정을 향상시키기 위한 예방과 계획 • 과정과 결과를 모두 중시
참여자	• QA프로그램, 임명된 위원회 • 기준에 못 미친 직원은 참여가 제한 됨	• 과정에 관여하는 모든 사람 • 전체 직원 참여

4. 질 향상 활동과정

① 문제의 발견
② 개선활동을 위한 주제의 우선순위 결정
③ 문제에 대한 명확한 분석
④ 실제 현황을 조사하기 위한 자료 수집
⑤ 자료를 분석하고, 바람직한 조직의 성과와 비교함으로써 차이를 인식
⑥ 조직의 개선과제를 명확히 규명
⑦ 개선활동의 표준을 정함
⑧ 질 개선 계획 수립
⑨ 개선과제 수행
⑩ 모니터링 및 결과 평가

5. 질 향상 활동방법

1) PDCA cycle(deming cycle)

(1) 지속적인 품질 개선을 위한 변화를 수행하는 과정모델로 P(plan)-D(do)-C(check)-A(act)의 단계로 반복된다.

(2) 지속적인 개선을 시도하고자 할 때, 프로세스나 서비스, 산출물의 설계 개선이나 개발 시, 반복적인 업무 프로세스를 분명히 하고자 할 때 활용된다.

(3) 문제의 우선순위나 근본원인을 확인하기 위한 자료수집 및 분석을 계획할 때 활용된다.

(4) PDCA cycle 단계

① 1단계 : Plan 문제를 발견하고, 이를 해결하고 개선하기 위해 변화계획을 세우는 단계
  ㉠ 과정을 연구하고, 어떤 변화가 질을 향상시킬 수 있을지를 결정하는 단계이다.
  ㉡ 적절한 팀을 조직하고 어떤 자료가 필요한지 결정하며, 변화를 일으키는 것이 필요한지 결정하여야 한다.
  ㉢ 반드시 계획을 세우고 진행하여야 한다.
② 2단계 : Do 변화를 검증하는 단계로 소규모 시범적용 단계
  ㉠ 실험을 하거나 변화를 일으키는 단계이다.
  ㉡ 변화는 소규모로 시작하는 것이 좋다.
③ 3단계 : Check 선별된 변화업무 프로세스를 검토하고, 변화수행을 관찰하는 단계
  ㉠ 결과를 관찰한다.
  ㉡ 시간경과에 따라 제시된 해결책이 가져온 효과를 모니터한다.
④ 4단계 : Act 변화로부터 최대의 이익을 얻고자 수행하는 단계
  ㉠ 소규모 시범적용 단계에서 획득한 결과를 기초로 수행과정을 결정하고 일상 업무활동이 되도록 적용한다.
  ㉡ 어떤 교훈을 얻었는지 알아보고, 필요하면 환경을 변화시켜 실험을 반복한다.
  ㉢ 부작용을 관찰하고 실행과 확인 단계에서 효과가 입증된 변화를 공식화한다.

2) 6시그마(six sigma)

① 기업의 품질경영 전략으로 모든 프로세스 품질 수준이 6시그마를 달성하도록 한다.

② 고객 만족과 품질 혁신을 달성하기 위해 실행하는 21세기형 기업경영 전략이다.

③ 불량률을 3.4PPM(제품 백만 개당 불량품 수) 이하로 최소화하는 것이다.

④ 식스 시그마(6 sigma)는 환자와 보호자들의 명시적이거나 묵시적인 요구 사항을 충족시킬 수 있는 간호서비스의 향상에 적용하기에 가장 알맞다.

3) 균형성과표(BSC;Balanced Score Card)

① BSC는 캐플란(Robert S. Kaplan)과 노턴(David P. Norton)이 제안한 것이다.

② 조직의 성과관리시스템을 재무적, 고객, 내부 비즈니스 프로세스, 학습과 성장의 4가지 관점으로 현재 성과를 모니터링하는 방법이다.

③ BSC는 재무적 지표와 비재무적 지표를 함께 반영하여 조직의 과거성과를 측정하고 현재와 미래의 조직이 갖는 가치를 평가하는 시스템이다.

④ BSC의 4가지 관점

※ 4가지 관점을 기준으로 현재의 성과를 모니터링한다.

ㄱ 재무적 관점(financial perspective)

조직이 어느 정도의 성과를 달성했는지를 나타내는 것이다.

ㄴ 고객 관점(customer perspective)

고객과 세부시장에 대한 목표와 측정지표를 규명해야 한다.

ㄷ 내부 비즈니스 관점(internal business perspective)

내부 비즈니스 프로세스는 조직 내의 투입요소를 제품과 서비스 등의 산출요소로 변환시키는 활동을 말한다.

ㄹ 학습과 성장 관점(learning and growth perspective)

장기적인 성장과 가치 창조를 위해 필요한 목표와 측정지표를 개발하는 것이다.

4) 벤치마킹(benchmarking)

① 조직성과의 표준을 확인하기 위한 도구이다.

② 최상의 성과를 낸 조직과의 비교를 통해 생산, 시스템, 서비스를 측정하는 과정이다.

③ 벤치마킹을 통해 성과를 낸 기관들과 비교하여 성과 차이의 원인과 방법을 확인할 수 있다.

④ 역할모델로 이용하여 조직의 생산성을 증대시킬 수 있다.

5) 오류유형과 영향분석(failure mode and effects analysis, FMEA) ★

① 최근 들어 전향적 위험요인 분석방법인 오류유형 영향분석(Failure Mode and Effect Analysis, FMEA)이 이용되고 있다.

② 오류유형 영향분석은 1960년대 항공사에서 처음 소개되었고, 이후 고위험 제조업체에서 수년간 적용하면서 안전사고감소에 효과적임이 증명되었으며, 의료계에서는 1990년대부터 적용하기 시작하였다.

③ 오류유형 영향분석은 전체적인 시스템을 단계적으로 분석하여 각 단계별로 자주 발생하거나 빈번하게 발생하지 않은 위험요인을 제거하여 환자안전과 의료의 질을 향상시키는 것이다.

6) 국제의료기관 평가(JCI : Joint Commission International)

① 미국 내 의료수준을 평가하는 비영리법인 JCAHO(Joint Commission on Accreditation of Health care Organization)에서 설립한 국제의료기관평가기구

② JCI인증은 전 세계의료기관을 대상으로 국제표준의료서비스 심사를 거친 의료기관에게 발급하는 인증제도

③ 환자가 병원에 들어서는 순간부터 퇴원할 때까지 구체적인 평가항목들에 의하여 세밀한 평가를 받아야 한다.

7) 의료이용심사(UR : Utilization Review)

① 사람, 건물, 공간, 시간, 금전, 기기 등 자원사용의 적절성과 활용도를 평가하는 활동

② 특정 의료서비스가 환자치료에 필수적인가?, 적정한 수준과 비용으로 제공되는가? 등

8) 표준, 기준, 지표

(1) 표준(standard)

① 원칙적으로 모든 의료 혹은 의료서비스의 질적 수준은 일정하지 않다.

② 의료의 질적 차이의 옳고 그름을 판단할 수 있는 평가의 잣대를 표준이라고 한다.

③ 원칙적으로 표준은 현재 달성 가능한 가장 높은 정도의 질적 수준을 의미한다.

④ 표준의 예

　㉠ 모든(100%) 주사에서는 일회용 주사기를 사용한다.

　㉡ 외래환자의 60%는 예약된 시간 30분 이내에 진료받을 수 있다.

(2) 기준(criteria)

① 표준의 달성 정도를 측정 또는 관찰하여 지표를 평가할 수 있도록 객관적으로 만들어진 것이다.

② 서비스의 수준을 세분하여 명확하게 기술한 것이다.

(3) 지표(indicator)

① 서비스가 표준에 도달하였는지의 여부를 평가하고 관찰할 수 있는 측정 가능한 가장 객관적인 자료이다.

② 특정 기준의 하위 문항으로, 기준을 달성하기 위한 구체적이고 측정 가능한 요소이다.

③ 병원 감염률, 응급실 재원시간, 수술 취소율, 재입원률 등이 있다.

[복부수술 환자간호의 질 평가를 위한 표준, 기준 및 지표의 예]

평가영역	표준	기준	지표
결과평가 영역	표준 5. 신체기능이 회복, 유지된다. 표준 6. 수술의 합병증이 예방된다.	기준 5-3. 배뇨기능이 회복된다. 기준 6-4. 상처감염이 예방된다.	• 배뇨관 제거 후 스스로 소변을 잘 본다. • 상처에 분비물이 없으며, 깨끗하다.

6. 질 관리 분석 도구

1) 흐름도(flow chart) ★

① 특정 업무과정에 필요한 모든 단계를 도표로 표시하거나, 미리 정의된 기호와 그것들을
연결하는 선을 사용하여 그린 것이다.

② 순서도 또는 플로우차트(flow chart)라고도 한다.

③ 프로그램의 흐름이나 어떤 목적을 달성하기 위한 처리 과정을 표현하는데 사용할 수 있다.

④ 질 관리과정을 분석하고 개선하려 할 때 유용한 도구이다.

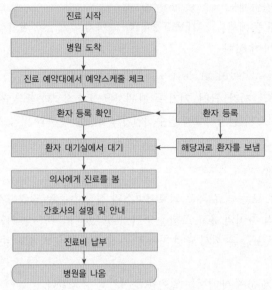

[흐름도] −정면숙 외, 알기 쉽고 현장감 있는 간호관리학, 현문사

2) 런차트(run chart)

① 런차트는 시간의 경과에 따른 추이를 보기 위한 도표이다.

② 환자의 관점에서 중요하다고 생각되는 질적 요인이나 과정 변수·빈도를 수직선 Y축에
놓고 수평선 X축에 시간을 나타낸다.

③ 각 데이터 값을 점으로 표시한 후 선을 이어서 진행되는 상황을 평가하는 것이다.

④ 각 평균값이나 중앙값을 나타내는 선을 넣으면 그래프의 변화에 따른 특별한 원인을 예
측할 수 있다.

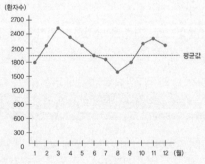

[런차트] −정면숙 외, 알기 쉽고 현장감 있는 간호관리학, 현문사

3) 관리도(control chart) ★

① 런챠트의 기본자료 위에 통계적인 방법으로 도출된 상한선과 하한선을 표시하여 변이의 의미를 파악한다.

② 변이와 원인을 조사함으로써 업무수행 과정에서 발생되는 문제를 지속적으로 관찰하고 조절하여 이를 향상시킬 목적으로 사용한다.

③ 관리도는 통계적으로 관리한계선을 결정하기 위한 단순한 방향도표이다.

④ 각각의 측정치들이 관리 상한선을 넘을 경우 원인을 파악하고 관리할 필요가 있다.

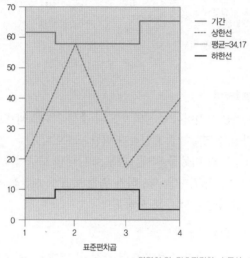

-염영희 외, 간호관리학, 수문사

4) 원인-결과도(fishbone diagram) ★★★★

① 일의 결과와 그것에 관련된 요인들을 계통적으로 나타낸 것이다.

② 이시카와 다이어그램, 인과관계도, 특성요인도, 물고기 등뼈 그림이라고도 한다.

③ 브레인스토밍을 통해 결과에 대해 어떤 요인이 어떤 관계로 영향을 미치고 있는지 연결하여 원인을 알 수 있다.

④ 결과는 등뼈의 오른쪽에 기술하고, 일차적 원인 범주는 등뼈에서 첫째로 가지치기 하고 각 원인범주별로 하위 원인들을 다시 가지치면서 기술한다.

    ㉠ 특성(머리뼈) : 일의 결과로 나타나는 것, 즉 문제점

    ㉡ 요인(갈비뼈) : 특성에 영향을 미치는 원인, 즉 문제점의 원인

⑤ 원인-결과도의 특성

    ㉠ 토론이 가능하고 그림을 만드는 과정에서 서로 배울 수 있게 한다.

    ㉡ 불평과 부적절한 토론을 줄이고 문제를 집약할 수 있다.

    ㉢ 원인에 대한 적극적인 탐색을 가능하게 한다.

    ㉣ 자료를 수집해야 하는 경우가 흔하고, 과정에 대한 이해의 수준을 나타낸다.

    ㉤ 어떤 종류의 문제에 대해서도 활용할 수 있다.

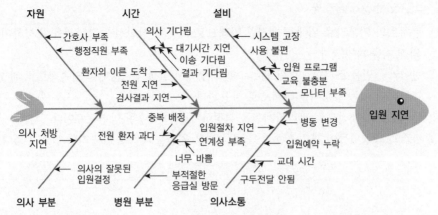

[원인-결과도] -정면숙 외, 알기 쉽고 현장감 있는 간호관리학, 현문사

5) 히스토그램(histogram)

① 히스토그램은 어떤 사건이나 측정의 빈도와 수를 막대그래프로 나타낸 것이다.

② 자료의 분포 양상을 명확하게 제시하기 위한 도표이다.

③ 특별한 측정의 빈도와 비율을 막대그래프로 나타낸 도구이다.

④ 자료의 분포 양상을 명확하게 제시하기 위한 도표로 시간적 자료보존이 어려워서 런차
트나 관리도가 불가능할 때 주로 사용된다.

6) 파레토차트(Pareto chart) ★★

① 히스토그램의 특별한 형태로 왼쪽부터 가장 큰 영향을 주는 요인을 순서대로 나열하고
각 요인의 누적 양을 꺾은선 그래프로 연결한 차트이다.

② 순위를 매긴 막대그래프와 함께 항목별 누적 백분율을 동시에 표시할 수 있다.

③ 많은 프로세스 중에서 개선에 가장 중요한 프로세스를 찾는데 도움이 된다.

④ 파레토는 20%의 부자가 80%의 부를 소유하고 있는 현상을 밝힌 이탈리아의 경제학자
알프레드 파레토(Alfred Pareto)의 이름을 따서 만들었다.

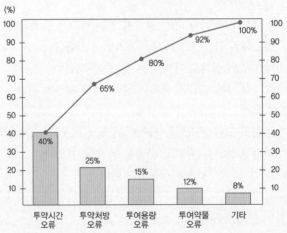

[파레토차트] -정면숙 외, 알기 쉽고 현장감 있는 간호관리학, 현문사

7) 유사성 다이어그램(affinity diagram)

① 유사성 다이어그램은 작은 범주별로 아이디어를 논리적으로 그룹화하는 집중적 사고의 한 형태이며 아이디어를 유사그룹으로 묶기 위한 접근법이다.

② 여러 주제에 관하여 브레인스토밍이나 다른 접근법을 통해 아이디어를 많이 생각해내고 평가할 수 있다.

③ 참여자들은 조용히 항목을 재배열하며, 항목은 테이블에 있는 카드에 기록되거나, 벽 차트에 떼었다 붙일 수 있는 형태로 기록된다.

④ 그룹의 아이디어가 만족스러운 수준에 도달할 때까지 누구나 개별적으로 참여하고 이동이 계속된다.

8) 레이더차트(radar chart)

① 여러 측정치에 대한 실제적인 수행 정도뿐 아니라 기대되는 수행 정도 간의 차이를 보여준다.

② 거미줄 차트라고도 하며 점선은 기대되는 수행 정도를 나타내고 실선은 실제 수행결과를 보여준다.

③ 점선과 실선을 각각 다른 색으로 표현하게 되면 더 명확한 자료제시를 할 수 있다

④ 기대와 실제 간의 차이점을 확인할 수 있는 차트이며 원의 중심에서 멀수록 평가점수가 높다.

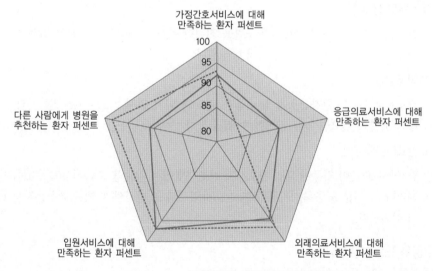

[레이더차트] −염영희 외, 간호관리학, 수문사

UNIT 03 　간호의 질관리

1. 간호실무표준 및 용어의 정의 및 목적 ★★★

1) 간호실무표준

(1) 간호실무표준의 개념

① 간호의 수행 결과를 측정하는 척도이다.

② 현실성 있는 통제를 위해 간호관리의 원칙과 실무에 기초를 두어야 한다.

③ 의료기관에 따라 안전하고 효과적인 업무를 이끌 수 있는 개별적인 표준을 설정해야 한다.

④ 표준 자체가 평가도구는 아니며 질을 측정하기 위한 표준 척도를 제공하는 것이다.

(2) 간호실무표준 개발에 필요한 4가지 요소

① 표준은 측정대상과 업무의 수행수준 그리고 소요시간이 명확해야 한다.

② 구체적인 간호직 간의 많은 차이를 구별할 수 있어야 한다.

③ 조직은 기준 측정에 필요한 기술을 보유하고 있어야 한다.

④ 표준측정은 비용효과적이어야 한다.

2) 간호실무표준을 설정하는 목적

(1) 간호의 질 향상

간호실무표준을 통해 간호사의 노력을 적절한 목표에 집중시키고 목표 달성에 대한 동기부여를 높여주므로 간호의 질이 향상된다.

(2) 비용절감

간호실무표준은 환자간호에 있어 좋은 결과를 얻기 위해 반드시 해야 할 것과 환자 회복과 재활에 필요한 것을 결정할 수 있게 한다.

(3) 간호태만의 확인

간호실무표준이 기준이 되면 간호사가 간호수행에서 기준을 충족시키지 못했음이 입증되거나 그 기준을 충족시키지 못한 간호사의 실수로 환자에게 해를 끼쳤는지를 판단하기 쉬워진다.

2. 간호평가 표준설정지침

① 기대하는 행위를 측정 가능한 용어로 표현한다.

② 기대하는 내용을 구체적으로 열거한다.

③ 기준설정은 관련 내용만 간략하게 서술한다.

④ 한 가지 기준에는 한 가지 행위만 기술한다.

※ 한 평가 기준에 여러 가지 행위를 모두 함께 기술하는 경우 그 목적 달성을 다 못할 때는 평가를 정확하게 할 수 없으므로 따로따로 기준을 설정하는 것이 좋다.

⑤ 기준 설정 시 통용되는 약자만을 사용한다.

⑥ 현실적이고 성취 가능한 기준을 설정한다.

⑦ 행위에 대한 주어를 기술하여 책임소재를 분명히 한다.

　※ 간호사는 PRN으로 환자 드레싱을 교환한다.

⑧ 기준은 긍정적인 형태로 기술한다.

⑨ 특수집단에게 적용되는 기준보다는 적용범위가 넓은 기준이 유용하다.

　※ 비슷한 문제를 가진 많은 대상자에게 적용되어야 한다.

3. 간호의 질 관리 접근 방법 ★★★★★

도나베디안(Avedis Donabedian)의 질 통제 모델에서 나온 구조적·과정적·결과적 접근방법이 있다.

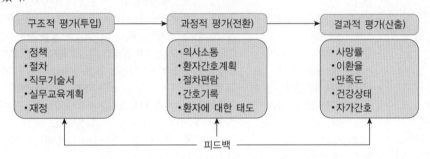

[질 관리의 접근방법] −염영희 외, 간호관리학, 수문사

1) 구조적 평가(구조적 접근) ★

① 어떤 상황에서 간호를 제공하는지를 평가하는 것으로서 조직의 철학, 목표, 기관의 면허, 재정적 자원, 물리적 설비, 직원배치 유형, 직원의 자질, 감독방법 등을 파악해서 평가한다.

② 구조적 평가는 간호가 수행되는 환경이나 사회적 수단을 평가하는 것으로 바람직한 간호행위 수행에 필요로 하는 모든 인력, 시설, 소비품, 그 기관의 간호철학, 목표, 행동, 간호지침이 이에 속한다.

2) 과정적 평가(과정적 접근)

간호과정의 운영상황을 측정하는 기준을 설정하고 그에 따른 평가결과를 반영하는 것으로 과정적 평가는 간호의 실제 수행, 즉 간호사가 환자와 상호작용을 하는 간호활동을 평가한다.

3) 결과적 평가(결과적 접근)

간호의 결과로 나타난 환자의 건강상태 변화와 의료 이용 만족도 등을 평가하는 것으로 결과적 평가는 간호수행 후 나타나는 건강상태 변화와 환자가 간호서비스를 이용한 결과에 만족하는 정도를 평가한다.

구분	구조적 평가	과정적 평가	결과적 평가
특징	간호가 수행되는 구조, 환경, 전달체계	간호실무과정, 간호과정 측정	목표 달성 정도
질 평가시 표준	물리적 시설, 직원의 자격, 정책, 절차, 인력개발 프로그램	간호업무 수행, 환자교육, 의사소통	자가간호 수준, 환자만족도
문제점	간호의 질 관련 지표로 보기 어려움, 비용이 많이 듦	정확한 간호표준이 없는 경우 평가가 어려움	시간이 많이 걸리므로 측정시기의 적정기준을 잡기가 어려움
예시	• 적정 간호인력이 배치되어 있는가? • 병동에 안전관리 매뉴얼이 비치되어 있는가? • 입원환자 5명당 2명의 간호사가 확보되어 있는가? • 신규간호사 오리엔테이션 프로그램이 개발되어 있는가? • 간호직원의 책임과 직무분석이 서면화되어 있는가? • 응급실 내 간호사와 보조인력의 수 • 환자의 응급실 체류 시간	• 간호사는 투약 시 5가지 기본 규칙(5R)을 올바르게 지켰는가? • 간호사는 환자에게 간호행위를 수행할 때 친절했는가? • 환자가 동통, 오심, 구토 등을 호소할 때 간호사가 주의집중을 했는가? • 간호목표의 설정과 간호계획 시 환자와 의논하였는가? • 응급실에 들어온 지 30분 내에 환자의 문제사정과 기록 • 환자에게 냉가습기를 적용한다. • 환자의 체위를 반좌위로 유지한다. • 금식 기간 동안 처방된 수액을 주입한다. • 수술 후 24시간 후 환자의 조기 이상을 격려한다.	• 환자는 간호의 결과에 어느 정도 만족하는가? • 입원환자 수, 재원기간, 병상 점유율, 활동 정도, 자각하는 기술, 환자의 건강상태의 변화, 환자의 지식, 외래방문, 환자의 자가간호능력 • 수술 후 2일째에 환자의 장음이 들린다. • 수술 후 합병증이 예방된다.

4. 평가시기에 따른 간호의 질 평가방법 ★★★

간호평가는 평가하는 시기에 따라 실제 간호행위가 끝난 이후에 하는 경우(소급평가)와 간호행위를 하는 중에 하는 경우(동시평가)가 있으나 2가지 모두 종합적인 평가에 반영되어야 한다.

구분	동시평가(concurrent review) ★	소급평가(retrospective review)
평가시기	간호행위 중	간호행위가 끝난 이후
평가방법	환자면담 및 관찰, 입원환자 기록감사, 직원면담 및 관찰, 집담회	환자 면담, 퇴원환자 기록감사, 간호직원 집담회
특징	해당 환자의 간호에 평가결과가 반영되어 환자만족도와 간호의 질을 높임	수행된 간호에서 결점을 발견하여 다음 간호계획이나 교육시에 시정함으로써 간호의 질 향상
단점	평가를 위한 인력이 요구됨	해당 환자에게 수정의 여지가 없음

1) 동시평가(concurrent review)

(1) 동시평가의 특징

① 환자의 만족도와 간호의 질을 높일 수 있는 방법이다.

② 현재 입원하고 있는 환자의 간호의 질을 평가해서 해당 환자에게 그 결과를 반영함으로써 간호의 질을 높이려는 것이다.

③ 환자가 입원하고 있는 동안 환자의 편의를 위해 환자기록을 분석하고 잘못된 점을 수정·보완하는 것이다.

④ 분석·수정·보완 등 일련의 순환작용이 계속되기 때문에 평가를 위한 인력이 요구된다.

(2) 동시평가 방법

① 입원환자 기록 검사

② 환자면담과 관찰

③ 직원면담과 관찰

④ 간호내용을 검토하는 집담회 등

2) 소급평가(retrospective review)

(1) 소급평가의 특징

① 수행된 간호에서 문제점을 발견하여 다음 간호계획이나 교육행정의 변화를 통해 시정하게 함으로써 간호의 질을 높이는 데 목적이 있다.

② 환자가 간호를 모두 받은 후에 평가하는 것이므로 해당 환자에게는 수정의 여지가 없다는 단점이 있다.

③ 발견된 수정 사항을 다음 간호계획에 적용하도록 함으로써 간호의 질을 높일 수 있다.

(2) 소급평가 방법

① 퇴원환자 기록 검사

② 환자면담

③ 간호직원 집담회 : 학술집담회, 월례집담회 등을 통해 평가

④ 퇴원하는 환자를 대상으로 하는 설문지방법

🔍 UNIT 04　　의료기관 인증제도

1. 의료기관 평가 인증제

1) 목적

① 2010년 6월 의료서비스 질 향상 및 환자 안전 수준 제고를 위해 도입되었다.

② 의료기관의 환자만족도 제고 및 경쟁력 확보가능

③ 각종 보건의료정책 집행의 실효성을 평가하는 도구로 활용

2) 의료기관 인증제도 연혁

① 1994년 '의료기관서비스평가제도' 도입
② 2002년 의료법에 근거하여 의료기관 평가를 법제화하는 과정에서 '의료기관평가'로 명칭 변경
③ 2010년 의료법 개정으로 2011년부터 '의료기관인증제도'로 전환
④ 2010년 6월 의료서비스 질 향상 및 환자 안전 수준 제고를 위해 도입
⑤ 2010년 7월 의료법 제정으로 법적근거를 마련
⑥ 2010년 10월 인증전담기관인 의료기관 평가인증원이 설립
⑦ 2010년 11월에 대형병원을 대상으로 인증조사가 처음 실시
⑧ 2011년 1월 24일부터 의료기관의 자율신청에 의한 의료기관 인증제도를 시작

3) 인증신청 및 의료기관인증의 대상

① 의료기관은 인증원 홈페이지(www.koiha.or.kr)에서 온라인으로 신청서를 작성한다
② 병원급 의료기관은 인증을 받고자 하는 시기를 정하여 자율적으로 인증조사를 신청할 수 있다. 단, 인증조사 시작 최소 2개월 전에 신청을 하여야 한다.
③ 상급종합병원으로 지정받고자 하는 의료기관은 인증을 받아야 한다.
   (의료법 제3조의4, 상급종합병원의 지정 및 평가에 관한 규칙 제2조)
④ 전문병원으로 지정받고자 하는 병원급 의료기관은 인증을 받아야 한다.
⑤ 수련병원으로 지정받고자 하는 병원급 의료기관은 인증을 받아야 한다.
⑥ 연구중심병원으로 지정받고자 하는 병원급 의료기관은 인증을 받아야 한다.
⑦ 외국인환자 유치 의료기관으로 지정받고자 하는 병원급 의료기관은 인증을 받아야 한다.
⑧ 요양병원과 정신병원은 의료서비스의 특성 및 권익 보호 등을 고려하여 2013년부터 의무적으로 인증신청을 하도록 의료법에 명시되어 있다(의료법 제58조의4제2항).
⑨ 인증원은 의료기관에서 신청한 인증 희망 조사일정과 신청 순서를 고려하여 조사일정을 의료기관과 조정한 후 인증신청서 접수일로부터 1개월(30일) 이내에 신청 의료기관에게 최종 통보한다.
⑩ 의료기관 인증에 소요되는 경비는 의료기관이 부담한다. 단, 요양 및 정신병원의 경우 인증주기 내 1회 인증경비를 국가에서 지원하도록 한다.
⑪ 인증전담기관의 장은 교부대장을 작성하여 최종 기재일로부터 5년간 보관하여야 한다.

4) 의료기관 인증 4개 영역

① 기본가치체계 : 안전보장활동. 지속적인 질향상
② 환자진료체계 : 진료전달체계와 평가, 환자진료, 수술 및 마취진정관리, 의약품관리, 환자권리존중 및 보호
③ 행정관리체계 : 경영 및 조직운영, 인적자원관리, 감염관리, 안전한 시설 및 환경관리, 의료정보/의무기록관리
④ 성과관리체계 : 성과관리

5) 의료기관 조사기준

① 인증을 받기 위해서는 인증기준들을 전반적으로 충족하여야 한다. 특히 안전보장활동의 "환자안전", "직원안전", "화재안전" 범주 및 지속적 질향상의 "질향상 운영체계", "환자안전 보고체계 운영" 범주에 속하는 9가지의 기준은 인증을 받기 위한 필수 기준으로 반드시 충족되어야 한다.

② 인증기준은 모든 의료기관에 공통적으로 적용 가능한 보편적인 기준을 근간으로 구성되어 있다. 그러나 의료기관의 규모 및 특성에 따라 일부 기준 및 조사항목들을 선택적 또는 단계적으로 적용하게 되어있다.

2. 의료기관 인증제도의 내용

1) 인증

① 각 영역별 기준 충족률이 모두 80% 이상이고, 환자안전 및 직원안전 범주에 포함된 조사항목에 "무" 또는 "하"가 없는 경우에 해당한다.

② 인증의 유효기간은 4년이다.

③ 모든 의료서비스 제공 과정에서 환자의 안전보장과 적정 수준 의료 질이 달성 된 경우이다.

2) 조건부인증

① 모든 영역별 기준이 60% 이상의 충족률을 얻은 경우에 해당한다.

② 질 향상을 위하야 노력하였으나 일부 영역에서 인증 수준에는 다소 못 미치는 결과를 얻은 기관이다.

③ 향후 부분적 노력을 통해 인증을 받을 수 있는 가능성이 있는 경우에 해당한다.

④ 인증기간은 1년이다. 이 기간 동안 기준에 미치지 못했던 영역의 질 향상을 해야 한다. 질 향상을 이루지 못한 경우 불인증 처리된다.

3) 불인증

기준 충족률이 60% 미만인 영역이 1개 이상 있는 경우에 해당한다.

4) 의료기관인증위원회(「의료법」 제58조의2)

① 보건복지부장관은 의료기관 인증에 관한 주요 정책을 심의하기 위하여 보건복지부장관 소속으로 의료기관인증위원회를 둔다.

② 의료기관인증위원회는 위원장 1명을 포함한 15인 이내의 위원으로 구성한다.

③ 위원회의 위원장은 보건복지부차관으로 하고, 위원회의 위원은 다음 각 호의 사람 중에서 보건복지부장관이 임명 또는 위촉한다.

ㄱ) 의료인단체 및 의료기관단체에서 추천하는 자

ㄴ) 노동계, 시민단체, 소비자단체에서 추천하는 자

ㄷ) 보건의료에 관한 학식과 경험이 풍부한 자

ㄹ) 보건복지부 소속 3급 이상 공무원 또는 고위공무원단에 속하는 공무원

5) 의료기관인증기준 포함사항 (의료법 제58조의3) ★

① 환자의 권리와 안전 : 낙상예방 활동 등
② 의료기관의 의료서비스 질 향상 활동
③ 의료서비스의 제공과정 및 성과
④ 의료기관의 조직·인력관리 및 운영
⑤ 환자 만족도

6) 평가결과에 대한 이의신청(의료법 제58조의5)

① 의료기관 인증을 신청한 의료기관의 장은 평가결과 또는 인증등급에 관하여 보건복지 부장관에게 이의신청을 할 수 있다.
② 제1항에 따른 이의신청은 평가결과 또는 인증등급을 통보받은 날부터 30일 이내에 하 여야 한다. 다만, 책임질 수 없는 사유로 그 기간을 지킬 수 없었던 경우에는 그 사유가 없어진 날부터 기산한다.
③ 제1항에 따른 이의신청의 방법 및 처리 결과의 통보 등에 필요한 사항은 보건복지부령 으로 정한다.

7) 인증서와 인증마크(의료법 제58조의6)

① 보건복지부장관은 인증을 받은 의료기관에 인증서를 교부하고 인증을 나타내는 표시 를 제작하여 인증을 받은 의료기관이 사용하도록 할 수 있다.
② 누구든지 인증을 받지 아니하고 인증서나 인증마크를 제작·사용하거나 그 밖의 방법으 로 인증을 사칭하여서는 아니 된다.
③ 인증마크의 도안 및 표시방법 등에 필요한 사항은 보건복지부령으로 정한다.

8) 의료기관 인증의 취소 등(의료법 제58조의10)

① 보건복지부장관은 인증을 받은 의료기관이 인증 유효기간 중 다음 각 호의 어느 하나 에 해당하는 경우에는 의료기관 인증 또는 조건부인증을 취소하거나 인증마크의 사용 정지 또는 시정을 명할 수 있다. 다만, 제1호 및 제2호에 해당하는 경우에는 인증 또는 조건부인증을 취소하여야 한다.
  ㉠ 거짓이나 그 밖의 부정한 방법으로 인증 또는 조건부인증을 받은 경우
  ㉡ 의료기관 개설 허가가 취소되거나 폐쇄명령을 받은 경우
  ㉢ 의료기관의 종별 변경 등 인증 또는 조건부인증의 전제나 근거가 되는 중대한 사실 이 변경된 경우
  ㉣ 인증기준을 충족하지 못하게 된 경우
  ㉤ 인증마크의 사용정지 또는 시정명령을 위반한 경우
② 거짓이나 그 밖의 부정한 방법으로 인증 또는 조건부인증을 받고 인증이 취소된 의료기 관은 인증 또는 조건부인증이 취소된 날부터 1년 이내에 인증 신청을 할 수 없다.
③ 제1항에 따른 의료기관 인증 또는 조건부인증의 취소 및 인증마크의 사용정지 등에 필 요한 절차와 처분의 기준 등은 보건복지부령으로 정한다. [신설 2020.3.4.]

3. 의료기관 인증제의 기대효과

1) 국가적 측면

① 기준을 통과하는 병원의 의료 수준이 한 단계 발전함으로써 국민의료의 발전을 도모
② 우리나라 의료 수준에 대한 국제적 인식의 변화 예상
③ 품질관리의 사각지대에 놓였던 중소병원과 정신병원 및 요양병원들의 질적 수준 관리가 가능하여 국민들이 안전하고 신뢰할 수 있는 의료기관 선택권 확대
④ 의료기관 간 환자 분산으로 의료비 절감에 기여
⑤ 인증결과를 인터넷 등으로 공표함으로써의 소비자의 알권리와 의료기관 이용에 따른 환자만족도가 증가한다.

2) 의료기관 측면

① 의료기관 스스로 지속적인 자체평가를 통하여 환자안전과 의료서비스 질 향상 노력을 하게 됨
② 진료과정 표준화를 통해 인력과 자원의 활용도 향상
③ 의료과오 감소, 기록누락 방지
④ 인증마크를 활용한 홍보 등을 통해 경쟁력을 확보하여 경영 개선을 도모

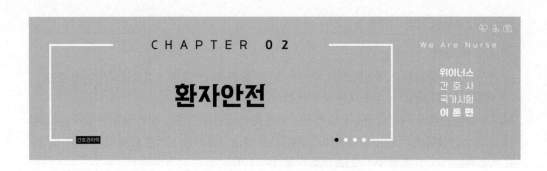

CHAPTER 02

We Are Nurse

위아너스
간 호 사
국가시험
이 론 편

간호관리학

환자안전

UNIT 01 환자안전 관리 ★

1. 환자안전의 개념

① 환자안전은 의료제공 과정에서 오류의 예방 및 오류로 인하여 환자에게 발생하는 손상의 제거 및 완화, 또는 의료와 관련된 불필요한 위해의 위험을 최소한으로 낮추는 것이다.

② 환자안전은 "사고로 인한 손상이 없음", 오류의 가능성을 최소화하고 오류가 발생했을 때 이를 차단할 가능성을 최대화할 수 있게 운영시스템과 프로세스를 설정하여 환자안전을 보장하는 것이다.(미국의학원)

2. 환자안전 관련 용어 ★

2009년 세계보건기구는 국제환자안전분류체계(ICPS : international classification for patient safety)를 통하여 환자안전에 관련된 주요 용어들을 표준화하였다.

1) 환자안전

① 의료로 인한 우발적 혹은 예방 가능한 손상이 없는 것을 말한다.

② WHO에서는 환자안전을 "보건의료와 관련된 불필요한 위해(harm)의 위험을 수용 가능한 최소 수준으로 감소하는 것으로 정의하고 있다.

2) 의료오류(medical error)

① 현재의 의학적 지식수준에서 예방 가능한 위해사건 혹은 근접오류를 말한다(WHO).

② 오류란 바람직하지 못한 결과를 가져오거나 그럴 가능성이 높은 것으로 잘못된 것을 행하거나 해야 할 것을 하지 않는 것을 포함한다.

3) 빠뜨림(slips, lapse)

주의가 산만하거나 피로, 스트레스 등으로 인해 올바른 행동 절차의 부정확한 수행에서 비롯된 것을 말한다.

4) 실수(mistakes)

① 경험이나 훈련의 부족, 불충분한 지식 등으로 인해, 정보를 올바르게 해석하지 못한 것이다.

② 잘못된 인지적 휴리스틱이나 규칙을 적용하여, 옳지 않은 행동 절차를 수행하여 발생하는 것을 말한다.

5) 근접오류(near miss)

① 의료오류가 발생하여 환자에 대한 위해(harm)의 가능성이 있을 수 있었지만, 회복 조치에 의해서 원하지 않는 결과가 예방된 경우를 말한다.

② 즉, 환자에게 위해를 가져오지 않은 사건을 의미한다.

6) 위해사건(adverse event)

① 위해사건은 의료 대상자에게 위해를 가져온 사건을 말한다.

② 신체적, 정신적 상해 및 부작용이 발생한 것이다.

③ 기존의 질병 때문이 아니라 병원에서 치료과정 중에 발생한 사망이나 상태를 의미한다.

7) 적신호사건(sentinel event) ★

① 의료 대상자에게 장기적이고 심각한 위해를 가져온 위해사건을 말한다.

② 강제적 보고의 대상이 되는 환자안전 사건들이 적신호사건에 포함된다.

③ 잘못된 부위나 잘못된 환자 수술/시술 후 의도하지 않은 이물질 잔존, 잘못된 약물투여로 인한 환자의 사망이나 심각한 장애, 입원환자의 자살 및 영아 유괴 등이 이에 해당한다.

> **스위스치즈 모델 ★**
>
> 1) 스위스 치즈모델의 개념
> ① 사건은 하나의 결함으로 발생하는 것이 아니고 여러 결함이 한꺼번에 모여서 발생함
> ② 수술 부위 오류 등의 위험한 시스템 문제를 개선하기 위해 적용
> ③ 스위스 치즈의 층은 사고의 예방을 위한 방어벽에 해당하며 구멍들이 일렬로 배열되는 경우에 사고가 발생할 가능성이 매우 커짐을 의미하는 모델이다.
> 2) 스위스 치즈모델의 오류 유형
> ① 가시적 오류 : 수술 환자가 바뀌는 등의 사고가 발생된 지점에서 생긴 오류
> ② 잠재적 오류 : 환자표준지침의 부재, 과다한 업무로 인한 오류, 환자 확인 오류의 번복 등 조직의 시스템에 사고에 대한 근본적인 원인이 있는 경우에 생기는 오류

3. 환자안전의 원칙

1) 환자안전 원칙의 개념

① 환자안전의 원칙이란 의료로 인한 위해를 줄이는 것이다.

② 의료오류를 최소화하고 의료의 질적 향상을 꾀하는 것이다.

③ 의료오류를 예측하고, 오류가 환자에게 위해를 초래하기 전에 예방하고, 발견하도록 하는 시스템 접근(system approach)이 중요하다.

2) 일반적인 환자안전의 원칙

(1) 개별 제공자에 초점을 두기보다는 오류를 예방, 발견할 수 있는 시스템을 생성해야 한다.

① 체크리스트의 사용, 다시 읽기(read backs) 등을 통한 교차 확인과 중복성 향상 등으로 오류를 예방한다.

② 프로세스를 단순화하고 표준화시키는 것도 오류 예방을 위해 중요하다.

③ 필요에 따라서는 기능 강제(forcing function)를 구현할 수 있다.

> **기능강제(forcing function)**
>
> 엔지니어링과 접목하여 안전 관련 주요 보조기능을 설치하는 것이다. 예를 들면, 마취 시 잘못된 가스가 흡입되지 않도록 가스 연결 튜브의 접속 모양을 달리하여 정확한 가스가 연결될 수 있도록 하는 경우이다. 또 한 예로는 환자의 알레르기 정보, 체중, 신장 정보가 입력되지 않으면 오더가 완수되지 않도록 하는 경우이다.

(2) 의사소통과 팀워크를 향상시키는 것이다.

① 개방적인 의사소통을 하며, 표준화된 공통된 언어를 사용하도록 해야 한다.

② 체크리스트를 활용하거나 디브리핑(debriefing)을 통해 의사소통을 향상시킬 수 있다.

(3) 과거의 실수로부터 학습하는 것이다.

사망사례 집담회, 적신호사건의 근본원인분석 등의 방법이 활용될 수 있다.

(4) 안전한 의료를 제공하기 위한 잘 훈련된 적절한 인력이 확보되어야 한다.

피로와 스트레스가 오류와 연관될 수 있기 때문에 적절한 휴식을 취할 수 있는 스케줄링(scheduling)과 스태핑(staffing), 근무지 스트레스 관리가 환자안전을 위해 중요하다.

4. 환자안전 향상 활동 ★

1) 정확한 환자확인 절차

환자의 오식별이 의료오류에 기여하는 주요한 근본 원인으로 인식되고 있으며 환자안전 목표 중 첫번째 목표를 환자 확인의 정확성 향상으로 정하고 있다.

(예) 약물 투약 전에 환자명과 등록번호 등 두가지 이상의 정보로 환자를 확인한다.

수혈 시 두 명 이상의 간호사가 함께 가서 혈액 확인 및 수혈을 시행한다.

2) 환자안전 운영체계

환자안전위원회를 구성하여 안전에 관한 조직의 의사결정을 촉진하게 된다.

(예) 요추천자 시행 전 동의서를 확인한다.

마약 약제를 이중 잠금장치가 된 철제 금고에 관리한다.

사용한 주사침을 뚜껑을 씌우지 않고 손상성 폐기물통에 버린다.

3) 근본원인분석(Root Cause Analysis)

① 근본원인이란 프로세스의 실패/고장이나 비효율성을 가져온 근본적인 원인으로, 사건이 발생한 가장 기본적인 이유를 말한다.

② 근본원인분석은 위해사건이나 근접오류와 연관하여, 수행상의 변이에 기여하는 혹은 기초적인 원인 요소를 규명하는 과정을 말한다.

③ 근본원인을 분석하는 궁극적인 목적은 빈번하게 위해사건을 일으키는 잠재적 오류를 제거하여 미래의 위해를 예방하는 것이다.

4) 환자안전 사건보고체계

① 환자안전 문제가 발생한 경우 자료의 수집과 분석, 적절한 조치를 효과적으로 수행하기 위해 보건의료기관들은 환자안전 사건보고체계를 구축하고 있다.

② 적신호사건처럼 환자가 사망하거나 심각한 위해를 가져온 경우에는 강제적으로 보고하도록 되어있다.

5) 환자안전문화

정부, 의료기관 인증조직, 전문가 단체들의 환자안전에 대한 기대가 높아지면서, 시스템 접근에 기초한 안전문화 속에서 리더와 구성원들이 행동하는 문화를 개발하도록 하는 요구가 높다.

6) 조직의 환자안전 전략 및 대처 방안

① 의료오류는 상당히 복잡하며 해결책은 문제만큼 다양하다.

② 의료기관이 환자안전 문제에 대해 적절히 대처하기 위해서는 환자안전 문제를 해결하기 위한 구조-과정-결과적 측면의 요소를 검토하고 마련하여야 한다.

5. 환자안전 보고체계 ★

1) 환자안전 보고체계의 개념

(1) 환자안전 보고체계의 목적

① 보고된 자료를 체계적으로 분석하여, 근본원인을 찾아 시스템을 개선한다.

② 추후교육에 반영하여 오류의 재발을 방지한다.

(2) 현장실무에서의 환자안전보고체계

① 강제적 보고체계
  ㉠ 의료제공자가 책임을 지도록 하는데 일차적인 목적이 있다.
  ㉡ 중대한 손상 혹은 사망과 관련된 오류에 초점을 둔다.

② 자발적 보고체계
  ㉠ 안전의 향상에 초점을 둔다.
  ㉡ 통상적으로 위해를 일으키지 않은 오류 또는 환자에게 극히 가볍고 경미한 위해를 일으킨 오류의 보고에 초점을 둔다.

2) 환자안전문화의 구축

(1) 환자안전문화의 개념

① 팀워크, 명확한 커뮤니케이션, 오류와 관련된 개방적인 태도 등이 작동하는 환경을 의미한다.

② 긍정적인 안전문화를 가진 병원은 상호신뢰에 기반한 의사소통, 안전의 중요성에 대한 인식 공유, 예방조치의 효과에 대한 신뢰형성 등의 특징을 갖는다.

(2) 환자안전시스템의 구축

환자안전을 위한 시스템에 포함되는 요소는 단순화, 표준화, 반복확인, 팀워크와 커뮤니케이션의 향상, 과거 실수로부터의 학습, 오류의 경험 공유 등이다.

(3) 국제 환자안전 목표(JCI의 권고)

① 환자를 정확하게 확인하라.

② 의사소통의 효과를 향상시켜라.

③ 고 주의(high-alert) 약물의 안전을 향상시켜라.

④ 정확한 위치, 정확한 시술, 정확한 수술을 제공하라.

⑤ 병원감염 위험을 감소시켜라.

⑥ 낙상위험을 감소시켜라.

(4) 성공적인 보고시스템이 갖추어야 할 요건들

① 비처벌성 : 보고의 결과로 자신이나 다른 사람이 처벌을 받을 것이라는 두려움이 없어야 하기 때문에 환자, 보고자, 기관을 식별할 수 없도록 비밀을 보장해야 한다.

② 독립성 : 보고시스템은 보고자 또는 기관을 처벌할 권한을 가진 당국으로부터 독립적이어야 한다.

③ 전문가 분석 : 임상적 상황을 이해하고 시스템에 내재하고 있는 원인을 인식하는 훈련을 받은 전문가가 보고서를 분석하여야 한다.

④ 적시성 : 심각한 위해의 경우 보고서를 신속하게 분석하여 권고안을 알아야 할 사람들에게 빨리 전파하여야 한다.

⑤ 시스템 지향성 : 권고안은 개인의 성과보다는 시스템, 프로세스, 제품의 변화에 초점을 맞추어야 한다.

⑥ 반응성 : 보고서를 받은 기관은 권고안을 전파할 능력을 갖추고 있어야 한다.

환자안전법 [[시행 2021.1.30.]]

제1조 (목적) 이 법은 환자안전을 위하여 필요한 사항을 규정함으로써 환자의 보호 및 의료 질(質) 향상에 이바지함을 목적으로 한다.

제2조 (정의) 이 법에서 사용하는 용어의 뜻은 다음과 같다.

1. "환자안전사고"란 보건의료인이 환자에게 보건의료서비스를 제공하는 과정에서 환자안전에 보건복지부령으로 정하는 위해(危害)가 발생하였거나 발생할 우려가 있는 사고를 말한다.

2. "환자안전활동"이란 국가, 지방자치단체, 보건의료기관, 보건의료인, 환자, 환자의 보호자 및 관련 기관·법인·단체가 환자안전사고의 예방 및 재발 방지를 위하여 행하는 모든 활동을 말한다.

제3조 (국가와 지방자치단체의 책무)

① 국가와 지방자치단체는 환자안전 및 의료 질 향상을 위한 시책을 마련하여 추진하여야 한다.

② 국가와 지방자치단체는 환자안전활동에 필요한 제도적 기반을 마련하여야 한다.

③ 국가와 지방자치단체는 보건의료기관, 보건의료인, 환자 및 환자의 보호자가 행하는 환자안전활동에 필요한 행정적·재정적 지원을 할 수 있다.

④ 국가와 지방자치단체는 환자안전활동에 환자의 참여를 촉진하기 위하여 노력하여야 한다.

제4조 (보건의료기관의 장과 보건의료인의 책무)

① 보건의료기관의 장과 보건의료인은 환자안전 및 의료 질 향상을 위하여 국가와 지방자치단체의 시책을 따라야 한다.

② 보건의료기관의 장과 보건의료인은 환자안전사고가 발생하지 아니하도록 시설·장비 및 인력을 갖추고, 필요한 의무를 다하여야 한다.

③ 보건의료기관의 장과 보건의료인은 환자안전활동에 환자와 환자의 보호자가 참여할 수 있도록 노력하여야 한다.

제5조 (환자의 권리와 책무)

① 모든 환자는 안전한 보건의료를 제공받을 권리를 가진다.

② 환자와 환자의 보호자는 환자안전활동에 참여하여야 한다.

[환자안전법 시행령]

제6조 (환자안전기준)

① 환자안전에 관한 기준은 다음의 구분에 따른다.

　1. 보건의료기관의 시설 및 장비에 관한 다음의 사항

　　가. 입원실, 중환자실, 수술실 및 응급실 등 환자안전과 밀접한 연관이 있는 시설의 운영 및 관리에 관한 사항

　　나. 환자의 검사, 진단, 치료 및 처치 등에 자주 사용되는 의료기기 등의 관리 및 폐기에 관한 사항

　2. 보건의료기관의 관리체계에 관한 다음의 사항

　　가. 환자안전활동을 담당하는 인력 및 기구에 관한 사항

　　나. 환자안전활동의 체계적인 수행을 위한 매뉴얼의 작성 및 운영에 관한 사항

　　다. 환자안전사고의 발생 시 대응 체계에 관한 사항

3. 보건의료인이 하는 다음의 보건의료활동에 관한 준수 사항

　가. 진단 및 검사

　나. 시술, 수술 및 마취

　다. 의약품의 처방, 조제, 투약 및 관리

　라. 감염병의 예방 및 관리

4. 그 밖에 제1호부터 제3호까지의 규정에 준하는 사항으로서 보건복지부장관이 환자안전사고의 예방 및 관리를 위하여 특히 필요하다고 인정하는 사항

② 보건복지부장관은 환자안전기준을 정하는 경우에는 관계 기관·단체 및 전문가 등에게 의견 및 자료의 제출을 요청할 수 있다.

③ 보건복지부장관은 위원회의 심의를 거쳐 환자안전기준을 확정하고, 확정된 환자안전기준을 보건복지부의 인터넷 홈페이지에 게재하여야 한다.

④ 환자안전기준의 변경 절차에 관하여는 제2항 및 제3항을 준용한다. 다만, 해당 변경 내용이 단순하거나 경미하여 위원회의 심의를 거칠 필요가 없다고 보건복지부장관이 인정하는 경우에는 그 심의를 생략할 수 있다.

⑤ 제1항부터 제4항까지에서 규정한 사항 외에 환자안전기준의 수립·변경 및 운영 등에 관한 세부 사항은 보건복지부장관이 정한다

[환자안전법]

제12조 (전담인력)

① 보건복지부령으로 정하는 일정 규모 이상의 병원급 의료기관은 다음 각 호의 어느 하나에 해당하는 사람으로서 환자안전 및 의료 질 향상에 관한 업무를 전담하여 수행하는 환자안전 전담인력을 두어야 한다. [개정 2020.1.29.]

1. 의사·치과의사·한의사·약사 또는 간호사 면허를 취득한 후 보건복지부령으로 정하는 기간 이상 보건의료기관에서 근무한 사람

2. 전문의 자격이 있는 사람

② 전담인력을 둔 의료기관의 장은 전담인력의 배치현황을 매년 보건복지부장관에게 보고하여야 한다. [신설 2020.1.29.]

③ 전담인력은 다음 각 호의 업무를 수행한다. [개정 2020.1.29.]

1. 환자안전사고 정보의 수집·분석 및 관리·공유

2. 환자안전사고 예방 및 재발 방지를 위한 보건의료인 교육

3. 환자와 환자 보호자의 환자안전활동을 위한 교육

4. 그 밖에 보건복지부령으로 정하는 환자안전활동

[환자안전법 시행규칙]

제9조 (전담인력)

① "보건복지부령으로 정하는 일정 규모 이상의 병원급 의료기관"이란 병상 수가 200병상 이상인 병원급 의료기관을 말한다. 다만, 종합병원인 경우에는 100병상 이상으로 한다. [개정 2020.7.30.]

② "보건복지부령으로 정하는 기간"이란 3년을 말한다. [개정 2020.7.30.]

③ 전담인력의 배치기준은 다음 각 호의 구분에 따른다.

　　1. 200병상 이상의 병원급 의료기관(종합병원 제외): 1명 이상

　　2. 100병상 이상 500병상 미만의 종합병원: 1명 이상

　　3. 500병상 이상의 종합병원: 2명 이상

④ 의료기관의 장은 전담인력을 배치한 경우 해당 연도에는 전담인력을 배치한 날부터 10일 이내에, 그 다음 연도부터는 매년 1월 31일까지 별지 제4호서식의 전담인력 배치현황서(전자문서 포함)를 보건복지부장관에게 제출해야 한다. [신설 2020.7.30.]

⑤ 법 제12조제3항제4호에서 "보건복지부령으로 정하는 환자안전활동"이란 다음 각 호의 활동을 말한다. [개정 2020.7.30.]

　　1. 환자안전활동의 보고

　　2. 환자안전기준의 준수 점검

　　3. 환자안전지표의 측정·점검

　　4. 그 밖에 환자안전 및 의료 질 향상을 위하여 보건복지부장관이 특히 필요하다고 인정하는 사항

⑥ 의료기관의 장은 환자안전 및 의료 질 향상을 위하여 특히 필요하다고 인정하는 경우에는 전담부서를 설치·운영할 수 있다.

단원별 문제

01 병원에서는 2014~2015년 2년 동안 병원 감염의 추이를 분석한 관찰치를 통하여 업무 흐름이나 경향을 조사하고 개선전략을 수립하고자 한다. 이에 해당되는 질 관리 분석 도구는?

① 인과관계도(cause effect diagram)
② 관리도(control chart)
③ 런 차트(run chart)
④ 파레토 차트(Pareto chart)
⑤ 흐름도(flow chart)

> **해설** 2년 동안 발생한 감염의 추이를 분석하여 업무의 흐름을 조사한다고 하였기 때문에 시간의 경과에 따른 추이를 보기 위한 질관리 분석도구인 런 챠트를 선택해야 한다.
> [런차트(run chart)]
> (1) 런차트는 시간의 경과에 따른 추이를 보기 위한 도표이다.
> (2) 환자의 관점에서 중요하다고 생각되는 질적 요인이나 과정 변수·빈도를 수직선 Y축에 놓고 수평선 X축에 시간을 나타낸다.
> (3) 각 데이터 값을 점으로 표시한 후 선을 이어서 진행되는 상황을 평가하는 것이다.
> (4) 각 평균값이나 중앙값을 나타내는 선을 넣으면 그래프의 변화에 따른 특별한 원인을 예측할 수 있다.

02 의료기관인증제도에 대한 설명으로 옳지 않은 것은?

① 등급판정은 인증, 조건부인증, 불인증으로 구분된다.
② 인증을 받은 기관은 5년 동안 인증마크를 사용할 수 있다.
③ 요양병원과 정신병원은 의무적으로 인증을 신청해야 한다.
④ 조사기준은 기본가치체계, 환자진료체계, 지원체계, 성과관리체계이다.
⑤ 인증제 도입취지를 고려하여 의료기관의 자발적인 신청을 원칙으로 한다.

> **해설** ② 인증유효기간은 4년이므로 인증을 받은 기관은 4년 동안 인증마크를 사용할 수 있다.

정답 📷   01. ③   02. ②

03 A병동에서 의료오류가 발생하여 환자에 대한 위해의 가능성이 있었으나, 의료진의 신속한 회복 조치에 의해서 원하지 않는 결과가 예방되었다. 어떤 상황인가?

① 근접오류가 발생하였다.
② 위해사건이 발생하였다.
③ 빠뜨림 사건이 발생하였다.
④ 적신호 사건으로 간주된다.
⑤ 이상반응이 발생하였다.

> **해설** 의료진의 신속한 회복조치에 의해서 원하지 않는 결과가 예방되었다는 것은 일어날 뻔한 사건으로 사고
> 발생 전 발견되어 환자에게 위해가 가지 않는 사건으로 근접오류에 해당한다.
> [의료기관 인증평가를 위한 환자안전관리를 위한 보고 유형]
> 1. 근접오류(Near miss) : 일어날 뻔한 사건으로 사고발생 전 발견되어 환자에게 위해가 가지 않은 사건
> 2. 위해 사건 : 진료과정 중 오류로 인하여 환자에게 위해가 가해지거나, 예기치 않게 부작용이 발생한 사건
> 3. 적신호 사건 : 위해 사건 중 환자가 사망 또는 영구적 손상 등 생명의 위협을 일으킨 경우

04 다양한 분야에서 적용되고 있는 CQI 활동 시 여러 가지의 질 관리 분석도구를 사용하는데 개선 가능성이 높은 문제를 찾아 중점적인 노력을 기울일 수 있도록 도와주는 도구는?

① 런 챠트　　　　　　　② 히스토그램
③ 파레토 챠트　　　　　④ 인과관계도
⑤ 레이더 챠트

> **해설** ③ 개선 가능성이 가장 높은 문제를 찾아 중점적인 노력을 기울일 경우에 대부분의 문제가 해결될 수 있
> 음을 보여주는 것은 파레토 챠트이다.

05 질보장(QA)과 비교하여 총체적 질관리(TQM)의 특징으로 옳은 것은?

① 결과에 영향을 주는 모든 진행과정과 사람들의 질적 향상에 중점을 둔다.
② 특정범위를 벗어난 결과를 초래한 개인과 특별한 원인을 규명한다.
③ 의료서비스 평가위원회 위원들이 TQM에 참여한다.
④ 환자 진료의 질 향상에 목표를 둔다.
⑤ 임상 각 과별로 수직적인 검토를 거쳐 서비스를 평가한다.

> **해설** ① 특정 범위와 대상이 아닌 모든 진행과정과 모든 사람들의 질적 향상에 중점을 두는 것은 질관리(TQM)
> 의 특징이다.
> 질보장(QA)과 총체적 질관리(TQM)를 비교하여 묻는 문제가 자주 출제됨으로 각각의 정확한 개념을
> 이해하도록 한다.
> 총체적인 질관리(TQM)는 결과보다는 과정과 지속적인 질적 향상에 초점을 두고 있다.

06 환자가 입원하고 있는 동안 환자간호를 분석하고 그 결과를 반영하여 환자의 만족도를 높이고 간호의 질을 높이는 간호의 질 평가 방법은?

① 동시평가　　　　　　② 소급평가
③ 구조적 평가　　　　　④ 등록평가
⑤ 결과적 평가

> **해설** 입원환자에 대한 환자의 간호의 질을 평가하여 해당 환자에게 그 결과를 반영하는 것은 동시평가에 해당하며, 퇴원환자에 대한 간호이 질을 평가하여 그 결과를 실무에 적용하여 간호의 질을 높이는 것은 소급평가에 해당한다.

07 간호의 질관리 접근방법 중 결과적 접근방법을 사용한다면 이 때 사용할 수 있는 적절한 평가 기준으로 옳은 것은?

① 낙상발생률
② 경력개발프로그램
③ 직무기술서
④ 환자간호계획
⑤ 간호기록

> **해설** ① 낙상 발생률은 간호 수행 후 나타나는 건강상태 변화와 환자가 간호서비스를 이용한 결과에 만족하는 정도의 결과물에 대한 평가로 결과적 접근에 해당한다.
> ②③은 구조적 접근, ④⑤는 과정적 접근이다.

08 통제과정에서 간호표준을 설정하는 시기로 가장 옳은 것은?

① 수행과정의 1/4단계에서 설정한다.
② 기획단계에서 목표수립과 동시에 설정한다.
③ 기획단계에서 목표수립 후 설정한다.
④ 최종평가가 나온 후 설정한다.
⑤ 성과 측정을 하기 전에 설정한다.

> **해설** 통제의 과정은 표준 설정 - 업무성과 측정 - 성과와 표준 비교 - 수정으로 이루어지며, 간호표준은 성과를 측정하기 전에 설정하는 것이 가장 정확한 답이 된다.

09 통제는 관리의 중요한 기능이지만 그것이 잘못되면 조직내에 역기능 효과가 나타날 수 있다. 역기능 행동을 방지하기 위한 통제 원칙으로 옳은 것은?

① 일반적이고 보편적인 상황에 맞게 설계되어야 한다.
② 모니터링은 업무 후반기에 집중적으로 이루어져야 한다.
③ 과거 지향적이어야 한다.
④ 실제적인 차이에 대해서는 신속하게 보고하되 잠재적인 차이는 당분간 보류한다.
⑤ 융통성있는 대안계획으로 유연한 통제가 되도록 한다.

해설 통제는 융통성이 있어야 하며 대안계획을 통해 상황에 맞게 통제되어야 역기능 효과를 방지할 수 있다.

10 총체적 질관리(total quality management, TQM) 접근법은 기존의 전통적인 질보장 (quality assurance, QA) 접근법과 많은 부분에서 차별화된다. 총체적 질관리 접근법의 특징을 옳게 설명한 것은?

① TQM은 환자 진료의 질 향상을 목표로 결과에 초점을 두고 이루어진다.
② TQM의 영역은 환자에게 취해진 활동과 임상의료의 과정과 결과에 국한된다.
③ TQM 과정을 통해 표준에 미달하는 사람들을 확인하고 이들을 교육, 감사하는데 집중한다.
④ TQM의 수행방법으로는 의무기록 감사와 명목집단 기법등이 있다.
⑤ TQM에서 고정된 표준은 없으며, 지속적인 표준의 개선과 향상에 초점을 둔다.

해설 TQM은 총체적 질 관리로 환자와 고객을 위한 모든 서비스와 진료에 대한 지속적인 질 향상 관리과정이다. (CQI : Continuous Quality Improvement)
①②③④는 모두 질 보장에 관한 내용이다.

11 간호 사업의 질을 평가하기 위해 구조, 과정, 결과 측면의 접근법을 적용할 때, 결과적 평가 지표에 해당하는 것은?

① 환자 대 간호사 비율
② 환자의 투약 순응도
③ 간호사의 전년도 실무교육 이수율
④ 간호기록 누락률
⑤ 병원 의료기기 및 설비 현황

해설 ② 환자의 투약 순응도는 결과적 평가지표에 해당된다.
①③⑤은 구조적 평가지표이고, ④ 간호기록 누락률은 간호실무과정에서 나타난 평가결과를 반영하는 것으로 과정적 평가지표에 해당된다.

12 총체적 질 관리(Total Quality Management)에 대한 설명으로 옳지 않은 것은?

① 지속적인 질 향상을 도모한다.
② 환자를 포함한 모든 고객의 서비스를 개선한다.
③ 문제의 발견과 해결을 목적으로 한다.
④ 임상 및 비임상을 포함한 조직 전반을 대상으로 한다.
⑤ 전체 조직 차원에서 지속적으로 질향상을 위해 노력한다.

> **해설** ③ 문제에만 초점을 두는 것은 질향상(QI)에 해당한다.

13 통제관리 과정으로 옳은 것은?

① 표준설정 – 표준과 성과 비교 – 업무성과측정 – 수정활동
② 업무성과측정 – 표준설정 – 표준과 성과 비교 – 수정활동
③ 업무성과측정 – 표준과 성과 비교 – 표준설정 – 수정활동
④ 표준설정 – 업무성과측정 – 표준과 성과 비교 – 수정활동
⑤ 표준설정 – 업무성과측정 – 수정활동 – 표준과 성과 비교

> **해설** 통제를 위해서는 무엇보다 기준을 정해야 한다. 그 후에 업무성과를 측정하여 비교한 뒤 수정활동을 한다.
> 간호사 국가고시에는 자주 출제되는 문제이다. 통제는 무엇보다 수정활동이 중요하며 수정활동을 통해
> 조직의 목표를 달성하는 것이 통제활동의 궁극적인 목적이다.

14 A라는 간호사가 환자들의 입원지연을 야기시키는 요인을 찾아내 도식화함으로 문제해결의 실마리를 찾으려 한다. 이때 가장 유용한 질관리 분석도구는 무엇인가?

① 런차트   ② 인과관계도
③ 히스토그램   ④ 업무흐름도
⑤ 파레토차트

> **해설** 인과관계도는 이시카와 다이어그램, 원인-결과도, 특성요인도, 물고기 등뼈 그림이라고도 하며, 일의 결
> 과와 관련된 요인들을 계통적으로 나타낸 것이다.
> 그림과 같이 입원지연의 원인이 되는 것을 모두 찾아 도식화하여 문제를 해결하는데 사용되는 도구이다.

15 조직의 활동이 계획과 일치하도록 하기 위해 성과를 측정하고, 편차가 발생하는 곳을 발견하고 수정하기 위해 행동을 하는 것은?

① 지휘　　　　　　　　　　② 인사
③ 통제　　　　　　　　　　④ 계획
⑤ 조직

> **해설** 통제는 성과를 측정하고 수정하는 목적이 있다.
> [통제의 정의]
> ① 통제기능은 지휘기능의 연속이며 조직구성원들이 조직목표 달성을 위해 맞게 행동하는지를 확인하는 시스템이다.
> ② 통제는 업무수행 증진을 위해 설정한 목표를 성취하는 정도를 측정하고 업무수행을 증진시키기 위해 필요한 교정적 행동을 적용하는 과정이다.
> ③ 조직구성원들이 조직목표를 달성하기 위해 계획한 대로 행동하고 있는지를 확인하고, 차이가 있으면 수정하는 관리활동이다.

16 다음 중 과정적 평가에 해당하는 것은?

① 사망률　　　　　　　　　② 조직구조도
③ 환자의 만족도　　　　　　④ 간호사의 의사소통
⑤ 환자의 투약 순응도

> **해설** 과정적 평가는 의사소통, 환자간호계획, 절차편람, 간호기록, 환자에 대한 태도, 환자에 대한 간호사의 간호과정, 수행여부 등이 해당된다.
> ①, ⑤은 결과적 평가, ②는 구조적 평가, ③은 결과적 평가이다.

17 복부 수술 환자 간호의 질평가를 위해 간호표준, 기준 및 지표를 설정하였다. 지표에 해당하는 것은?

① 신체 기능이 회복, 유지된다.
② 수술 합병증이 예방된다.
③ 배뇨관 제거 후 스스로 소변을 잘 본다.
④ 상처 감염이 예방된다.
⑤ 배뇨기능이 회복된다.

> **해설** ①②는 간호표준, ④⑤는 간호기준
> 간호표준과 간호기준 모두 다 "결과평가" 영역으로 볼 수 있다. (결과평가 = 목표달성)

간호단위관리

PART

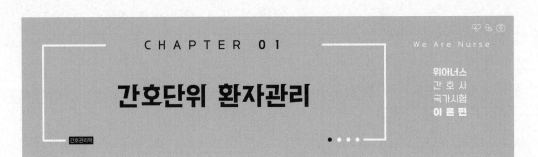

CHAPTER 01

We Are Nurse

위아너스
간 호 사
국가시험
이 론 편

간호단위 환자관리

간호관리학

UNIT 01   간호단위의 개념 ★★★

1. 간호단위의 정의

① 한 사람의 간호관리자와 여러 사람의 간호사와 기타 직원의 참여와 활동으로 움직여 나아 갈 수 있는 적당한 환자 수와 이에 따른 적절한 시설의 범위를 말한다.

② 최적의 간호를 수행하기 위한 간호목표를 달성하는 간호관리의 기본단위로서 일정수의 간 호대상자와 직원, 시설의 범위를 포함한다.

③ 간호단위 관리자의 책임에 따라 조직구조와 관리체계를 갖추어 수간호사, 책임간호사, 일 반간호사 등 수직적 구조를 갖는다.

2. 간호단위 관리의 중요성

① 환자측면 : 각 단위에서 발생되는 치료적 대인 관계는 간호사의 간호행위에 따라 효율성도 달라질 수 있어 환자에게 중요하다.

② 간호조직 측면 : 각 간호사의 효율적인 간호행위가 환자의 건강회복, 건강유지, 건강증진에 그 맡겨진 책임과 역할을 다하였다는 경험을 하게 될 때 간호사들은 직업적 만족감과 성 취감을 경험하고 나아가서는 전문적 업무에 대한 자아실현을 성취할 수 있게 된다.간호에 대한 이미지가 상승될 수 있고, 간호조직 전체를 위해서도 바람직한 현상을 초래할 수 있 으므로 간호단위 관리는 중요하다.

③ 병원 측면 : 병원은 특수한 목적을 달성하기 위해서 구성된 일종의 공식적 사회구조이다. 병원의 일차적인 목적은 양질의 의료 제공이며 이차적 목적은 조직의 생산성 향상과 경제 적 가치의 추구이다.

3. 간호단위의 관리목표

① 입원환자에게 쾌적하고 안전한 환경을 조성한다.

② 간호에 필요한 인력, 시설, 물품의 적정수와 상태를 확보한다.

③ 수립된 간호실무표준과 환자의 개별적 간호요구에 부합하게 간호를 계획하고 수행한다.

④ 의사의 진단과 치료를 적극적으로 돕는다.

⑤ 의사의 처방에 의한 투약과 처치를 정확하게 실시한다.

⑥ 환자의 가족이 자가 간호기술과 지식을 갖게 건강교육을 실시한다.

⑦ 환자의 가족, 친구와 유쾌하고 좋은 인간관계를 수립한다.

⑧ 병원의 다른 부서 직원들과 긴밀한 의사소통과 협조체제를 수립한다.

⑨ 간호단위에서 일하는 직원들의 건강, 복지, 만족을 도모한다.

⑩ 간호직원과 학생의 교육적 욕구를 충족시킨다.

⑪ 간호실무의 향상을 도모하기 위해 계속적인 간호연구를 시행한다.

⑫ 최소의 비용으로 최대의 효과와 생산성을 얻을 수 있게 간호단위를 운영한다.

UNIT 02 간호단위 관리 ★★

1. 간호단위 관리의 기능

1) 간호의 제공 기능

① 독자적 간호활동 : 간호과정, 간호인력에 대한 지휘 및 통제

② 비독자적 간호활동(보조적 임무수행) : 의사의 처방에 따른 간호수행, 행정위임 업무수행

2) 간호의 지원 기능

① 환경관리

② 안전관리

③ 물품관리

2. 간호단위 관리자

① 병원사업의 최저단위 관리자

② 간호조직의 목적, 정책, 계획을 구체적인 상황에 적용시켜 실행에 옮기는 간호관리와 간호를 연결하는 중요한 위치

③ 역할

  ㉠ 직접환자간호

  ㉡ 환자간호관리

  ㉢ 간호직원의 관리

  ㉣ 운영관리

  ㉤ 교육 및 연구

④ 구체적 업무

  ㉠ 환자간호관리

  ㉡ 병동유지관리

  ㉢ 물품관리 및 공급

  ㉣ 간호직원의 인사관리, 교육, 감독, 평가

  ㉤ 환자의 입원부터 퇴원까지의 간호과정 지도, 감독

CHAPTER 02

We Are Nurse

위아너스
간 호 사
국가시험
이 론 편

간호단위관리의 실제

간호관리학

🔵 UNIT 01　　환경관리 ★★★★★

환경관리란 간호단위를 둘러싸고 있으면서 간호단위관리에 영향을 미치는 일체의 상황을 관리하는 것이다.

1) 심미적 환경

색채의 조화는 중요하며 심리적, 생리적으로 영향을 미친다(낮은 채도, 높은 명도).

2) 온도와 습도 ★

온도와 습도는 업무환경의 쾌적함과 환경오염에 영향을 준다. 병원 환경에서 추천되는 온도는 18~23℃이고, 습도는 35~75%이다.

3) 소음

① 소음은 신경계통을 자극함으로써 환자를 불쾌하게 만들고 안정을 방해하며 피로를 과중시킬 뿐만 아니라 간호사들의 업무능률도 저하시키므로 소음 조절은 병동의 안정된 환경조성에 필요한 요소이다.

② 보통 대화는 40~60dB이며, 50~60dB의 소음이 있는 경우 생리적 반응이 나타난다.

③ 처치실, 준비실, 간호사실은 40dB 이하, 환자방은 30dB 정도 유지하는 것이 바람직하다.

4) 환기관리

① 환기는 환자를 편안하게 해주고 건강을 증진시키는 역할을 한다.

② 병실의 온도와 습도를 조절하고 신선한 공기를 유지하기 위해서는 지속적인 중앙조절식 환기를 이용해야 한다.

③ 병실 내 정화된 공기유입은 시간당 4회 기준이며, 특히 중환자실은 깨끗한 공기유입을 위해 시간당 25회 기준으로 공기가 순환되도록 하고, 출입문을 항상 닫아준다.

④ 정화된 공기가 유입되도록 병실로 통하는 문은 닫아둔다.

⑤ 선풍기는 먼지를 일으켜 감염의 요인이 되므로 이용하지 않는다.

⑥ 정기적으로 먼지 흡입 및 공기필터를 교환해야 하므로 확인한다.

⑦ 격리실은 환자상태에 따라 양압과 음압으로 조절되는지 확인한다.

⑧ 공기오염을 예방하기 위해 환자의 환의를 교환하거나 목욕을 시킨다.

5) 환경관리의 중요성

① 환자의 기본욕구 충족

② 직원의 업무능률 향상

③ 환자의 간호에 대한 만족도 높임

④ 효율적인 병원 운영

6) 환경관리의 요소 ★

안전성, 위생성, 안정성, 심미성, 프라이버시 유지, 온도, 환기, 채광, 소음관리, 공간의 유용성과 적용가능성

[예] 환자 침대 머리 쪽에 간접조명을 설치한다.

　　일반병실은 100Lux, 처치실은 200Lux, 중환자실은 400Lux를 기준으로 한다.

7) 환경관리의 기능

① 환자의 신체적인 질병 치료에 도움이 되어야 한다.

② 심리적, 정서적 만족까지 책임지는 치료환경을 제공한다.

③ 관리의 용이성 및 기능의 효율성을 보장한다.

🔖 UNIT 02　위험관리

1) 전문직 간호실무와 관련된 위험관리

① 임상적 오류를 범할 위험

② 임상오류가 없이 고소당할 위험:불평을 효과적으로 다루는 방법

　　㉠ 잘 듣고 환자가 자신을 충분히 표현하게 놓아둔다(사건의 인정).

　　㉡ 방어하지 않는다(다 말할 때까지 기다린다).

　　㉢ 감정적으로 반응하지 않는다.

　　㉣ 환자의 기대를 묻고 할 수 있는 것과 할 수 없는 것을 설명하고 협상한다.

　　㉤ 취해질 행동과 기한에 대해 동의한다.

　　㉥ 계속 관리한다.

③ 질 낮은 간호제공자라는 인식을 줄 위험:환자와의 관계에서 부주의, 지각, 건망증, 외모, 품행, 이해력이 좋지 않을 때, 즉 신뢰할 수 없거나 결정을 잘못함 등과 같은 행동을 함으로써 나쁜 인식을 줄 수 있다.

④ 환자의 신뢰를 저버릴 위험:환자는 비밀을 유지할 권리가 있다.

⑤ 사전 동의에 관한 환자의 권리 위반 위험

⑥ 환자가 필요로 하는 정보의 알림에 실패할 위험

⑦ 낮은 질 평가의 위험

⑧ 훈육(징계)의 위험

⑨ 의료사기의 위험 : 환자 간호행위에 대한 과다청구는 의료사기로서 자격상실, 정지, 벌금, 직업상실을 가져올 수 있다.

⑩ 경영실패의 위험

⑪ 고위험 환자관리

2) 위험관리 프로그램

습관적 태만으로부터의 위험은 통제되어야 하며, 자연재해나 화재·감전 등에 대한 계획이 있어야 하고, 설비유지 프로그램이 준비되어야 한다.

(1) 위험관리 프로그램의 활동

① 모든 부서의 사고, 상해, 재정손실에 대한 잠재적 위험을 규명한다.

② 현재의 사건보고 처리체계를 검토한다.

③ 환자에게 부정적 결과를 일으키는 특정사건의 원인과 유형빈도 등을 분석하여 중재 전략을 계획한다.

④ 간호절차와 새로운 계획의 안전성을 검토 평가한다.

⑤ 환자 안전, 동의, 간호에 관련된 법과 규칙을 모니터한다.

⑥ 가능한 한 많은 위험을 제거하고 줄인다.

⑦ 간호 외의 다른 분야의 업무를 검토하여 잠재적 책임을 결정하고, 예방 수정활동을 검토·권유한다.

⑧ 환자가족과 직원의 모든 요구를 검토한다.

⑨ 위험관리 프로그램의 결과를 평가한다.

⑩ 행정과 의료진 및 지도 위원회에 정기적인 보고를 한다.

(2) 위험관리자의 기본적 책임

① 위험관리위원회의 모임을 계획하고 의사일정을 준비한다.

② 매일 사건보고서를 검토하고 즉시 조사한다.

③ 사건에 관한 자료수집을 모니터한다(24시간 안에 보고받음).

④ 사건발생 가능성이 있는 환자와 가족을 정기적으로 방문한다(중환자, 반복입원자, 야간입원환자, 수술 후 환자 등).

⑤ 월별로 사건보고서를 통계내고 기록한다.

⑥ 직원교육 프로그램을 개발한다.

🔬 UNIT 03 　물품관리 ★★★★

물품관리란 조직이 목적 달성을 위해 업무를 수행할 때 소요되는 물자의 효율적인 활용을 위한 제반 관리를 말한다. 따라서 단위에서의 물품관리는 환자의 치료를 돕고 병동의 기능을 원활히 하기 위한 필수적인 원칙이며 합리적인 관리수단이면서 경제적인 관리기술이다.

1) 기준량 설정 ★

① 비품은 침상 수에 따라, 소모품은 환자 수에 따라 설정한다.

② 환자 수와 환자의 연령, 성별, 질병상태, 간호요구도를 고려한다.

③ 불필요한 물품의 반환할 수 있는 기회를 제공한다.

④ 분실한 물품 및 물품의 가격, 견고성, 물품 청구기간의 간격 등을 고려한다.

2) 물품의 청구 ★

① 여유분을 포함하여 소요될 수량, 물품청구의 접수 처리와 운반비, 물품의 보관장소, 물품의 부패성, 청구양식 이용(목록, 청구수량), 가격과 견고성, 간호단위의 특성, 교환방법 등을 고려한다.

② 비품과 소모품을 청구할 때는 비품은 침상 개수에, 소모품은 환자 수에 따른다.

③ 물품청구 기준량은 예산 소모량과 정확하게 일치시키는 것이 아니라 여유분을 포함한다.

> **물품 분류**
>
> 1) 재고자산 : 약품, 의료소모품, 진료재료
>
> 2) 고정자산 : 비품, 기계설비
>
> 3) 소모성 자산 : 사무용품
>
> ※ 일반적으로 간호단위에서는 비품과 소모품으로 구분이 된다.

3) 물품공급방법 ★

① 정수교환 : 사용빈도가 높고, 소모량이 일정하며, 부피가 작은 물품을 대상으로 공급부서에서 정기적으로 정수량만큼 공급하는 방법이다.

② 정수보충 : 사용빈도가 높은 물품 중 부피가 커서 자리를 많이 차지하는 물품에 대하여 공급부서에서 정기적으로 재고량을 파악 후 사용량만큼 채워주는 방법이다.

③ 정규청구·응급청구 : 사용빈도가 일정치 않거나 사용빈도가 낮은 품목은 정규청구를, 응급상황 및 정수물품에 없는 물품은 응급청구 방법을 선택한다. 필요시마다 청구가 가능하며 응급청구 시 즉시 불출하고 정규청구 시 정수보충물품과 같이 불출할 수 있다.

4) 물품의 구매

① 일상 소비량이 많은 품목은 안전 재고량, 발주점, 경제적 주문량 등을 설정하고 구매하려는 물품은 사용하려는 목적의 용도에 적합한지, 물품을 구입함으로써 병원의 기능이 증가할지, 구입원가가 용도에 비교하여 적정한지, 저렴한 가격으로 같은 효과를 나타내는 물품은 없는지, 그 물품구입 청구가 필요한지, 욕구인지 등의 가치분석을 하여 구매를 하는 것이 효과적이다.

② 가치분석

　㉠ 비용절감을 위한 효과적인 방법

　㉡ 물품의 기능을 분석하여 불필요한 기능을 제거하고, 더 높은 성능을 발휘하면서 값싼 물품을 찾아보는 방법

　㉢ 물품의 구입가격이나 원가를 조사, 분석하는 것

　㉣ 물품의 규격화, 표준화, 방법을 모색

5) 물품의 보관 ★★

① 품명과 규격에 따라 분류하여 보관
② 보관은 간호단위 관리자의 책임하에 창고나 물품장에 보관
③ 고액물품, 변질되기 쉬운 것, 고무제품 등은 통풍에 더욱 주의하여 보관
④ 비품은 유용성, 청결, 안정성을 고려하여 배치
⑤ 소독품은 소독 날짜가 최근 것일수록 뒤에 둠
⑥ 새로운 물품은 사용법과 사용 후 처리에 대한 지침서 제시
⑦ 모든 간호사가 쉽게 찾을 수 있도록 항상 같은 자리에 두어야 함

6) 간호단위관리자의 물품관리 ★

① 비품과 소모품의 기준량 설정
② 적절한 청구와 교환
③ 물품의 보관관리
④ 재고목록 정기점검
⑤ 물품사용의 지도훈련

7) 물품관리의 중요성 ★

① 병원 예산 중 인건비 다음으로 많은 부분을 차지한다.
② 물품관리 소홀은 대상자에게 위험을 초래할 수 있다.
③ 시간과 에너지 절약에 효율적이다.
④ 질적 간호 제공에 도움을 준다.
⑤ 물품관리는 양적인 면과 질적인 면을 동시에 고려해야 한다.
⑥ 간호사가 병원물품을 주로 이용하고 관리한다.

8) 비용절감을 위한 물품관리방법

① 재고의 적정유지
② 구매제도의 선택
③ 물품의 표준화
④ 가치분석기법의 활용
⑤ 직원교육
⑥ 물품의 재생
⑦ 보상제도의 활용
⑧ 비저장재고의 처리
⑨ 린넨류의 교환제도

🔴 UNIT 04　　약품관리 ★★★

1) 약품관리의 개념

① 병원 전체에서 투약과 관련된 모든 약품의 구입, 분배, 통제 및 투약까지를 의미한다.
② 약품관리의 책임부분의사는 처방내용, 약사는 처방된 약의 조제에 관한 것, 간호사는 환자에게 약이 제공되는 과정에 대해 주로 책임을 진다.
③ 약품관리의 중요성약물관리는 약물치료의 질에 큰 영향을 미친다.

2) 약품의 청구와 공급

① 정규약 : 의사가 전날 처방을 내면 다음날 공급하는 약
② 응급약 : 환자상태의 변화에 따라 긴급히 필요한 약품으로 처방 즉시 수령함
③ 추가약 : 정규약 이외의 처방변경이나 입원 시 발행한 약 처방에 따라 약국에서 일정한 시간에 간호단위로 공급하는 약
④ PRN처방 : 환자의 상태변화에 따라 수행이 예측되는 처방으로, 실시조건에 따라 간호사가 실시할 수 있는 처방
⑤ 퇴원약 : 오전에 정해진 시간에 처방접수하면 퇴원 당일 오전 중에 간호단위로 퇴원약 수령 가능함
⑥ 구두처방
　㉠ 응급한 상황에서 의사가 환자 옆에 갈 수 없는 경우에만 사용된다.
　㉡ 심폐소생술(DNR) 금지는 구두처방이 불가능하다.
　㉢ 우선 구두처방(V/O)표시하고 처방 의사명과 처방받은 간호사명, 의사에게 그 처방을 확인한 간호사명을 기록하고 수행한다.
　㉣ 구두처방 후에는 24시간 이내에 서면처방을 받도록 한다.

3) 약품의 보관

① 냉장보관이 필요한 약은 인슐린, 백신, 좌약, 혼합약 등이다.
② 항생제와 일반주사제, 수액은 실온에서 투약카트나 약품장에 보관한다.
③ 차광이 필요한 약품은 차광용 비닐을 씌워 빛을 피한다.
④ 빛과 열, 습기, 가스 등에 노출 시 화학적 변화를 일으키므로 주의해야한다.
⑤ 유효기간을 엄수하고 정기적 점검 및 확인을 한다.
⑥ 간호사는 약품설명서 중 보관에 대한 사항을 숙지하고 약품사용 용도별로 비치보관한다.

4) 마약관리 ★★★

① 마약은 반드시 이중 잠금장치가 되어 있는 철제 마약장에 보관해야 하고 마약대장을 기록한다.
② 마약장의 열쇠는 각 근무시간대의 담당간호사가 직접 일일 재고관리 및 인수인계해야 한다.

③ 마약 파손시에는 즉시 현장에서 사진을 찍고 조각을 보존해야 하며 파손된 마약을 수거한 후에 관리자가 서명하고 "마약파손 보고서"와 함께 약국으로 보내야 한다.

④ 향정신성의약품의 경우 잠금장치가 있는 곳에 보관하고 냉장보관약의 경우는 냉장고 내에 잠금장치가 부착된 보관함에 보관하도록 한다.

⑤ 사용하지 않은 마약과 사용 후 남은 마약은 반납처방을 써서 곧바로 반납처리하도록 한다.

5) 고위험 약물의 보관과 관리

① 고위험 약물의 보관은 경구, 주사 등 제형에 따라 구분하여 보관한다.

② 고위험 약품은 고농도 전해질류, 헤파린 주사제, 항암제 및 잘 못 사용되면 환자에게 치명적인 위해를 줄 수 있는 약물 등을 뜻한다.

③ 동일한 약품명에 함량이 두 가지 이상인 경우에는 동일한 장소에 보관하되 경고용 라벨을 부착하도록 한다.

④ 항암주사제 및 고농도 전해질은 각각 보관규정에 따라 안전하게 보관한다.

⑤ 약품의 외관, 보관위치, 포장이 유사한 경우에는 분리하여 보관하고 경고용 라벨을 부착한다.

🔖 UNIT 05 　병실관리

① 병원, 클리닉, 진료소 등은 의료인에게는 근무하는 장소이면서, 환자에게는 치료의 장소일 뿐만 아니라 피할 수 없는 일시적인 거주지로서의 의미도 있기 때문에 쾌적한 환경을 조성해야 할 뿐만 아니라 친밀감이 느껴지는 환경조성은 매우 중요하다.

② 단위관리자를 중심으로 모든 간호사는 병실에 설치되어 있는 여러 시스템관리와 청결관리, 안전관리 등을 수시로 점검하여 병실을 쾌적하게 유지하게 해야 한다.

🔖 UNIT 06 　환자관리의 개념

환자간호관리란 질적으로 우수한 전인간호 실시를 위해 환자 한 사람 한 사람을 위한 개별적인 병상간호가 계획대로 실시되게 보살피는 것을 말한다.

간호단위에서의 환자관리에는 입원 시 관리, 입원 중 관리, 퇴원관리가 있다.

1) 입원 시 관리

간호사가 이 일을 원만히 잘 수행하려면 환자가 의료기관에 온 직후부터 가능한 한 빨리 자료수집을 하고, 동시에 간호사의 전문적 지식이나 경험을 통해서 각기 다른 상황에 따라 있을 수 있는 간호문제나 간호요구가 무엇인지를 알아야 한다.

2) 입원 중 관리

환자 입장에서 이해하고, 돕는 자로서의 자세를 보여야 한다.

3) 퇴원관리

① 퇴원관리(퇴원계획)는 환자에게 차후 적절한 수준의 간호나 환자의 정상적인 생활로 조속히 돌아갈 수 있도록 체계적으로 고안된 관리 프로그램을 말한다.

② 퇴원계획이 적절하였을 경우 기대되는 결과 : 입원 시부터 환자의 적절한 퇴원계획을 세우는 것은 입원기간 단축, 재입원율 감소, 서비스 중복 감소, 응급실 입원감소 등의 효과를 가져올 수 있다.

③ 퇴원계획 수립 시 고려해야 할 5가지 변수
  ㉠ 질병/건강의 연속선상에서의 정도
  ㉡ 간호의 기대되는 결과
  ㉢ 요구되는 간호의 기간
  ㉣ 필요로 하는 서비스의 종류
  ㉤ 활용 가능한 자원

④ 퇴원계획의 장점
  ㉠ 질병의 재발을 감소시키고, 병원에 재입원하는 것을 줄여주거나 필요 없이 응급실에 오게 되는 경우를 감소시킨다.
  ㉡ 건강관리 인력자원과 서비스 등을 적절하게 이용하도록 하여 서비스가 중복되는 것을 줄인다.
  ㉢ 환자가 추후 간호관리의 필요성이나 치료에 관한 비용을 이해할 수 있다. 환자와 그 가족이 잘 참여하도록 계획되었다면 그들은 그 계획에 전적으로 동의할 수 있을 것이다.
  ㉣ 퇴원계획은 환자 가족의 필요를 채울 수 있도록 지역사회의 여러 자원을 활용한다.

CHAPTER 03

환자안전관리활동

We Are Nurse

위아너스
간호사
국가시험
이 론 편

간호관리학

UNIT 01 　안전관리활동 ★★★★★★

1) 안전관리활동의 개념

위험상황이나 사고를 초기에 파악하고 조정하는 등의 계획을 사전에 수립하고 수행하는 활동을 의미한다.

2) 안전관리의 목적

병원 내에서 환자와 보호자 그리고 직원들의 위험을 줄이고 위해를 가져올 문제점들을 제거하여 양질의 의료관리를 하기 위함이다.

3) 병원 내 안전사고 현황 – 메튜의 통계

① 환자 전체 사고의 65%가 환자의 병실에서 발생

② 화장실에서 13% 발생

③ 복도에서 11% 발생, 그 외 다른 지역에서 발생

UNIT 02 　안전사고 예방관리 ★★★

1) 안전관리 ★★

(1) 안전관리의 개념

사고발생 원인을 제거하여 사고로 인한 손실을 미연에 방지하기 위한 간호계획을 수립하고 실시하여 대상자에게 안전한 간호를 제공한다.

(2) 안전관리의 위험요소

가. 기술적 요인

부적절한 설비나 불완전한 구조와 도구들

나. 환경적 요인

　　잘못된 건물구조와 운영관리 부실, 조명, 소음, 환기 등의 불안정한 상황, 시설 결함

다. 인적 요인

　　① 기술, 지식 부족, 부주의 등 직원과 관련된 사고요인들

　　② 안전관리에 관심을 기울이어야 하는 대상자 ★★★

　　　　㉠ 시력, 청력 장애

　　　　㉡ 연령, 질병, 약물복용으로 인한 무기력 상태

　　　　㉢ 정신적, 감정적 변화로 인한 판단력 결핍

　　　　㉣ 졸도, 경련, 뇌출혈, 심장마비 등의 위급한 증상

　　　　㉤ 환자의 부주의, 무관심, 건망증, 협조 거부

(3) 안전관리를 위한 간호단위 관리자의 역할

① 병동 안전교육 프로그램 계획

② 간호요원들의 의견과 방안 수렴

③ 안전관리를 위한 간호단위관리자와 간호사 간의 책임을 명확히 함

④ 간호사고 분석과 사고보고에 대한 대책 수립

(4) 간호단위 안전관리를 위한 간호사의 태도

① 병동안전에 대한 주의사항을 준비해서 환자에게 교육

② 기구나 기계의 규칙적 점검

③ 간호사의 안전교육, 사고분석, 대책수립에 적극 참여

④ 화재발생 예방 및 대처방안 교육 및 숙지

(5) 낙상예방 일반적 지침 ★★★★★

① 창문을 낮게 하면 그만큼 낙상 가능성이 높아지므로 창문을 높게 하여야 한다.

② 병원 바닥에 미끄러운 용액이나 물이 떨어져 있는지 자주 관찰한다.

③ 노인환자를 위해 변기나 욕조 주위에 손잡이를 설치한다.

④ 운반차로 이동 시 반드시 침대난간에 올려 고정시킨다.

⑤ 움직임이나 보행이 불편한 환자는 반드시 간호사나 보호자가 부축한다.

⑥ 의식 없는 환자나 아동, 노인 등의 침대난간을 올린다.

⑦ 보호자에게 낙상의 가능성과 위험에 대하여 교육하고, 주의를 기울이게 한다.

⑧ 보행 시에는 단계적으로 서서히 움직이며, 바닥이 미끄럽지 않은 신발이나 슬리퍼를 신도록 한다.

⑨ 고위험 약물 복용 시에는 약물 부작용에 대해 모니터한다.

⑩ 낙상위험 사정도구를 이용하여 위험요소를 사정하고 예방적 중재를 시행한다.

낙상예방관리:낙상위험군 사정도구 RAFS Ⅱ

① RAFS Ⅱ(Risk Assessment for Falls Scale Ⅱ):사정요소로는 입원일수, 나이, 낙상 과거력, 평형장애, 의식상태, 흥분상태, 우울, 불안, 시력 저하, 의사소통, 약물복용, 만성질환, 배뇨장애 등이 있으며, 각 사정요소별 척도는 0점, 1점, 2점, 3점으로 나뉜다.

② 낙상 고위험환자의 기준
　㉠ 낙상 위험군 사정결과 14점 이상인 환자
　㉡ 7세 이하 소아, 70세 이상 노인
　㉢ 무의식 환자, 혼미한 환자, 정서불안 환자, 경련의 우려가 있는 환자
　㉣ 시력 또는 청력장애 등 감각지각 이상 환자
　㉤ 항우울제, 항불안제, 항정신치료제, 최면진정제, 이뇨제 등을 복용하는 환자
　㉥ 당일 수술환자
　㉦ 낙상의 기왕력이 있는 환자
　㉧ 현기증 체위성 저혈압이 있는 환자

(6) 낙상사고 발생 시 간호사 수행사항

① 환자의 의식과 손상정도를 정확하게 사정하고 응급조치를 취한다.
② 담당의사에게 즉시 보고한다.
③ 간호 관리자를 통해 간호부에 보고하도록 한다.
④ 환자의 가족에게 낙상 사고에 대해 알린다.
⑤ 심한 통증 또는 골절이 의심되는 경우, 구강과 코, 귀에 분비물이 있는 경우, 출혈이 있거나 의식이 없는 경우에는 옮기지 않는다.

2) 화재발생 시 환자관리

(1) 화재발생 시 조치

① 화재발생 시 연기와 불을 차단하기 위한 자동 방화문이 닫히도록 설치되어 있어야 한다.
② 초동진화조가 도착하기 전까지는 우선 소화기로 진화를 시도한다.
③ 화재발생 시 피난대상 우선순위
　㉠ 화재발생 병실 환자와 화재발생 옆 병실 환자가 1차 피난대상이다.
　㉡ 화재발생 병실에서 가까운 병실의 환자 순서대로 2차로 대피시킨다.
④ 환자 유형별 대피방법
　㉠ 경환자부터 중환자 순으로 대피
　㉡ 걸을 수 있는 사람부터 걸을 수 없는 사람 순으로 대피
　㉢ 자력으로 대피 가능한 거동환자 및 보호자, 방문객은 스스로 대피
　㉣ 경환자는 대피요원과 보호자의 도움으로 대피하고, 중환자는 의료진이 동행하여 대피

(2) 화재예방지침

① 병동마다 환자의 피난유형별로 정기적인 현황을 확인한다.

② 각 병동마다 소화전 및 소화기의 위치를 파악하고 사용방법을 숙지한다.

③ 비상구는 유도등을 설치하고 직원들에게 비상이동체계를 교육한다.

④ 전기 및 산소사용 안전수칙을 준수하도록 한다.

⑤ 정신과병동은 화재시에 출입문을 바로 열 수 있도록 열쇠를 즉시 사용 가능한 곳에 보관하고 인수인계를 실시하도록 한다.

3) 감염관리 ★★★

(1) 감염관리 개념

① 병원감염은 환자 스스로의 내인성과 의료인에 의한 직접적인 전달 그리고 환경적인 요인과 의료기구에 의해 생길 수 있는 감염을 의미한다.

② 감염은 환자에게 신체적, 정신적 고통은 물론 장기입원으로 인한 경제적 부담과 인명의 손상을 초래할 수 있다.

③ 의료인들은 병원감염 예방을 위해 적극적인 관리를 해야 하며, 감염을 예방할 수 있는 가장 기초적이면서 손쉬운 방법은 손씻기이다.

④ 소독과 멸균

ㄱ 소독 : 오염되어 있는 병원성 미생물을 제거하거나 파괴하여 감염을 방지할 목적으로 원인균을 죽여 질병의 전염을 막는 방법을 말한다.(피부소독, 환경소독, 기구소독 등)

ㄴ 멸균 : 병원성 미생물은 물론 비병원성 미생물과 아포까지를 사멸시키는 것으로 열과 화학적 방법이 있다.

(2) 감염관리의 필요성

① 노령인구의 증가 및 장기간의 항생제 사용으로 인한 항생제 내성균 증가, 각종 인체 내 삽입기구 시술의 확대 등으로 병원감염이 증가하는 실정이다.

② 중앙 냉. 난방 시설로 냉각수나 공기를 통한 병원 감염이 증가되고 있다.

③ 병원균의 침입이 용이한 처치가 개선되지 않고 있다.

④ 병원 직원의 감염 예방을 위해서 간호관리자는 정기적으로 건강검진과 예방접종을 하도록 직원을 독려해야 한다.

> **의료법 시행규칙**
>
> 제43조 (감염관리위원회 및 감염관리실의 설치 등)
>
> ① 법 제47조제1항에서 "보건복지부령으로 정하는 일정 규모 이상의 병원급 의료기관"이란 100개 이상의 병상을 갖춘 병원급 의료기관을 말한다. [개정 2021.6.30] [시행일 2021.12.30.]
>
> ② 감염관리위원회는 다음의 업무를 심의한다.
>
> 　1. 병원감염에 대한 대책, 연간 감염예방계획의 수립 및 시행에 관한 사항
>
> 　2. 감염관리요원의 선정 및 배치에 관한 사항
>
> 　3. 감염병환자등의 처리에 관한 사항

4. 병원의 전반적인 위생관리에 관한 사항

5. 병원감염관리에 관한 자체 규정의 제정 및 개정에 관한 사항

6. 그 밖에 병원감염관리에 관한 중요한 사항

③ 감염관리실은 다음의 업무를 수행한다.

1. 병원감염의 발생 감시

2. 병원감염관리 실적의 분석 및 평가

3. 직원의 감염관리교육 및 감염과 관련된 직원의 건강관리에 관한 사항

4. 그 밖에 감염 관리에 필요한 사항

제46조 (감염관리실의 운영 등)

① 감염관리실에서 감염관리 업무를 수행하는 사람의 인력기준 및 배치기준은 별표 8의2와 같다.

② 감염관리실에 두는 인력 중 1명 이상은 감염관리실에서 전담 근무하여야 한다.

③ 감염관리실에서 근무하는 사람은 정한 교육기준에 따라 교육을 받아야 한다.

제46조의2 (감염병 예방을 위한 정보 제공 등)

① 의료기관의 장은 감염병 예방을 위하여 다음 각 호의 사항에 관한 교육을 실시해야 한다. [개정 2020.9.11.]

1. 감염병의 감염 원인, 감염 경로 및 감염 증상 등 감염병의 내용 및 성격에 관한 사항

2. 감염병에 대한 대응조치, 진료방법 및 예방방법 등 감염병의 예방 및 진료에 관한 사항

3. 감염병 환자의 관리, 감염 물건의 처리, 감염 장소의 소독 및 감염병 보호장비 사용 등 감염병의 관리에 관한 사항

4. 「감염병의 예방 및 관리에 관한 법률」에 따른 의료기관, 보건의료인 또는 의료기관 종사자의 보고·신고 및 협조 등에 관한 사항

5. 그 밖에 감염병 예방 및 관리 등을 위하여 질병관리청장이 특히 필요하다고 인정하는 사항

② 의료기관의 장은 감염병이 유행하는 경우 해당 의료기관 내에서 업무를 수행하는 사람에게 제1항의 교육을 2회 이상 실시해야 한다. [개정 2019.10.24.]

③ 의료기관의 장은 감염병의 확산 및 방지에 필요한 정보를 다음 각 호의 방법으로 제공해야 한다.

1. 의료기관의 인터넷 홈페이지 게시

2. 매뉴얼·게시물 또는 안내문 등의 작성·비치

3. 그 밖에 질병관리청장이 신속하고 정확한 정보 제공을 위하여 적합하다고 인정하여 고시하는 방법

④ 의료기관의 장은 교육 및 정보 제공을 위하여 필요하다고 인정하는 경우에는 질병관리청 또는 관할 보건소에 필요한 협조를 요청할 수 있다. [개정 2020.9.11.]

⑤ 제1항부터 제4항까지의 규정에 따른 감염병 예방 정보 교육 및 정보 제공의 내용·방법 및 절차 등에 필요한 세부 사항은 질병관리청장이 정하여 고시한다.

(3) 병원감염의 관리 및 예방 ★★

① 피부

㉠ 손씻기의 중요성은 젬멜바이스(I.P. Semmelweis, 1818~1865)가 산욕열이 의료진의 손과 관계가 있음을 밝힘으로써 대두되었다.

ⓒ 현재 모든 의료인들에게 손씻기가 감염을 예방할 수 있는 중요한 수단으로 인식되고 있다.

ⓒ 손씻기는 일시적 집락균을 제거하여 교차감염을 줄이는데 있다.

  ※ 일시적 집락균이란 피부에서 생식 또는 증식하지 못하지만 일시적으로 집락되어 있는 균을 말하며, 피부에 약하게 달라붙어 있기 때문에 손씻기로 쉽게 제거될 수 있다.

손씻기 규정

1) 의료기관의 개설자는 의료기관 종사자의 적절한 손 위생 수행을 위하여 손 오염을 야기할 수 있는 환자 시술 행위들의 유형과 의료진의 손을 깨끗하게 하기 위해 사용되는 여러 가지 방법들을 교육한다.

2) 의료기관의 개설자는 의료진의 손 위생 실태를 조사하고 개인에게 이러한 수행과 관련된 정보를 제공한다.

3) 의료기관 개설자는 손 위생 수행을 증진시키기 위한 최선의 노력을 다한다.

4) 혈액, 체액, 분비물(땀 제외), 배설물에 의해 오염된 물건을 만졌을 경우에는 장갑 착용 여부와 관계없이 손을 씻어야 한다.

5) 장갑을 착용하고 혈액, 체액, 분비물, 배설물 등을 만졌을 경우, 다른 환자를 처치하기 전에 반드시 손을 씻어야 한다.

6) 장갑사용이 손씻기를 대신할 수 없으므로 환자 처치 후 다른 환자를 처치 할 경우에는 반드시 손을 씻으며, 동일한 환자라도 다른 부위 처치 시에는 손을 씻는다.

7) 평상시에는 일반 비누를 이용하여 손씻기를 해도 무방하나, 감염환자 접촉 후 , 환자의 분비물에 오염되었거나 항균제 내성균 검출 환자 등과 접촉 후에는 손소독제를 사용하도록 한다.

---

② 환경 및 기구소독

  ⊙ 환경의 표면에 있는 먼지, 오물, 미생물 등은 불쾌감을 줄 뿐만 아니라 병원감염의 근원이 된다.

  ⓒ 사용되는 소독제는 낮은 농도에서 부식 및 염색이 되지 않고 피부 점막에 손상이 없으면서 효과적이어야 한다.

  ⓒ 전염성을 가진 환자의 침대나 그 주변 기구와 린넨들을 구분되게 처리하여 다른 환자와 의료인, 직원 및 보호자들이 감염되지 않도록 유의한다.

  ② 의료기관 개설자는 소독과 멸균을 통해 의료기관 내 미생물의 숫자를 감소시키거나 제거하여 감염의 전파를 예방하여야 한다.

  ⑩ 의료기관내 소독 및 멸균 대상 의료용구에는 수술용 칼, 가위, 장갑, 체온계, 카테터 등 환자의 신체에 직접적인 접촉이 있는 모든 기구가 해당된다.

③ 격리

  ⊙ 격리란 일반적으로 결핵과 같은 공기매개질환의 경우 다른 사람들을 보호하기 위하여 환자를 격리시키는 것을 의미한다.

  ⓒ 때로는 환자 자신의 면역력이 매우 약하여 일반인들로부터 보호받기 위한 역격리

를 시행하기도 한다.

ⓒ 소화기계, 호흡기계, 피부 또는 창상의 감염이나 다제내성균(MRSA, VRE, C. difficile 등) 감염환자로 판명된 경우 접촉격리지침을 따라 독방이나 cohort isolation(같은 종류의 균에 감염된 환자가 모여 있는 방으로의 격리)을 하며 불가피한 경우 감염관리 전문가에게 의뢰한다.

ⓔ 환자가 사용하는 격리실 내부는 음압으로 유지시키고 1시간당 환기를 6~12회 시킨다.

ⓜ 환자의 침상카드와 차트에 접촉 주의표시를 부착하여 등록을 시행하며, 강화된 접촉격리가 필요한 경우 손 씻기 등의 표시를 격리실 문에 부착하며 cohort isolation인 경우 환자의 침상카드에 부착한다.

ⓗ 격리실 출입 시 혈액, 체액, 기타 오염된 물품, 손상된 피부, 점막접촉이 예상되는 경우는 장갑이나 가운, 비닐 앞치마 등을 착용한다.

ⓢ 환자 처치 전후에 손 씻기를 시행하며 오염된 장갑으로 다른 환자나 기구를 만지지 않는다.

ⓞ 환자이동을 가능한 한 제한하며, 이동 시에는 주위 환경을 오염시키지 않도록 주의한다.

ⓩ 기관흡인 시 폐쇄형 기관흡인 카테터를 사용한다.

ⓩ 홍역, 수두, 활동성 결핵은 항상 특수마스크 N95를 착용한다.

의료법 제47조의2 (입원환자의 전원)

의료기관의 장은 천재지변, 감염병 의심 상황, 집단 사망사고의 발생 등 입원환자를 긴급히 전원(轉院)시키지 않으면 입원환자의 생명·건강에 중대한 위험이 발생할 수 있음에도 환자나 보호자의 동의를 받을 수 없는 등 보건복지부령으로 정하는 불가피한 사유가 있는 경우에는 보건복지부령으로 정하는 바에 따라 시장·군수·구청장의 승인을 받아 입원환자를 다른 의료기관으로 전원시킬 수 있다. [본조신설 2019.1.15]

격리종류 및 방법 ★

1) 표준주의(standard precaution)

환자의 진단명이나 감염상태에 관계없이 병원 내 모든 환자와 오염된 기구 및 물체에 적용한다.

2) 공기전파주의

감염을 유발하는 5μm 이하의 작은 입자가 공기 중에 떠돌다가 감수성이 높은 숙주에게 흡입되어 감염시키는 것을 방지하기 위한 주의방법이다.

3) 비말전파주의

감염을 유발하는 5μm 이상의 큰 입자가 기침이나 재채기, 흡인 시에 다른 사람의 코나 점막 또는 결막에 튀어서 단거리에 있는 사람에게 감염시키는 것을 방지하기 위한 주의방법이다.

4) 접촉전파주의(접촉격리)

직접 혹은 간접접촉에 의한 감염을 방지하기 위한 주의법, 소화기계 또는 호흡기, 피부와 창상의 감염이나 다제 내성균(MRSA, VRE, CRGNB 등)이 집락된 경우에 적용하여 감염을 방지하기 위한 주의법이다.

④ 병원감염 예방을 위한 표준주의

　㉠ 병원감염 예방을 위한 표준은 환자의 진단명과 감염상태에 관계없이 모든 환자에게 적용한다.

　㉡ 미국 병원감염관리자문위원회의 표준주의 지침서에 의하면 노출에 따른 손씻기, 장갑, 가운, 보안경, 안면보호대 사용을 포함하여 감염여부에 상관없이 질병에 진단되기 전에 환자로부터 나온 혈액, 체액, 분비물(땀은 제외), 배설물로부터 의료인과 다른 환자를 보호하기 위해 주의해야 한다고 명시하고 있다.

⑤ 다제내성균 관리

　㉠ 의료관련감염을 유발하는 미생물 중 다제내성균의 비율은 점점 증가하고 있으며, 또한 새로이 출현하는 항생제내성균의 국내 유입 및 확산은 감염관리의 새로운 문제로 대두되고 있다.

　㉡ 특히 면역이 저하된 환자나 기저질환을 가지고 있는 경우 그리고 고령자 등에서 발생위험이 높다. 따라서 이러한 내성균의 출현을 최대한 억제하고, 조기에 발견하여 적절한 예방지침을 시행함으로써 감염과 확산을 예방하는 것이 중요하다.

[의료법시행규칙]

제36조 (요양병원의 운영)

① 요양병원의 입원 대상은 다음에 해당하는 자로서 주로 요양이 필요한 자로 한다.
　1. 노인성 질환자
　2. 만성질환자
　3. 외과적 수술 후 또는 상해 후 회복기간에 있는 자

② 「감염병의 예방 및 관리에 관한 법률」에 따라 질병관리청장이 고시한 감염병에 걸린 감염병환자, 감염병의사환자 또는 병원체보유자 및 감염병환자등은 요양병원의 입원 대상으로 하지 아니한다. [개정 2020.9.11.]

③ 정신질환자(노인성 치매환자는 제외)는 정신의료기관 외의 요양병원의 입원 대상으로 하지 아니한다.

④ 각급 의료기관은 환자를 요양병원으로 옮긴 경우에는 환자 이송과 동시에 진료기록 사본 등을 그 요양병원에 송부하여야 한다.

⑤ 요양병원 개설자는 요양환자의 상태가 악화되는 경우에 적절한 조치를 할 수 있도록 환자 후송 등에 관하여 다른 의료기관과 협약을 맺거나 자체 시설 및 인력 등을 확보하여야 한다.

⑥ 요양병원 개설자는 휴일이나 야간에 입원환자의 안전 및 적절한 진료 등을 위하여 소속 의료인 및 직원에 대한 비상연락체계를 구축·유지하여야 한다.

(4) 병원감염 발생빈도

① 미생물의 오염가능성이 높은 중환자실과 화상환자병동, 투석실 등에서 높게 발생한다.

② 원인병원체로는 그람음성간균이 50~70%로, 포도상구균이 10~20%를 차지한다.

③ 감염 발생 부위는 요로감염이 30~40%, 수술 후 창상감염 20~25%, 호흡기계 감염 10~20% 순서로 높다.

4) 위험관리

위험관리자는 의료기관에서 간호사 개인 또는 기관의 책임을 줄일 능력을 갖춘 자로서 기관에서 발생하는 각종 사고나 손상을 다루는 일이 주된 업무이다.

(1) 사건보고 시 주의할 사항

① 간호사는 모든 사건을 객관적으로 기술하여야 한다.
② 이미 완성된 사건 보고서에 기록해서는 안 된다.
③ 개인이 파일링하기 위하여 복사해서는 안 된다.
④ 의사와 상급 간호사는 사건보고서를 파일링하도록 한 지시를 기록해서는 안 된다.
⑤ 비징상직, 비일싱직인 발생과 사건을 기록해야 한다.

(2) 간호사고의 예방을 위한 방안

① 규범력 있는 간호업무 지침을 마련한다.
② 의료전문직 간의 업무와 책임의 소재를 명확히 함으로써 간호사의 직무만족을 높이고 의사와의 역할 갈등을 줄이도록 한다.
③ 전문적 의무와 책임인식을 높인다.
④ 간호과오를 방지하기 위한 정규적인 교육프로그램을 마련한다.
⑤ 체계적인 보고와 의사소통 채널 확립이 중요하다.
⑥ 병원의 조직적 위험관리(risk management)와 체계적 변화이다.
⑦ 간호사 개인의 법적 책임을 위한 준비가 필요하다.
⑧ 자율적인 질 확보와 전문성 확보를 위한 노력이 필요하다.

CHAPTER 04

간호기록과 간호정보 관리

간호관리학

1) 간호기록의 개념

① 기록이란 사실에 관한 정보를 정확하고 간결하게 남겨서 하나의 객관적인 사실로 보관하고 활용하는 것으로서 간호사는 환자의 의료기록을 기록함에 적절한 정보를 정확히 기록해야 할 책임이 있으며, 의료기록을 임의로 수정하였을 경우는 면허정지나 취소에

🖐 UNIT 01　간호기록 ★

② 간호기록이란 환자의 입원 시 사정에서부터 퇴원 시의 평가에 이르기까지 계속되는 간호과정의 타당성과 그 결과를 입적할 수 있는 정확하고 완전한 내용을 조직적이고 체계적으로 기록한 문서를 말한다.

2) 간호기록의 목적 ★★

① 의사소통 : 기록은 의료팀 간에 환자정보를 정확하게 교환할 의사소통의 수단이 된다.

② 간호계획 : 대상자의 간호를 계획할 때 대상자의 기록에서 필요한 정보를 얻는다.

③ 법적 증거 : 법적으로 기록은 관찰·중재·평가를 기록한 특별한 유형의 의사소통 형태이다. 기록은 법정에서 증거로 채택되므로 환자가 입원한 기간의 사건을 반영한다.

④ 교육 : 질병의 특성과 그에 대한 반응을 배우는 효과적인 방법은 의무기록을 읽는 것이다.

⑤ 질 향상 : 대상자의 기록을 정기적으로 검토하는 것은 병원에서 제공하는 의료 질 평가의 기본이 된다.

⑥ 통계 및 연구 : 임상질환, 합병증, 특별한 의학적·간호학적 치료의 적용, 사망, 질병으로부터의 회복 등의 빈도와 관련된 통계학적 자료를 대상자의 기록에서 수집할 수 있다.

⑦ 감사 : 대상자의 기록은 대상자에게 제공된 치료나 간호의 질을 점검하고 평가하는 데 이용된다.

⑧ 진료비 산정 : 양질의 의료서비스가 제공되었는지는 보험자, 피보험자, 정부의 중요한 관심사이며 이를 증명할 정보로 활용된다.

3) 간호기록의 원칙

(1) 정확성

① 기록의 표기가 올바르고 정확해야 함은 기본이다. 정확한 표기를 위해서는 사실 또는 관찰한 것만을 적어야 하며, 의견이나 관찰내용을 해석해서 기록하면 안 된다.

② 예를 들어 '환자가 비협조적이다(의견).'라고 기록하는 것보다는 '환자가 투약을 거부

했다(사실).'고 기록하는 것이 더 정확하다.

③ '환자가 우울하다(해석).'는 것보다 '울고 있다(관찰)'는 표현이 적합하다. 또한 올바른 철자법도 정확한 기록을 위해서는 필수적이며 단어의 철자가 불분명한 경우에는 사전을 찾아 정확히 기재한다.

(2) 적합성

① 환자의 건강문제와 간호에 관계되는 정보만을 기록해야 한다.

② 환자가 간호사에게 준 다른 개인적인 정보는 기록하기에 부적합하다. 만약 부적절한 정보를 기록한다면 그것은 환자의 사생활 침범이거나 명예를 훼손하는 것이기 때문이다.

③ 예를 들어 자신이 매춘을 했고 마리화나를 피웠다는 사실을 숨기는 경우에는 그것이 환자의 건강문제에 직접적 영향을 주지 않는 한 환자의 의무기록에 기록하지 말아야 한다.

(3) 완전성

① 간호사가 환자에 관해 얻은 자료를 모두 기록할 수는 없다. 그러나 기록된 정보만큼은 완전하고 환자, 의사, 다른 간호사, 다른 건강요원에게 도움을 줄 수 있어야 한다.

② 간호사가 환자에 대해 완전한 정보를 기록하려면 환자의 상태변화(행동, 신체기능 등)와 육체적인 증상이나 징후, 제공된 간호, 의사나 다른 의료요원의 방문 등 기본적인 정보를 필수적으로 포함하여야 한다.

(4) 간결성

① 기록은 완전해야 할 뿐 아니라 의사소통의 시간을 절약하기 위해서 간결해야 한다.

② 간호사가 누구에 관해 기록하고 있다는 것이 분명하다면 환자 이름이나 환자라는 단어는 생략하고, 환자가 한 말이나 문장은 각각 마침표와 함께 끝나도록 한다.

(5) 적시성

① 각 기록은 간호행위가 일어난 직후에 해야 하며 결코 사전에 해서는 안 된다.

② 시간이 지나면 자세한 내용은 잊어버릴 수 있다. 기억과 생각에만 있고 기록으로 남기지 않은 것도 직무 유기로 본다.

4) 간호기록의 체계

(1) 정보중심 기록체계(source-oriented medical record)

① 정보중심 기록체계는 건강요원들이 대상자에 대한 자료를 자신들의 영역별로 각각 분리하여 기록하는 것이다.

② 이 체계는 분야별로 환자의 경과를 검토하기 용이하다. 그러나 환자 경과와 현재 상

태 및 추후 관리에 대한 전체적인 안목을 갖기 어렵고 의사소통이 원활하지 않다.

(2) 문제중심 기록체계(problem-oriented medical record)

① 문제중심 기록은 미리 확인된 문제에 따라 기록하는 방법이다. 각 체계에서 기록은 특정 문제에 집중하며 특정 문제뿐만 아니라 전체적인 환자의 경과를 알 수 있게 한다.

② 이 기록체계는 동일한 형식을 따르며 과정은 기초자료·문제목록·치료계획·경과기록 등 4가지 요소를 포함한다.

5) 간호단위 기록

간호단위 기록에는 환자기록, 약물기록, 수술 전·후 기록, 검사관련 기록, 그 외 기록 등이 있다.

(1) 환자기록

일반적으로 환자기록을 할 때에는 다음과 같은 점을 유의하여야 한다.

① 환자에 관한 기록이므로 환자라는 용어는 사용하지 않는 것이 원칙이다. 즉 주어가 환자일 경우에는 주어를 생략한다.

② 기록 시 구체적이고 정확히 표현하도록 하며, 기록을 미리 하거나 시간이 지난 다음에 하지 않고 바로 기록해야 한다.

③ 의학 용어를 제외하고는 한글을 사용하는 것이 원칙이며, 약어 사용 시에는 표준약어만 사용하고, 임의로 만든 약어를 이용하여 기록하지 않는다.

④ 증상관찰, 약물투여, 간호시술 등을 기록할 때 실시한 시간과 시술과정 및 기록자 서명을 알아볼 수 있게 기록해야 한다. 기록이 잘못 되었을 때에는 붉은 색으로 사선을 두 줄 긋고 'error'로 쓴 다음 다시 쓰도록 한다.

⑤ 기록 시에는 존칭을 사용하지 않는다.

⑥ 기록자의 이름을 정자로 기록한다.

⑦ 병원마다 방식이 약간 다르긴 하지만 일반적으로 오후 7시부터 아침 6시 59분까지 붉은 색으로, 아침 7시부터 오후 6시 59분까지는 검정색으로 기록하여 주·야간의 구분이 명확하도록 한다.

⑧ 표기 중 여백이 생기는 경우에는 선을 긋고, 끝에 서명한다.

⑨ 모든 기록은 잘 변하지 않게 잉크(볼펜)를 사용한다.

⑩ 중요한 기록은 빨간색으로 한다.

⑪ 임의로 고치거나 수정하지 못한다.

⑫ 다른 사람의 요청으로 기록 내용을 함부로 보여주지 않는다.

⑬ 사실이나 관찰을 근거로 정확히 기록하며 의견이나 관찰내용을 해석해서 기록하지 않는다.

(2) 약물기록

약물기록은 5R(Right drug, time, dose, route, patient)를 원칙으로 투여한 후 투약시간, 약 종류 및 분량, 투약을 요구하게 된 상태(필요시), 투약효과 또는 투약 후 반응, 투약한 간호사 서명, 경구투약이 아닐 때 투약방법을 구체적으로 기입 방법(피하주사, 근육 내 주사, 정맥 내 주사, 흡입법, 점적법 등)의 정확한 기록을 남긴다.

(3) 수술 후 기록

수술을 하고 회복실에서 각 단위로 오게 되면 간호사는 활력징후와 산소화 정도를 중점으로 간호하면서 관찰, 기록한다.

(4) 진단검사기록

검사의 종류와 방법, 검사 실시자(의사, 검사 실시자 등), 검사 전 준비(식사나 투약의 중지, 관장 등), 검사가 환자에게 미친 영향, 검사실시 중 환자 상태, 검사 시작 시간과 끝난 시간, 검사 중 채취한 검사물이 있는 경우 그 약과 색깔 입력 그리고 관찰 기록한 간호사의 서명을 기록으로 남겨야 한다.

(5) 기타 기록 ★

① 간호업무 분담기록 : 책임지는 환자의 이름과 침상번호, 업무내용 등이 기록되는데 간호업무 분담에 대한 기록의 목적은 각자가 책임 맡은 환자를 위한 특수한 업무를 알고 시행되었는지를 확인할 수 있고 또 다른 간호사에게 위임할 때도 정확성을 기하기 위해서이다.

② 마약 기록부 : 마약관리는 별도로 잠금 장치가 있는 장에 넣어 두고 관리함이 원칙이다. 마약 확인은 마약명, 사용이유, 사용용량, 사용시간, 간호사 서명 등 매 근무교대의 인수인계 시 실시하며, 전량을 사용하지 않고 남은 경우에는 테이프로 봉하여 약국으로 반납하고 기록 장부와 대조하여 분실된 경우 간호과나 책임 부서에 보고해야 한다.

③ 매일의 환자 현황기록 : 당일 환자 수를 파악하기 위해서 각 병원에서 지정한 시간에 그 날의 적당 장소에 기록해서 비치한다. 매일 각 단위에서 그날의 전체 환자 중 전과, 전동, 전실, 입원, 퇴원이 있었던 환자를 기록하며 지정시간에 환자현황 기록지에 기록, 보관한다.

※ 외과병동의 충수절제술 환자가 당뇨를 관리받기 위해 내과병동으로 전실이 결정된 경우 담당 간호사는 먼저 전실 예정 병실을 확인해야 한다.

6) 기록의 형식

(1) 서술기록

시간의 경과에 따라 정보를 서술하는 방법으로 정보중심 기록과 관계가 있다.

(2) SOAP기록

① SOAP는 주관적 자료(Subjective data), 객관적 자료(Objective data), 사정(Assessment), 계획(Planning)의 앞글자만을 떼어서 만든 용어이다.

② 문제중심 기록에서 비롯된 것으로 많은 기관에서 이용한다.

③ SOAPIE나 SOAPIER는 SOAP에 수행(Implementation), 평가(Evaluation), 개정(Revision)에 대한 사항을 첨가한 형식을 말한다.

④ 최근의 형식으로 APIE(사정·계획·수행·평가)가 있는데, 이는 대상자에 관한 좀 더 간결한 진술이다.

(3) PIE기록

PIE는 간호상의 문제(Problem), 중재(Intervention), 평가(Evaluation)를 의미하는데, 대상자 간호사정의 상례기록과 경과기록으로 구성되어 있다.

(4) Focus기록

환자중심의 기록으로 환자의 현재 상태, 앞으로의 목표, 중재결과 등에 대한 부분에 초점을 맞추고 있다. Focus기록은 data, action, response로 이루어진다.

UNIT 02   보고관리

1) 보고(reporting)의 개념

보고는 다른 사람에게 정보를 주기 위한 목적으로 대상자의 자료를 구두나 서면 또는 컴퓨터 등으로 의사소통을 하는 것으로 본 것, 행한 것에 대한 정보를 주는 것을 말한다.

2) 보고의 종류

(1) 간호부의 보고

① 월말보고 : 간호시간 수, 직원의 휴가, 병가 등의 행정상 필요한 통계보고
② 연말보고 : 1년간의 업적보고
③ 대외보고 : 행정기관이나 간호단체에서 요청하는 보고서나 질문지 회답 등

(2) 간호단위의 보고 ★

단위 관리자가 다루는 보고서는 매일의 업무보고, 중환자 보고, 특수 사건 보고(사고, 도난, 약물오용), 입·퇴원 및 전과 보고, 직원에 대한 보고, 물품보고, 실무교육에 대한 보고 등이 있다.

① 서면보고
　㉠ 24시간보고서
　　ⓐ 각 근무교대 시간 30분 전 정도에서 기록하는 보고서이다.
　　ⓑ 내용 : 환자의 일일상태, 입·퇴원환자, 전과, 중환자, 수술 및 특수 검사환자, 근무시간에 입원하고 있는 중환자 수, 간호진단 계획 등을 기록한다.
　　ⓒ 간호단위의 사항을 한눈에 알 수 있는 장점이 있다.
　㉡ 사건보고서
　　ⓐ 환자의 치료과정 중 발생하는 비정상적이거나 예기치 않았던 사건을 보고하는 것이다.
　　ⓑ 사건보고는 정확한 사건의 경위를 밝히기 위한 것으로 6하원칙(누가, 언제, 어디서, 무엇을, 어떻게, 왜)에 준하여 기술한다.
　　ⓒ 사건보고서에는 사건발생 경위, 사건발생 장소 및 시간(일시), 사건발생의 내용

(피해나 상해정도), 사건발생의 원인, 환자(피해자)의 간단한 인적사항, 사건발생에 따른 조치사항 등이 들어가야 한다.

② 교대 시 보고

각 근무의 인수인계 시 단위 내 환자상태, 단위의 일반적 상태, 환자 수, 환자 성명과 진단, 입·퇴원 환자, 수술환자, 중환자 등 중요사항을 서면으로 인수인계한다.

(3) 사건보고 시 유의사항 ★

① 6하원칙에 준하여 정확하게 기술한다.

② 가능한 사실을 객관적으로 정확하게 요점을 강조하며 간결하게 말한다.

③ 누구에게 무엇을 보고할 것인지 확실히 정한다.

④ 어떻게 보고할 것인지 보고의 방법을 선택한다.

⑤ 필요에 따라 실물, 도표, 인쇄물을 준비한다.

⑥ 간호사는 아무리 작은 사고라도 모두 보고해야 할 책임이 있음을 인식한다.

⑦ 구두보고나 서면보고 중 효과적인 방법을 선택한다.

⑧ 사건보고서는 환자의 챠트에 보관하지 않고 따로 보관한다.

⑨ 적신호사건인 경우 48시간 이내에 보고서를 제출하고 그 외에는 7일 이내에 보고서 검토를 완료한다.

UNIT 03 간호정보 관리

1) 간호정보화의 개념

① 자료 : 관찰이나 측정에 의해 객관적으로 어떤 현상에 관련되어 얻어진 최소 단위의 숫자와 문자로 정보학에서는 처리되지 않은 정보를 의미한다.

② 정보 : 개인이나 조직이 의사결정을 하는데 사용되도록, 의미 있고 유용한 형태로 처리된 자료이다.

③ 지식 : 정보를 합성하여 얻어지는 개념이나 아이디어로, 인지과정을 통해 이해하는 것이다.

2) 데이터베이스

① 유용한 정보를 쉽게 검색 가능하도록 컴퓨터에 저장하여 관리하는 자료의 총집합이다.

② 필요한 정보의 검색과 저장관리에 있어서 보다 효율적이고 편리한 환경을 제공한다.

3) 빅 데이터

① 현대 사회에 대두된 신개념으로 기존의 데이터베이스 관리도구로 분석하던 최대 역량을 넘어 대량의 데이터 세트와 데이터로부터 원하는 결과를 분석하여, 가치를 창조하는 포괄적인 기술을 의미한다.

② 의료소비자의 수요파악 및 질병예방과 의료비 지출감소 등 정확하고 효율적인 의사결정을 위한 충분한 근거를 제공한다.

③ 보건의료분야에서 빅데이터를 활용하는 경우 개인정보 보호에 대한 대책을 수립하는 것이 중요하다.

UNIT 04 병원정보시스템 ★

1) 병원정보시스템의 종류

병원정보시스템(HIS : Hospital Information System)은 처방전달시스템(OCS : Order Communication System), 사무자동화(OA : Office Automation) 및 영상정보로 나눌 수 있다.

(1) 처방전달시스템(OCS)

병원정보시스템 중 가장 기본이 되는 시스템으로서 환자에게 발생되는 처방을 중심으로 진료부서, 진료지원 부서, 원무 부서 간에 전달되는 과정을 전산화한 시스템이다.

(2) 사무자동화(OA)

OCS에서 나오는 정보를 기초로 하여 인사급여, 경리와 물품관리 및 원가분석, 경영분석에 이르기까지 병원 경영에 필요한 시스템을 정보화한 것이다.

(3) 영상정보(PACS)

병원에서 발생하는 영상정보(예 X-Ray, CT, 초음파 등)에서 나오는 그래픽을 전산화하여 저장하고 검색할 수 있는 시스템을 말하며 크게 PACS(Picture Archiving Communication System), 원격진료(telemedicine) 및 손으로 쓴 의무기록 차트를 스캐닝하여 디지털한 의무기록 광파일로 나눈다.

2) 병원정보시스템 도입으로 얻을 기대효과

① 진료서비스 개선
② 행정업무 개선
③ 자원관리 효율성
④ 의사결정을 잘 할 수 있는 지원시스템
⑤ 수익성 개선
⑥ 의료진에게 편리함을 제공

UNIT 05 간호정보시스템의 개념 ★★★★★

보건의료기관에서 간호서비스와 자원을 관리하고, 간호수행에 필요한 표준화된 환자간호정보를 관리하며, 간호연구자원과 교육적인 응용을 간호실무에 연결하는 데 필요한 정보를 적시에 수집하고, 저장하고, 처리하고, 검색하고, 표시해 주며 의사소통하는 컴퓨터 시스템으로 정의된다.

미국간호사협회(AHA)의 간호정보시스템 특별위원회에서는 간호정보시스템을 "간호행정, 환자 간호제공, 간호교육과 간호연구를 지원하는 데 사용되는 전산화된 정보시스템"으로 정의하였다.

1) 간호정보시스템의 개념

① 간호정보시스템은 보건의료기관에서 간호서비스와 자원 및 간호수행에 필요한 표준화된 환자간호정보를 관리하고, 간호연구자원과 교육적인 응용을 간호실무에 연결하는 데 필요한 정보를 적시에 수집, 저장, 처리, 검색, 표시해주며 의사소통하는 컴퓨터 시스템이다.

② 미국간호사협회(AHA)의 간호정보시스템 특별위원회에서는 간호정보시스템을 "간호행정, 환자간호 제공, 간호교육과 간호연구를 지원하는 데 사용되는 전산화된 정보시스템"으로 정의하였다.

③ 간호실무에 간호정보체계 도입의 궁극적 목적은 간호의 질 향상이다.

2) 간호정보체계의 필요성 ★★★★

① 합리적인 인력관리와 업무능률 증대

② 비용절감 효과

③ 직접 간호시간을 늘림으로써 간호의 질 향상

④ 필요한 인력의 수를 줄임으로써 경영의 효율성을 이룸

⑤ 향후 간호비용의 효율성, 적정 간호 인력산정 등 간호행정의 기초자료를 분석하는 기준 개념으로 적용

3) 간호정보체계의 기능 ★★

① 간호의 질 관리

② 표준화된 환자정보 관리

③ 신속하고 정확한 의사소통

④ 의사결정 지원

⑤ 간호진단과 간호중재가 포함된 간호과정의 관리

⑥ 자원과 교육적 운용

⑦ 환자에 대한 제반 기록 업무

⑧ 각종 통계 업무

4) 간호정보시스템의 활용 ★★★★

하나와 볼(Kathryn J. Hannah & Marion J. Ball)은 간호정보시스템의 활용영역을 4영역으로 규정하였는데, 간호실무(Care), 행정(Administration), 연구(Research), 교육(Education)으로 하여 네 영역의 영문 첫 글자를 이용하여 CARE라는 약어를 만들고 이들 4영역이 환자간호와 연결되는 것을 강조하였다.

(1) 간호실무(Care)

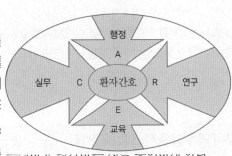

① 간호기록에 틀 ⋯⋯⋯⋯⋯⋯⋯⋯⋯⋯⋯⋯⋯⋯⋯⋯⋯ 간호기록을 하게 한다.

② 임상에서 개별 ⋯⋯⋯⋯⋯⋯⋯⋯⋯⋯⋯⋯⋯⋯⋯⋯⋯ 적으로 사용되게 한다.

③ 현재 분명하게 ⋯⋯⋯⋯⋯⋯⋯⋯⋯⋯⋯⋯⋯⋯⋯⋯⋯ 되지 못한 간호행위를 기
록하도록 유도

(2) 간호행정(Administration)

① 제공된 간호를 ⋯⋯⋯⋯⋯⋯⋯⋯⋯⋯⋯⋯⋯⋯⋯⋯⋯ 한다.

② 간호와 관련된 자원을 효율적으로 배분하고 관리하기 위한 정보를 산출하여 간호정
책기획을 가능하게 한다.

③ 의료기관별, 지역별 및 국가 간의 임상간호자료와 인적자원 자료의 비교가 가능하다.

(3) 간호연구(Research)

① 간호접근법, 간호중재 유형에 관한 기술적 연구를 촉진한다.

② 간호과학, 지식, 이론구축의 발전을 위해 국가적이고 국제적인 데이터베이스 구축이
가능하다.

③ 간호진단, 간호수행 및 결과와 관련해서 간호의 효과성에 대한 연구를 용이하게 한다.

(4) 간호교육(Education)

① 시간과 장소의 제한이 없는 교육을 가능하게 한다.

② 학습과정에서 수많은 교육자료의 이용과 접근을 용이하게 한다.

③ 교과과정 계획과 평가를 위한 기초를 마련한다.

④ 정보관리를 기초교육, 사후 기초교육, 계속교육으로 통합하게 한다.

[간호정보시스템의 활용 4영역인 CARE 측면과 그 예]

정서적	행동적
간호실무(Care)	전자간호기록, 처방전달시스템, 간호계획시스템, 간호 진단 및 중재, 결과 시스템 등
간호행정(Administration)	간호인력산정시스템, 환자분류시스템, 물품관리시스템, 질관리시스템, 간호수가시스템, 각종 보고서 등

간호연구(Research)	문헌검색시스템, 통계시스템, 데이터마이닝, 데이터웨어하우징 등
간호교육(Education)	컴퓨터지원교육시스템(Computer Assisted Learning System)

Computer Assisted Instruction(CAI) ★

CAI는 교사와 학습자 사이의 직접적인 상호작용 없이 컴퓨터시스템을 통해 학습자에게 정보가 전달되는 것을 말한다. CAI는 컴퓨터를 직접 학습상황의 수업매체로 활용하여 학습자에게 필요한 지식, 정보, 기술, 태도 등을 가르치는 수업방법으로 개별학습이 가능한 교수방법이다. 초점은 정보의 전달에 둔다.

🔬 UNIT 06   전자의무기록시스템(EMR)

1) 전자의무기록(EMR)의 개념

환자의 진료행위를 중심으로 발생한 업무상의 자료나 진료 및 수술·검사 기록을 전산에 기반하여 입력, 정리, 보관하는 시스템

2) 전자의무기록의 핵심적 기능

① 건강정보와 자료결과 관리   ② 처방 입력 및 관리
③ 의사결정 지원   ④ 환자지원
⑤ 전자적 커뮤니케이션과 연결   ⑥ 행정적 과정
⑦ 각종보고   ⑧ 인구집단 건강관리

3) 전자의무기록의 효과

① 진료의 질적 향상 : 의료정보 접근용이, 의사결정 지원, 진료의 질 평가 용이
② 행정관리 효율 향상 : 정보의 신속한 전달과 정확성 향상, 의무기록 분실 방지
③ 비용의 혁신적 절감 : 문서비용, 차트관리 비용절감, 진료효율성 극대화
④ 임상연구 혁신 : 의료정보의 공유 및 데이터베이스화, 의료정보의 표준화

♡♡ ℅ ☺ We Are Nurse 간호관리학

단원별 문제

01 다음 중 의료기관인증평가의 정확한 환자확인 방법으로 옳지 않은 것은?

① 확인 과정에서 개방형 질문으로 환자를 참여시킨다.
② 환자의 병실호수와 환자의 이름을 사용하여 확인한다.
③ 모든 상황과 장소에서 일관된 환자확인 방법을 사용한다.
④ 의사 표현이 어려운 환자는 별도의 확인 방법을 적용한다.
⑤ 환자이름, 생년월이름, 등록번호 등 최소한 두 가지 이상을 확인한다.

해설 정확한 환자확인 방법으로는 개방형 질문을 이용하여 환자의 병실호수와 환자의 이름을 사용하는 것이다.

02 다음 중 간호단위 감염관리에 대한 설명으로 옳은 것은?

① 병원감염의 원인병원체는 포도상구균이 50~70%로 가장 높은 비율을 차지한다.
② 병원감염의 발생부위는 수술 후 창상감염이 30~40%로 가장 많이 발생한다.
③ 병원감염은 입원환자 자신에게서 발현하는 내인성 감염을 말한다.
④ 병원감염은 중환자실보다 미생물 오염 가능성이 높은 일반 병실에서 발생 빈도가 높다.
⑤ 병원감염 예방을 위한 표준주의는 환자의 진단명과 감염상태에 관계없이 모든 환자에게 적용한다.

해설 ① 병원 감염의 원인병원체는 그람음성간균이 50~70% 정도로 대부분을 차지한다.
② 병원감염의 발생부위는 요로감염이 30~40%로 가장 많다.
③ 병원감염은 환자 스스로의 면역력 저하로 발생하는 내인성 감염과 진료의 처치과정에서 발생하는 외인성 감염으로 나뉜다.
④ 미생물 오염 가능성이 높은 중환자실, 화상환자병동, 투석실 등이 병원감염의 빈도가 높다.

03 약물사고를 막기 위한 투약의 일반적인 지침으로 옳지 않은 것은?

① 경구 투약시 환자가 완전히 복용할 때까지 옆에서 확인한다.
② 투약은 투약시간 직전에 준비하며 약물을 준비한 간호사가 직접 시행한다.
③ 물약 또는 침전되는 약물 주입시 침전물이 섞이지 않도록 한다.
④ 정확한 환자·약품명·용량·투약경로·시간인 5right를 정확히 지키며 투약한다.
⑤ 진통제, 항경련제, 항고혈압제, 기관지확장제는 일정한 간격을 두고 투여한다.

> **해설** 간호단위 관리에서의 투약에 관한 안전관리에 대한 문제이며 물약 또는 침전되는 약물을 주입시에는 침전물이 잘 섞이도록 가볍게 흔들어주어야 한다.

04 간호단위의 관리목표로 옳지 않은 것은?

① 지역사회와의 관계를 육성하여 발전을 도모하도록 한다.
② 의사의 진단과 치료를 위한 보조적 업무를 수행한다.
③ 환자의 안위를 위한 물리적 환경조성과 안전관리를 수행한다.
④ 환자를 위해 개별적 간호요구에 따른 과학적인 간호계획을 수행한다.
⑤ 효율적인 물품관리를 통하여 최소의 소비와 최대의 효과를 얻을 수 있도록 한다.

> **해설** 간호단위는 병원 내의 최소 단위이며 병원을 제외한 모든 범위는 지역사회에 해당하므로 ①은 옳지 않다.

05 간호단위 관리자가 물품을 효과적으로 관리하기 위한 활동으로 옳지 않은 것은?

① 사용빈도가 높고, 소모량이 일정하며, 부피가 작은 물품은 정수보충방식으로 공급한다.
② 린넨은 간호단위별로 표준수량을 정하여 공급하며, 정기적으로 실사하여 손실량을 산정한다.
③ 사용빈도가 낮고, 유효기간이 경과하지 않은 여분의 물품은 구매처에 반납하거나 타부서에서 활용할 수 있도록 처리한다.
④ 물품의 기능을 분석하여 불필요한 기능은 제외하고, 가장 경제적인 기능과 가격의 물품을 찾는다.
⑤ 새로운 물품은 사용법과 사후 처리에 대한 매뉴얼을 제시하고 소독품은 소독 날짜가 최근 것일수록 뒤에 둔다.

> **해설** ①은 정수교환 방식에 대한 설명이다.
> 정수보충은 물품 중 부피를 많이 차지하고 사용빈도가 높은 품목에 대하여 정기적으로 재고량을 파악한 후 사용한 양만큼 채워주는 방법이다.

06 노인요양시설에서 시행하고 있는 낙상 방지대책으로 옳지 않은 것은?

① 시야를 고려하여 창문을 낮게 한다.
② 변기나 욕조 주위에 손잡이를 설치한다.
③ 바닥에 물이나 미끄러운 용액이 있는지 자주 관찰한다.
④ 운반차로 환자 이동시 침대 난간을 올려 고정시킨다.
⑤ 바닥에 미끄러지기 쉬운 슬리퍼를 신지 않도록 교육한다.

> **해설** 창문을 낮게 하여 부주의로 인해 낙상할 가능성이 더 높아지므로 올바른 방지대책이 될 수 없다. 창문을 낮게 하는 것이 아니라, 침상을 낮게 유지해야 한다.

07 환자가 낙상을 하였다. 이것은 무엇과 연관되어 있는가?

① 환경관리   ② 감염관리
③ 위험관리   ④ 안전관리
⑤ 투약관리

> **해설** 낙상은 안전관리를 묻는 예시로 가장 많이 나오며, 실제 병원에서 자주 일어나는 의료사고의 하나이다.

08 환자기록의 중요성에 대한 설명으로 옳지 않은 것은 무엇인가?

① 환자기록은 진단 및 치료와 간호에 도움이 된다.
② 환자기록은 교육에 중요한 자원이 된다.
③ 환자기록은 법적으로 중요한 자료가 되기 때문에 직원들을 보호하는 근거가 된다.
④ 환자기록은 병원수입에 직접적인 영향이 있기 때문에 도움이 된다.
⑤ 환자기록은 간호연구에 중요한 자원이 된다.

> **해설** 환자의 상태를 기록하는 것이 병원 수입에 직접적인 영향을 미치지는 않는다. 대상자의 간호를 계획함에 있어서 기록에서 필요한 정보를 얻을 수 있고 의료사고 발생 시 간호기록은 법정에서 증거로 채택될 수 있으므로 수행한 간호행위에 대한 기록은 매우 중요하다.

09 병동의 환경에 대한 설명이다. 적절하지 못한 것은?

① 환자방은 30dB, ICU 30~50dB, 간호사실은 40dB 이하로 유지한다.
② 무의식 환자인 경우 육체적 노출도 무관하다.
③ 다인용 입원실에서는 프라이버시 유지를 위해 커튼을 이용한다.
④ 병원환경에서 추천하는 온도는 18~23℃이다.
⑤ 일반병실의 조도는 100Lux를 유지하고, 처치 등은 200Lux가 적절하다.

해설 무의식 환자의 경우에도 스크린과 커튼을 쳐주어서 프라이버시를 지켜주어야 한다.

10 간호단위의 기록에 관한 설명이다. 옳지 않은 것은?

① 일정기간이 지나서 가치 없는 기록이라도 폐기할 수 없다.
② 기록의 종류와 양식은 의료기관의 정책과 전산화 여부에 따라 일정하지 않다.
③ 올바른 환자기록은 신속성, 정확성, 명확성, 단순성, 완전성, 진실성이 있어야 한다.
④ 환자나 가족은 환자기록이 필요할 경우 서명이나 기타 요청을 통해 기록의 사본을 볼
  수 있다.
⑤ 간호기록은 5년간 보관하도록 한다.

해설 ① 기록은 일정기간 보관 후 폐기될 수 있다.
[「의료법」에 의한 진료에 관한 기록의 보존기간]
(1) 10년 : 진료기록부, 수술기록
(2) 5년 : 환자의 명부, 검사소견 기록, 방사선 사진 및 그 소견서, 간호기록부, 조산기록부
(3) 3년 : 진단서 등 부본(진단서, 사망진단서, 시체검안서 등 별도 구분하여 보존)
(4) 2년 : 처방전

11 물품 공급 방법 중 사용빈도가 높고 부피를 많이 차지하는 품목에 대하여 정기적으로 재고량을 파
악한 후 사용한 양만큼 채워주는 방법은?

① 정수보충   ② 정수교환
③ 정규청구   ④ 응급청구
⑤ 정기교환

해설 정수교환과 정수보충의 개념을 확실히 알고 있는지에 대해 묻는 문제이다.
물품 중 부피를 많이 차지하고 사용빈도가 높은 품목에 대하여 정기적으로 재고량을 파악한 후, 사용한
양만큼 채워주는 방법은 정수보충이고 소모량이 일정하고 사용빈도가 높으며 부피가 작은 물품들을 대
상으로 정기적으로 정해진 수량만큼 공급하는 방법은 정수교환이다.

12 "환자의 건강문제와 간호에 관계되는 정보만을 기록해야 하며 환자가 간호사에게 준 다른 개인적인 정보는 기록하지 않는다."는 간호기록의 원칙 중 어디에 해당하는가?

① 정확성   ② 적합성

③ 적시성   ④ 완전성

⑤ 지속성

(해설) ② 환자의 건강문제와 간호에 관계되는 정보만을 기록하는 것은 적합성에 해당한다.

13 다음 중 화재발생 시 대피요령으로 옳지 않은 것은?

① 자세를 높여 재빨리 이동한다.
② 닫혀 있는 출입문을 함부로 열지 않는다.
③ 유도등을 따라 가장 가까운 비상구로 나간다.
④ 승강기는 정전 등으로 정지 시 위험하므로 이용하지 않는다.
⑤ 수건에 물을 적시거나 물수건 등으로 입과 코를 막아 연기 흡입을 최소화 한다.

(해설) 연기가 천장에서 아래로 내려오기 때문에 자세를 최대한 낮추도록 한다.

14 병실 소음을 조절하기 위해 환자방은 몇 dB 정도를 유지하는 것이 바람직한가?

① 30dB   ② 40dB

③ 50dB   ④ 60dB

⑤ 70dB

(해설) 환자방은 30dB을 유지하고 간호사실, 준비실, 처치실도 40dB을 유지하도록 한다.

15 감염관리를 위해 간호단위에서 계속적으로 관리해야 할 범위가 아닌 것은?

① 손씻기   ② 청결상태 점검

③ 교차감염 예방   ④ 불안전한 설비점검

⑤ 안전장비 착용

(해설) 불안전한 설비의 점검은 감염관리가 아닌 안전관리의 범위에 해당한다.

16 간호정보시스템을 개발해서 활용할 때의 이점으로 옳지 않은 것은?

① 시간과 장소의 제한이 없는 학습을 가능하게 한다.
② 학습과정에서 수많은 자료의 이용과 접근을 용이하게 한다.
③ 교과과정 계획과 평가를 위한 기초를 마련한다.
④ 직접간호시간을 단축함으로써 간호의 질향상을 도모하게 한다.
⑤ 수작업으로 낭비되는 시간을 줄여 직접간호시간을 늘린다.

해설 간호정보시스템의 궁극적 목적은 중복이나 수작업으로 낭비되는 시간을 줄이고 환자를 돌보는 직접간호시간을 늘리는 것이다.

17 다음 중 간호기록 방법이 옳지 않은 것은?

① 서명 시 정자를 사용한다.
② 약어사용시 표준약어만 사용한다.
③ 환자가 주어일 때 환자를 생략한다.
④ 존칭을 사용하지 않는다.
⑤ 간호처치 전에 기록하도록 한다.

해설 일반적으로 환자기록을 할 때에는 다음과 같은 점을 유의하여야 한다.
ㄱ 환자에 관한 기록이므로 환자라는 용어는 사용하지 않는 것이 원칙이다. 즉 주어가 환자일 경우에는 주어를 생략한다.
ㄴ 기록 시 구체적이고 정확히 표현하도록 하며, 기록을 미리 하거나 시간이 지난 다음에 하지 않고 간호 수행 후 바로 기록해야 한다.
ㄷ 의학 용어를 제외하고는 한글을 사용하는 것이 원칙이며, 약어 사용 시에는 표준약어만 사용하고, 임의로 만든 약어를 이용하여 기록하지 않는다.
ㄹ 증상관찰, 약물투여, 간호시술 등을 기록할 때 실시한 시간과 시술과정 및 기록자 서명을 알아볼 수 있게 기록해야 한다. 기록이 잘못 되었을 때에는 붉은 색으로 사선을 두 줄 긋고 'error'라고 쓴 다음 다시 쓰도록 한다.
ㅁ 기록 시에는 존칭을 사용하지 않는다.
ㅂ 기록자의 이름을 정자로 기록한다.
ㅅ 병원마다 방식이 약간 다르긴 하지만 일반적으로 오후 7시부터 아침 6시 59분까지 붉은 색으로, 아침 7시부터 오후 6시 59분까지는 검정색으로 기록하여 주·야간의 구분이 명확하도록 한다. 전산시스템 이용 시 자동적으로 색깔이 변경된다.

18 병동PCS를 통해 의사처방은 각 검사실과 약국 등의 진료지원부로 전달되고 각 검사실은 검사결과 및 검사예약, 처방전달 상태를 병동으로 전달한다. 이와 관련된 것은?

① 병원정보시스템　　　　　　　② 의료보험청구시스템
③ 처방전달시스템　　　　　　　④ 전자차트시스템
⑤ 의료정보시스템

해설　[처방전달시스템(OCS)]
① 처방전달시스템은 POE시스템(Provider's Order Entry System)이라고도 한다.
② 병원정보시스템 중 가장 기본이 되는 시스템이다.
③ 환자에게 발생되는 처방을 중심으로 진료 부서, 진료지원 부서, 원무 부서 간에 전달되는 과정을 전산화한 시스템이다.
④ 처방전달시스템의 사용으로 간호관리에 있어서 직종과 직급별 업무한계를 명확히 할 수 있다.
⑤ 체계적이고 계획적인 업무처리로 업무효율성을 증대시킬 수 있다.
⑥ 부서 간의 유대강화와 직원 근무만족도 향상, 환자 서비스의 극대화, 보조인력 감소로 병원경영의 합리화를 가져 올 수 있게 되었다.

19 응급카트 물품의 인수인계 시 가장 우선적으로 확인해야 할 사항은?

① 약물의 유효기간　　　　　　　② 물품사용 중 문제점
③ 비품의 수량 및 위치　　　　　④ 물품 목록의 실제 수량
⑤ 물품의 청결정도

해설　간호 단위에서 올바른 물품관리를 위해 확인해야 할 사항은 다음과 같다.
1) 물품의 점검지침 내용 : 유용성, 청결성, 안전성
2) 물품사용방법에 대한 내용
3) 물품목록에 의한 수량 확인
4) 물품의 인수인계 도구
5) 물품관리의 문제점, 개선방안

간결 간호사 국가시험대비
간호관리학

간호전문직의 이해

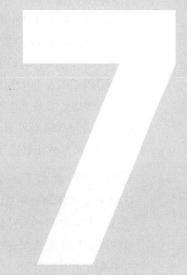

7

P A R T

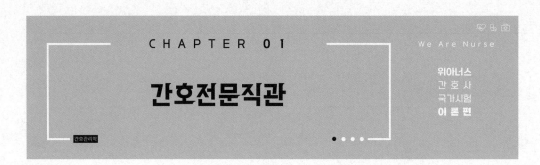

CHAPTER 01

We Are Nurse

위아너스
간 호 사
국가시험
이 론 편

간호전문직관

간호관리학

UNIT 01 　전문직의 이해 ★★★★

1. 전문직의 정의 ★

　① 장기간에 걸쳐 체계적인 지식체가 수립되어 전문성 습득이 가능하다.

　② 사회로부터 인정받는 지식에 근거한 권위가 있다.

　③ 직업의 자율성이 보장된다.

　　예 간호사가 가정을 방문하여 환자의 간호문제에 대하여 사정하고 중재하는 활동

　④ 윤리강령 및 전문직으로서의 행위의 규범을 갖는다.

2. 학자들의 전문직 정의의 분류

1) 파발코(Eliza K. Pavalko)-1971년

　파발코가 제시한 직업-전문직 연속 모델은 전문직과 직업 간에는 연속적 관계를 갖게 되며 다음의 특징들이 있다.

　① 이론적 기술과 지적 기술이 있어야 한다.

　② 사회가치와 기본적인 관련성이 있어야 한다.

　③ 고도의 전문직 활동일수록 교육기간이 장기간이다.

　④ 전문직을 선택할 때의 동기가 이타적이어야 한다.

　⑤ 전문직 윤리강령이 있어야 한다.

　⑥ 직업적으로 자율성을 가지고 있어야 한다.

　⑦ 전문직 구성원 간의 공동체 의식이 있어야 한다.

　⑧ 평생직으로서의 전문직 구성원 간의 약속이행이 되어야 한다.

2) 플렉스너(Abraham Flexner)-1915년

　① 지적 요구에 관심이 있다.

　② 고도의 개인적인 책임감과 지식에 근거한 실무를 한다.

　③ 이론화되어 있고 학습기법을 통해 습득된 기술을 실무에 적용한다.

　④ 이타주의에 의한 동기부여와 사회요구에 의해 동기화된다.

3. 전문직 사회화의 이해

1) 전문직 사회화의 개념

전문직 역할을 수행하기 위해 구체화된 지식, 기술, 태도, 가치, 규범을 내면화하고 발달시키는 과정을 의미한다.

2) 간호전문직 사회화가 일어나는 시기

① 첫 번째 사회화는 간호학생이 대학에서 정규교육을 받으면서 생겨난다.
② 두 번째 사회화는 신규간호사로서 일하게 되는 때에 일어난다.
③ 직장 또는 부서를 옮기는 경우에도 전문직 사회화 과정이 일어나게 되므로 전문직 사회화 과정을 평생의 과정이라 볼 수 있다.

UNIT 02 전문직으로서의 간호

1. 간호전문직

1) 전문직 간호실무의 특성

① 간호는 과학인 동시에 예술이며 법적·도덕적 책임을 이행한다.
② 직업에 헌신하고 능숙성을 보인다.
③ 독립적으로 행동하는 권한과 자율성을 갖으며 업무결과에 대해 책임을 진다.
④ 단체를 조직하여 활발한 활동으로 간호조직만의 고유문화를 형성한다.

2) 간호전문직 발전의 장애요인

① 대중의 간호사에 대한 부정적 이미지
② 간호단독법의 부재 및 자율성과 파워의 부족
③ 표준화된 교육체계의 결핍과 올바른 직업관의 부재 등
④ 건강 관련 분야의 부적절한 리더십
⑤ 업무과중으로 인한 높은 이직률 등의 사회적 요인
⑥ 임금차별과 기혼간호사의 재취업제도의 부재

2. 전문간호사

1) 전문간호사의 역할

① 전문 영역별로 역할을 개발하고 간호계획을 수립·시행 탁월한 임상개발능력
② 역할의 모델이 되는 행정 및 변화촉진자 역할 수행
③ 전문적 성숙도를 가지면서 직접적인 간호제공 역할
④ 전문분야를 발전시키기 위한 연구자 역할
⑤ 환자의 교육을 담당하고 간호활동을 증진시키는 교육자 역할

2) 전문간호사 제도의 필요성

① 전문간호사 제도는 임상경험이 풍부하고 질적 수준이 높은 전문간호사를 양성·배출하기 위해 도입되었다.

② 전문간호사 제도는 질병 예방과 치료기간 단축으로 국민의료비 절감 및 보험재정 절감에 기여할 수 있다.

③ 전문적인 지식을 바탕으로 국민이 요구하는 다양하고 질 높은 간호서비스를 제공할 수 있다.

3. 간호사의 전문직 사회화 과정 ★★

1) Dalton의 모델

① 1단계 : 도움과 지시를 받아서 주로 일상적인 업무를 수행한다.

② 2단계 : 독립적으로 활동하는 단계이다. 의존적 관계에서 동료관계로 성공적으로 이행하기 위해서는 업무를 독립적으로 수행하여 의미 있는 결과를 산출할 수 있어야 한다.

③ 3단계 : 다른 사람을 안내하고 지도하며 영향력을 행사하기 시작한다.

④ 4단계 : 조직의 방향이나 중요한 사항을 결정하는 데 영향력을 행사한다.

2) Benner의 모델

① 1단계(초보자 단계) : 맥락으로부터 분리된 규칙을 숙지하고 이러한 규칙을 구체적인 상황에 적용하는 방식으로 행위한다. 따라서 이 단계에서는 구체적인 상황에 대한 이해가 결여된 상태에서 이루어지기 때문에 한정적일 수 밖에 없으며 유연하지 못하다.

② 2단계(신참자 단계) : 구체적인 상황에 대한 다수의 경험을 통해 반복되는 유의미한 상황적 요소를 파악하면서 다소 유연하게 행위한다.

③ 3단계(적임자 단계) : 2~3년의 경험을 가지며 어떤 상황이 주어졌을 때 장기적인 관점에서 그 상황과 관련해 핵심 요소들과 그렇지 못한 요소들을 구별할 줄 아는 능력을 습득하게 된다.

④ 4단계(숙련가 단계) : 3~5년의 경험을 가지며 어떤 상황에 처할 경우 장기적인 관점에서 그 상황이 지닌 의미를 총체적으로 파악할 수 있는 능력이 있기 때문에 주어진 상황을 전체로서 파악하며 행위한다.

⑤ 5단계(전문가 단계) : 어떤 상황이 주어지면 그에 대한 엄청난 양의 배경지식을 가지고 있기 때문에 어떤 분석적 원리에 따라 행위하지 않고 상황 자체를 단숨에 파악하면서 행위한다.

4. 간호의 전문화

1) 간호의 전문화의 긍정적 결과

① 간호의 각 분야에 종사하는 간호사가 전문적인 능력을 갖추게 됨

② 간호서비스의 질이 높아짐

③ 서비스 비용면에서 도움이 되고 전문인으로서의 만족감 증가

2) 전문간호사 제도(「의료법」 제78조)

① 임상경험이 풍부하고 질적 수준이 높은 전문간호사를 양성·배출하기 위해 도입
② 전문간호사 자격은 보건/마취/정신/가정/감염관리/산업/응급/노인/중환자/호스피스/종양/임상/아동분야(13종)로 구분한다(「전문간호사 자격인정 등에 관한 규칙」 제2조).
③ 전문간호사 교육과정을 마친 자 또는 보건복지부장관이 인정하는 외국의 해당 분야 전문간호사 자격이 있는 자로서 보건복지부장관이 실시하는 전문간호사 자격시험에 합격하여야 한다(「전문간호사 자격인정 등에 관한 규칙」 제3조).

3) 전문간호사 제도의 장점

① 전문적인 지식을 바탕으로 국민이 요구하는 다양하고 질 높은 간호서비스를 제공
② 질병 예방과 치료기간 단축으로 국민의료비 절감 및 보험재정 절감에 기여
③ 의료인력 대체인력 활용으로 의료기관의 인력난 해소에도 기여

5. 간호전문직의 직업적 성장개선을 위한 전략 및 과제 ★★

① 표준화된 간호교육체제 확립
② 간호서비스에 대한 이미지 개선
③ 간호리더십과 관리기술의 개발
④ 올바른 직업관 확립
⑤ 타 전문인과 협력
⑥ 연구를 통한 이론의 개발
⑦ 역할확대를 통한 자율성 증진

6. 21세기 간호사의 역할

① 치료(cure)보다는 케어(care)에 기여할 인력 요구
② 간호사의 기능과 역할이 확대됨에 따라 간호사의 전문화와 전문성 신장이 불가피
③ 1차보건사업이 농어촌 벽지뿐만 아니라 도시 영세지역 주민, 산업장 인구, 학교 인구를 위해 확대될 것이며, 증가되는 노인인구의 건강문제를 해결하기 위해 너싱홈(nursing home) 등의 장기요양기관 운영제도를 마련하여 이 시설의 핵심인력으로 간호사가 활동
④ 모자보건, 가족 및 지역사회보건에서는 간호사가 그 사업의 리더가 되고 관리자의 기능 수행, 지역사회 간호사업이 크게 확대되어 이 영역에서의 간호사의 활동 중요
⑤ 병원 입원환자는 단기 입원, 단순서비스 제공자의 기능은 기계가 대신할 것이며, 좀 더 지식이 있는 전문간호사 요구됨
⑥ 병원은 전통적으로 급성질환자 입원치료 외에 건강상담, 영양상담, 사회사업을 함께 제공하는 기관으로 발전

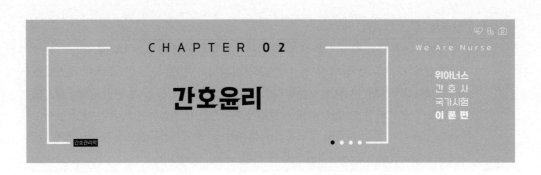

CHAPTER 02

간호윤리

We Are Nurse

위아너스
간 호 사
국가시험
이 론 편

간호관리학

UNIT 01 간호윤리의 이해

1. 간호윤리의 개념

1) 간호윤리의 정의

법이나 어떤 규칙에 의해서가 아니라 간호사로서 마땅히 지켜야 할 도리나 의무를 실천하는 것으로 자율적이고 자발적인 의지에 따라 이루어지는 실천행위를 뜻한다.

2) 간호윤리의 중요성

① 환자와 간호사와의 관계는 인간의 존엄성과 개별성을 중요시하는 윤리적 바탕 위에서 이루어지기 때문이다.
② 간호사가 환자의 생명에 영향을 줄 수 있는 중요한 의사결정에 참여하게 되기 때문이다.
③ 사회적으로 간호사의 위치와 역할이 변화하고 있고 책임과 활동 한계의 범위가 명확하지 않기 때문이다.
④ 현대사회가 전문직 간호사로서 책임 있는 행동을 요구하고 있기 때문이다.
⑤ 환자와 그 가족들의 권리와 주장에 대한 책임이 증가하고 있기 때문이다.

2. 간호윤리학 : 돌봄과 간호

① 간호라는 전문직은 의사의 영역과는 다른 돌봄이라는 역할을 수행하는 것이다. 의사는 치료(treatment), 간호사는 돌봄(care)이라는 영역에서 전문직으로서 대상자를 만나는 것이다.
② 돌봄은 간호의 본질이면서 도덕적 이상이라 할 수 있기에 간호윤리의 가장 기초가 된다.
③ 인간의 존엄성을 보존하고 강화하는 것으로 돌봄이라는 행위와 그 결과가 포함된다.

> **모스(Morse)의 돌봄 이론**
> ① 인간의 존재론적 특성으로서의 돌봄 : 돌봄은 인간의 고유한 존재론적 특성이다.
> ② 도덕적 명령이나 이상으로서의 돌봄 : 돌봄은 간호의 가장 이상적인 가치이며, 인간의 존엄성을 보호하고 증진시킨다.

③ 정서로서의 돌봄 : 돌봄은 간호행위를 촉진시키는 헌신에 의한 정서에서 나온다.

④ 대인 간 상호관계로서의 돌봄 : 인간의 상호교류적인 관계속에서 돌봄의 감정과 행위가 촉진된다.

⑤ 간호중재로서의 돌봄 : 돌봄은 간호활동의 기반으로서 필요한 지식과 기술은 모두 포함하는 것이다.

3. 윤리이론 ★★★★

1) 윤리의 정의

① 인간의 올바른 도리이며, 인간관계의 질서나 규범이다.

② 삶을 사는 동안 각자의 입장에서 지켜야 할 의무이행의 내용적 기준이 된다.

(1) 공리주의(=목적론, 결과주의) ★★

① 행동의 옳고 그름은 그 결과에 달려 있다는 결과주의의 대표적 이론으로 영국의 밀(J. S. Mill)과 벤덤(J. Bentham)이 주장했다. 최대다수의 최대행복을 기본으로 한다.

② 공리주의는 행동의 결과가 사람들에게 얼마나 유익하게 작용하였는지에 따라 신축성 있는 도덕규칙을 적용하여 판단하도록 한다.

③ 공리주의의 기본적인 원리

　㉠ 무엇을 효용으로 보는가에 따라 쾌락적 공리주의, 선호 공리주의, 다원적 공리주의로 분류된다.

　㉡ 효용의 원리를 어떻게 적용하느냐에 따라 행위 공리주의와 규칙 공리주의로 분류된다.

④ 공리주의의 장점과 단점

장점	단점
• 딜레마나 도덕적 갈등에 대한 합리적인 방향을 제시한다. • 행해야 할 일을 결정할 때 일반원칙에 따라 분명한 절차를 제시한다. • 윤리적 상황에 처했을 때 신축적으로 결과의 예외를 인정한다.	• 권리나 특수한 의무를 존중해야 하는 부분이 지켜지지 않을 수 있다. • 효용의 원리가 도덕적 의무보다 더 중요시된다. • 소수의 권리는 다수의 이익을 위해 무시될 수 있다. • 도덕적이고 일상적인 가치가 무시될 수 있다.

(2) 의무론(=비결과주의, 형식주의) ★★★

① 행위의 동기에 의해서 바르고 옳은 행위가 존재한다는 비결과주의의 대표적인 이론이다.

② 행위의 과정을 중요시 여겨 결과와 무관하게 도덕적으로 옳은 행위를 수행해야 한다고 주장한다.

③ 인간을 수단이 아닌 목적으로 대한다. ★

④ 행위자의 의무가 무엇인지, 행위의 결과보다는 수행하는 행위자가 본인의 의무를 다하고 있는지의 여부를 기점으로 판단하는 것이다.

⑤ 의무론과 조건부 의무론

　ⓐ 칸트(I. Kant)의 의무론

　　• 옳은 행동을 오로지 그것이 옳다는 이유에서 항상 택하는 의지인 선의지를 강조했다.

　　• 두 가지 의무가 충돌하는 경우에는 완전 의무가 불완전 의무보다 선행하도록 주장하였으나 납득할 수 없는 결론이 나오는 경우도 발생한다.

　ⓑ 로스(D. Ross)의 조건부 의무론

　　• 칸트의 의무론과 공리주의를 합한 것으로 옳고 그름이 행위의 결과에 의해 결정될 수는 없으나 도덕적 사고에서 결과를 배제시킬 수 없음을 인정하였다.

　　• 도덕적 강제력을 갖는 의무가 있음을 인정하면서도 공리주의의 장점을 수용할 수 있는 가능성을 제시하였다.

(3) 덕윤리

① 아리스토텔레스의 윤리론을 기초로 한 이론으로, 어떤 규칙이나 법칙에 초점을 맞출 것이 아니라 행하는 사람의 미덕이나 관습에 초점을 두어야 한다고 주장한다.

② 행하는 사람에 초점을 두었으나 의무·규칙을 따르라는 의무론과 다른 점은 행하는 사람의 미덕을 강조한다는 점이다.

4. 도덕발달이론

1) 콜버그(L. Kohlberg)의 도덕발달이론

① 도덕발달을 남성중심 성향으로 보았으며 도덕성을 도덕적으로 옳은 행위와 원칙으로 보았다.

② 합리적 보편성과 객관성, 도덕판단의 합리성을 중시하였다.

③ 행위자와 대상자의 구체적 상황을 고려하지 않았다.

④ 인간의 도덕발달을 관습 이전 단계-관습 단계-관습 이후 단계인 3수준으로 설명하고 있으며 각 단계는 2개씩의 단계를 포함하여 모두 6단계로 나누어진다.

　ⓐ 1단계 : 처벌과 복종지향 단계　　　┐
　ⓑ 2단계 : 도구적 목적과 상대주의지향 단계　┘　이전 단계

　ⓒ 3단계 : 개인 간의 기대와 관계지향 단계　┐
　ⓓ 4단계 : 법과 사회질서지향 단계　　　┘　관습 단계

　ⓔ 5단계 : 권리와 사회계약지향 단계　　┐
　ⓕ 6단계 : 보편적인 윤리적 원리지향 단계　┘　관습 이후 단계

2) 길리건(C. Gilligan)의 도덕발달이론

① 도덕발달을 여성중심 성향으로 보았으며 도덕성은 인간관계를 통해 실현되기 때문에 상황적 특수성이나 도덕원칙에 있어서 보편성은 인정하지 않았다.

② 여성들이 스스로의 선택에 의해 돌봄을 실천한다고 보면서 여성의 도덕발달을 3수준 2 과도기로 설명하였다.

    ㉠ 제 1수준 : 생존을 위해 자기 자신을 돌보는 단계

    ㉡ 제 1과도기 : 자신의 이기적인 부분을 비판하는 과도기

    ㉢ 제 2수준 : 여성만의 모성적 돌봄에 대해 실천하는 단계

    ㉣ 제 2과도기 : 자신에 대한 보살핌이 필요함을 깨닫는 과도기

    ㉤ 제 3수준 : 인간관계의 상호적 부분에 대해 새롭게 깨달음을 얻는 단계

UNIT 02   간호윤리의 원칙

간호윤리에는 지켜야 할 4가지 도덕적 원칙이 있으며 주어진 간호상황에 따라 원칙들 간에는 충돌이 일어날 수 있다.

1. 자율성 존중의 원칙 ★★★★★

① 인간은 누구나 개인이 스스로 선택한 계획에 따라 행동과정을 결정하는 자율권을 지니며, 그것이 타인에게 피해를 주지 않는 한 어느 누구도 그 권리를 침해받아서는 안 된다는 원칙이다.

② 의사는 환자에게 치료과정과 방법, 필요한 약품의 효능과 부작용 등을 거짓 없이 상세히 설명하고, 환자는 자신의 치료에 대해 충분한 설명에 근거하여 스스로 치료를 선택하고 치료에 동의해야 한다. ★

2. 악행금지의 원칙 – 무해성의 원칙 ★★

① 악행금지의 원칙 또는 무해성의 원칙은 타인에게 의도적으로 해를 입히거나 타인에게 해를 입히는 위험을 초래하는 것을 금지한다는 원칙이다.

② 의료인은 환자에게 해가 되는 행위를 해서는 안 되고 치료과정에서 환자에게 신체적으로 또는 정신적으로 상처를 주어서는 안 된다는 의미이다.

③ 악행금지의 원칙은 대상자에게 해가 될 행동이나 해가 될 위험을 피하도록 하는 것이다.

④ 의료전문직 윤리강령이나 선서에 포함된 나이팅게일 선서에는 "나는 인간의 생명에 해로운 일은 어떤 상황에서나 하지 않겠다"는 내용이 있는데, 이러한 것이 악행금지의 원칙이다.

⑤ 악행을 정확하게 무엇이라고 말하기 어렵고, 또 의료행위에서 부득이 악행을 행할 수밖에 없는 경우가 있다. 의료인이 수행하는 절차가 치료 자체로 인해 악행금지의 원칙을 지키기 힘들어지는데 그 이유는 치료술이 이차적 효과나 부작용을 가져오기 때문이다.

3. 선행의 원칙 ★★★★★

① 선행의 원칙은 발생할 수 있는 악결과를 미리 예측하여 예방할 의무와 당장의 해악을 제거할 의무를 포함한다.

② 환자에게 예방과 더불어 이득을 제공하는 것을 적극적 선행의 원칙이라 한다.

③ 환자를 위하여 좋은 일을 하도록 하는 것으로서 이는 해악이 되는 행위를 피하는 것을 넘어서 적극적인 행동을 취해 타인을 도와야 하는 것이다.

④ 의료전문직의 경우 '돕는 것'에 의한 의무로, 간호사의 임무로는 한국간호사 윤리강령에서 "출생으로부터 죽음에 이르는 인간의 삶에서 건강을 증진하고 질병을 예방하고 건강을 회복하고 고통을 경감하는데 간호사의 기본적 임무가 있다"고 명시하고 있다.

1) 선의의 간섭주의

개인의 이익, 복지 등을 위해서라면 개인의 자율성이나 자유는 희생되어질 수 있다는 선의의 간섭주의가 정당화될 수 있는 조건은 다음과 같다.

① 대상자가 관련 정보를 전혀 모르고 있거나 합리적인 사고를 할 수 없을 때

② 대상자의 결정에 동의할 경우 반드시 손상을 입게 되는 경우

③ 대상자의 합리적인 사고가 회복되거나 지식을 얻게 될 경우에는 지금의 제재를 당연히 인정해 줄 것이라는 판단이 드는 경우

2) 의무적인 선행 규칙

① 타인의 권리를 보호하고 옹호한다.

② 타인에게 발생하는 해악을 예방한다.

③ 타인에게 해악을 불러일으키는 상황들을 제거한다.

④ 무능력한 사람을 돕는다.

⑤ 위험에 처한 사람을 구한다.

4. 정의의 원칙 ★★★

① 정의의 원칙은 한판의 파이를 어떻게 공평하게 나누어 먹느냐의 의미로 해악과 이득이 공존하는 상황에서 이득을 분배하는 것을 뜻한다.

② 부담이나 해악이 필연적으로 수반되는 혜택의 경우, 공평한 분배의 문제는 정의의 원칙에 따라 이루어지게 된다.

③ 분배의 기준은 균등한 분배(선착순 지급), 획일적 분배(동일한 몫의 분배), 필요에 의한 분배(건강보험 혜택), 투여된 노력에 의한 분배, 성과에 따른 분배, 공적에 따른 분배 등으로 볼 수 있다.

5. 도덕원칙들 간의 충돌 ★★

1) 자율성 존중의 원칙과 선행의 원칙

① 합리적인 사고를 할 수 없는 대상자가 의료인이 보기에 해로운 선택을 할 경우, 자율성 존중의 원칙과 선행의 원칙이 충돌할 수 있다.

② 그 개인이 어느 정도까지는 판단력이 있다고 하더라도 그 개인의 행동에 간섭하는 것이 윤리적으로 정당화될 수 있으며 이것을 선의의 간섭주의로 본다.

2) 선행의 원칙과 악행금지의 원칙

악행금지의 원칙과 선행의 원칙이 충돌하는 경우, 일반적으로 악행금지의 원칙이 선행의 원칙에 비해 우선되어지지만 상황에 따라 다를 수도 있다.

3) 선행의 원칙과 정의의 원칙

사체 장기(cadaver organs) 기증과 같은 상황에서는 선행의 원칙과 정의의 원칙이 충돌할 수 있다.

6. 윤리규칙 ★

윤리규칙은 윤리원칙의 하위개념으로 이해할 수 있으며 정직의 규칙, 신의의 규칙, 성실의 규칙으로 구분된다.

1) 정직의 규칙

정직의 규칙은 인간존중의 원리와 성실의 규칙과 함께 행해져야 하며 다른 사람을 존중하고 선을 위해서 진실을 말해야 하는 의무(truth telling)이다.

2) 신의의 규칙(비밀보장의 규칙) ★★★

간호사는 직업상 알게 된 개인의 비밀을 전문적인 판단 없이는 누설하지 않아야 한다는 내용으로 의료인은 대상자의 사생활을 유지시킬 의무와 대상자의 비밀을 지킬 의무가 있다.

3) 성실의 규칙

성실(fidelity)의 규칙은 약속을 이행해야 한다는 규칙으로 이것은 기본적인 도덕규칙으로 간주된다. 약속이 제대로 지켜지지 않는다면 계약은 아무런 의미도 없기 때문이다.

UNIT 03 생명윤리의 이해

1. 생명윤리의 개념

① 급변하는 현대사회에서 도덕적 가치관의 변화는 생명윤리를 출현시켰다.
② 수많은 연구들이 진행되는 가운데 연구대상자들에 대한 권리를 보상하려는 사회적 관심이 증가되고 인간의 정체성에 대한 우려가 높아지면서 미국의 종양학자인 포터가 처음으로 생명윤리(Bioethics)를 제창하였다.
③ 간호라는 학문은 사람을 대상으로 하는 분야이기에 생명윤리를 윤리적 원칙과 규칙이 시시각각 발생하는 특수한 상황에 어떻게 적용시킬 것인가를 검토하는 응용학문으로 보고 있다.

2. 의료기관의 윤리

1) 병원윤리위원회

초기에는 의사, 병원직원, 지역사회 일반인 등으로 구성되어 병원의 임상현장에서 발생할 수 있는 다양한 윤리문제를 해결하는 방법으로 시작되었으며 현재는 의사, 간호사를 비롯하여 병원행정가, 변호사, 사회사업가, 성직자, 윤리학자, 가족, 관심 있는 지역주민 등으로 구성되어 운영되고 있다.

① 임상현장에서 발생 가능한 문제에 대하여 가족이나 타 보건의료인 등 다양한 전문가들의 충고를 통해 문제해결을 모색한다.

② 병원윤리위원회의 역할은 병원직원과 학생의 교육, 의뢰된 사례분석과 해결 및 병원정책의 윤리적 측면 검토 그리고 의료인, 병원직원, 환자가족들이 지지와 충고를 받을 수 있는 자원을 제공하는 것이다.

2) 생명의학연구윤리심의위원회(IRB)

① IRB(Institutional Review Board, 생명의학연구윤리심의위원회)는 인간 또는 인체유래물을 대상으로 하는 연구에 참여하는 연구대상자의 권리·안전·복지를 보호하기 위해 설치된 독립적 윤리위원회이다.

② 병원 내에서 행해지는 인간 및 인체유래물 연구계획서의 윤리적·과학적 측면 심의, 수행 중 연구과정 및 결과에 대한 조사·감독 등을 통하여 연구자 및 연구대상자 등을 적절히 보호할 수 있도록 노력한다.

3) 뉘른베르크 강령

① 1947년 인체 실험에 대한 윤리적 기준을 정한 강령이다.

② 인간을 대상으로 하는 모든 연구는 사람에 대한 존중, 선의, 무해성 및 정의의 원칙에 따라 수행되어야 한다.

③ 실험 대상이 되는 사람의 자발적인 동의는 절대 필수적이다.

④ 실험을 할 때는 모든 불필요한 신체적·정신적 고통과 침해를 피해야 한다.

4) 헬싱키 선언 ★

① 1964년 핀란드의 수도 헬싱키에서 열린 세계의사협회 제18회 총회에서 채택된 선언이다.

② 의학 연구자가 스스로를 규제하기 위해 채택된 인체실험에 대한 윤리 규범이다.

③ 정식명칭은 '사람을 대상으로 한 의학연구에 대한 윤리적 원칙'이다.

3. 간호실무에서의 윤리적 의사결정의 근거

1) 양심

인간의 윤리적 능력 중에서 양심은 핵심을 이루며, 사람이 가지고 있는 인격 또는 인성과도 밀접하게 관련된다.

2) 종교적 원리

종교는 행동을 결정짓는 근거를 제시하고 같은 종교를 가진 사람에게는 가장 큰 설득력을 지닌다.

3) 전문직 의무

① 간호사는 전문직으로 윤리강령에서 제시하는 간호사로서의 이상적 행위의 범위와 영역 안에서 역할을 수행하게 된다.

② 한국간호사 윤리강령은 간호사가 간호실무 중 경험하는 윤리적 갈등을 해결해주는 나침반의 역할을 하게 되며 이 윤리강령은 국제간호 윤리규약에 준하여 제정되었기에 윤리적 가치로서 보편성을 띤다.

4) 윤리이론과 윤리원칙

윤리이론과 윤리원칙, 윤리규칙은 윤리적 의사결정 시 기본적으로 고려되어야 할 논리를 제공한다.

① 윤리이론 : 공리주의와 의무주의를 적용

② 윤리원칙 : 자율성·무해성·선행·선의의 간섭주의·사전동의·정의 등을 적용

③ 윤리규칙 : 신의·정직·성실 등이 적용

5) 윤리적 의사결정 모형

(1) 윤리적 사고의 단계

구체적이고 특정한 수준에서 추상적이고 보편적인 수준으로 움직인다.

① 1단계(도덕적 규칙) : 특정한 상황에서 윤리적 의사결정과 행동을 결정

② 2단계(윤리규칙) : 윤리원칙에서 발생하여 보다 구체적임

③ 3단계(윤리원칙) : 윤리이론에서 유도되는 일반적이며 기본적인 원칙

④ 4단계(윤리이론) : 가장 이론적이며 보편적인 수준의 윤리적 판단으로서 개인이나 집단의 규범이론 제공

(2) 윤리적 의사결정에서 간호사의 역할

① 간호사는 윤리적 딜레마 상황에서 윤리적 의사결정에 참여해야 함

② 간호사는 정보를 수집하여 딜레마를 명확히 하고 계획을 세우며, 우선순위를 정하고 대안을 선택하게 됨.

③ 간호과정의 순환적 속성으로 어느 단계든지 피드백이 가능하며, 또한 의사결정을 하기 위해 적절한 정보를 수집할 때까지 순환을 반복할 수도 있음.

1. 윤리강령의 기능 ★

① 전문직이 허용하는 최소한의 품위 있는 행동에 대한 표준 제공
② 도덕적 문제의 체계적 탐구를 시작하기 위한 출발점
③ 행동결정에 있어 전문직이 참고해야 하는 윤리적 고려점의 일반조건 암시

2. 한국간호사 윤리강령 제정 및 개정 과정

① 1966년 대한간호협회 내에 윤리위원회가 발족되었다.
② 1972년 대한간호협회 제 39회 정기총회에서 윤리강령이 제정 및 채택되었다.
③ 1983년 1차 개정, 1995년 2차 개정, 2006년 3차 개정, 2013년 4차 개정, 2023년 5차 개정이 이루어졌다.

3. 한국간호사윤리강령 ★★

간호의 근본 이념은 인간 생명을 존중하고 인권을 지키는 것이다.

1) 간호사의 책무 : 인간 생명의 시작부터 삶과 죽음의 전 과정에서 간호 대상자의 건강을 증진하고, 질병을 예방하며, 건강을 회복하고, 고통이 경감되도록 돌보는 것이다.
2) 간호사의 역할 : 간호사는 간호 대상자의 자기결정권을 존중하고, 간호 대상자 스스로 건강을 증진하는 데 필요한 지식과 정보를 획득하여 최선의 결정을 할 수 있도록 돕는다.
3) 제정목적 : 대한간호협회는 국민의 건강과 안녕에 이바지하는 전문직종사자로서 간호사의 위상과 긍지를 높이고, 윤리 의식의 제고와 사회적 책무를 다하기 위하여 이 윤리 강령을 제정한다.

  Ⅰ. 간호사와 대상자 ★
    1. 평등한 간호 제공
      간호사는 간호 대상자의 국적, 인종, 종교, 사상, 연령, 성별, 정치적·사회적·경제적 지위, 성적 지향, 질병, 장애, 문화 등의 차이에 관계없이 평등하게 간호한다.
    2. 개별적 요구 존중
      간호사는 간호 대상자의 관습, 신념 및 가치관에 근거한 개인적 요구를 존중하여 간호하는 데 최선을 다한다.
    3. 사생활 보호 및 비밀유지
      간호사는 간호 대상자의 개인 건강 정보를 포함한 사생활을 보호하고, 비밀을 유지하며, 간호에 필요한 최소한의 정보 공유를 원칙으로 한다.
    4. 알 권리 및 자기결정권 존중
      간호사는 간호의 전 과정에 간호 대상자를 참여시키며, 충분한 정보 제공과 설명으로 간호 대상자가 스스로 의사 결정을 하도록 돕는다.
    5. 취약한 간호 대상자 보호
      간호사는 취약한 환경에 처해 있는 간호 대상자를 보호하고 돌본다.

6. 건강 환경 구현

    간호사는 건강을 위협하는 사회적 유해 환경, 재해, 생태계의 오염으로부터 간호 대상자를 보호하고, 건강한 환경을 보전·유지하는 데 적극적으로 참여한다.

7. 인간의 존엄성 보호(5차 개정에서 신설된 항목)

    간호사는 첨단 의과학 기술을 포함한 생명 과학 기술의 적용을 받는 간호 대상자를 돌볼 때 인간 생명의 존엄과 가치를 인식하고 간호 대상자를 보호한다.

Ⅱ. 전문인으로서 간호사의 의무

8. 간호 표준 준수

    간호사는 모든 업무를 대한간호협회 간호 표준에 따라 수행하고 간호에 대한 자신의 판단과 행위에 책임을 진다.

9. 교육과 연구

    간호사는 간호 수준의 향상과 근거 기반 실무를 위한 교육과 훈련에 참여하고, 간호 표준 개발 및 연구에 기여한다.

10. 정책 참여(기존 "전문적 활동"에서 수정)

    간호사는 간호 전문직의 발전과 국민 건강 증진을 위해 간호 정책 및 관련 제도의 개선 활동에 적극적으로 참여한다.

11. 정의와 신뢰의 증진

    간호사는 의료자원의 분배와 간호 활동에 형평성과 공정성을 유지함으로써 사회의 공동선과 신뢰를 증진하는 데에 기여한다.

12. 안전을 위한 간호

    간호사는 간호의 전 과정에서 간호 대상자의 안전을 우선시 하며, 위험을 최소화하기 위한 조치를 취해야 한다.

13. 건강 및 품위 유지

    간호사는 자신의 건강을 보호하고 전문인으로서의 긍지와 품위를 유지한다.

Ⅲ. 간호사와 협력자

14. 관계 윤리 준수

    간호사는 동료 의료인이나 간호 관련 종사자와 협력하는 경우 상대를 존중과 신의로서 대하며, 간호 대상자 및 사회에 대한 윤리적 책임을 다한다.

15. 간호 대상자 보호

    간호사는 동료 의료인이나 간호 관련 종사자에 의해 간호 대상자의 건강과 안전이 위협받는 경우, 간호 대상자를 보호하기 위한 적절한 조치를 취한다.

16. 첨단 생명 과학 기술 협력과 경계(기존 "생명과학기술과 존엄성 보호"에서 일부 수정)

    간호사는 첨단 생명 과학 기술을 적용한 보건 의료 연구에 협력함과 동시에, 관련 윤리적 문제에 대해 경계하고 대처한다.

4. 한국간호사 윤리강령 제4차 개정과 제5차 개정 비교

구분	간호사와 대상자 영역	전문가로서의 간호사의무	간호사와 협력자 영역
제4차 2013년	① 평등한 간호 제공 ② 개별적 요구 존중 ③ 사생활 보호 및 비밀유지 ④ 알 권리 및 자기결정권 존중 ⑤ 취약한 대상자 보호 ⑥ 건강환경 구현	⑦ 간호표준 준수 ⑧ 교육과 연구 ⑨ 전문적 활동 ⑩ 정의와 신뢰의 증진(신설) ⑪ 안전한 간호 제공 ⑫ 건강 및 품위 유지	⑬ 관계윤리 준수 ⑭ 대상자 보호 ⑮ 생명과학기술과 존엄성 보호
제5차 2023년	① 평등한 간호 제공 ② 개별적 요구 존중 ③ 사생활 보호 및 비밀유지 ④ 알 권리 및 자기결정권 존중 ⑤ 취약한 대상자 보호 ⑥ 건강환경 구현 ⑦ 인간의 존엄성 보호(신설)	⑧ 간호표준 준수 ⑨ 교육과 연구 ⑩ 정책 참여 ⑪ 정의와 신뢰의 증진 ⑫ 안전을 위한 간호 ⑬ 건강 및 품위 유지	⑭ 관계윤리 준수 ⑮ 간호 대상자 간호 ⑯ 첨단 생명 과학 기술 협력과 경계

5. 윤리강령의 한계점

① 도덕적 문제해결에 대한 최소한의 지침을 제공하는 것이지 해답을 주는 것이 아니다.

② 규약은 상반되는 지침을 피할 수 없고, 그에 따라 광범위한 수용 불가피하다.

③ 규약이 많은 부피를 가지게 되면 간결성과 단순성의 유용을 잃게 된다.

④ 규약이 모든 가능한 상황에 분명한 지침이 될 수 있을 만큼 완전하지 않다.

6. 국제간호 윤리

1) 국제간호사 윤리강령(code for nurses)

- 간호사는 건강 증진, 질병 예방, 건강 회복 및 고통 경감을 위한 4가지 기본책임을 가지고 있다.
- 간호의 본연의 자세는 문화적 권리, 삶의 권리, 선택의 권리와 존엄성을 포함한 인간의 권리를 존중하는 것이며, 이러한 간호는 연령, 피부색, 교의, 문화, 불구와 질병, 성별, 성적 경향, 국적, 정치, 인종 또는 사회적 신분에 의해 제한을 받지 않는다.
- 간호사는 개인이나 가족 또는 지역사회와 그에 관련된 여러 단체들에게 보건사업을 제공한다.

2) 국제간호협의회 간호사 윤리강령의 4가지 윤리적 행위의 표준(standard)

(1) 간호사와 인간(nurses and people)

① 간호사의 일차적이고 전문적인 책임은 간호가 필요한 사람이다.

② 간호를 제공하는 간호사는 인간의 권리, 가치, 관습, 개인의 정신적 신념과 가족과 지역사회의 요구 등의 환경을 증진시킨다.

③ 간호사는 개인의 간호와 치료에 기본적인 동의를 하는 데 있어 충분한 정보를 받는 것을 확실하게 한다.

④ 간호사는 알게 된 개인의 비밀을 은밀히 간직해야 하며, 그러한 비밀을 다른 사람에게 알려야 할 때는 판단을 해야 한다.

⑤ 간호사는 특별히 약한 사람들의 공공의 사회적 요구를 지지하는 행동을 하는 데 있어 기본적인 책임과 지지하는 행동을 사회와 함께 공유한다.

⑥ 간호사는 또한 자연환경이 고갈, 오염, 붕괴나 파괴되는 것으로부터 대상자를 보호하고 유지하는 책임을 공유한다.

(2) 간호와 실무(nurse and practice)

① 간호사는 계속적인 학습으로 개인의 의무와 책임을 수행하고 자격을 유지해야 한다.

② 간호사는 간호를 제공하는 것이 어렵지 않도록 개인의 건강을 유지한다.

③ 간호사는 책임을 맡거나 위임할 때 개인의 능력에 맞는 판단을 한다.

④ 간호사는 전문직업인의 자격으로 행동할 때 전문직의 명예가 반영되고, 공공의 신뢰가 증가하도록 개인 행동규범을 항상 준수한다.

⑤ 간호를 제공하는 간호사는 기술의 사용과 과학적으로 진보된 행동을 할 때에는 안전, 존엄성, 인간의 권리를 확보해야 한다.

(3) 간호사와 전문직(nurses and the profession)

① 간호사는 간호업무의 표준을 제시하고 유지하며, 연구·교육을 수행하고 결정하는 데 주요한 역할을 한다.

② 간호사는 능동적으로 전문지식의 핵심적 근원을 발전시킨다.

③ 전문 직업단체를 통하여 활동하는 간호사는 사회·경제적으로 안전하고 정당한 근로조건을 만들고 유지하는 데 참여한다.

(4) 간호사와 협동자(nurses and co-workers)

① 간호사는 간호학 분야나 다른 학문 분야에서 협동자와 협동적인 관계를 유지한다.

② 간호사는 협동자나 다른 사람에 의해서 개인, 가족, 지역사회의 건강이 위태롭게 될 때 이를 보호하기 위한 적합한 행위를 취한다.

3) 국제간호협의회(ICN : International council of Nurses)

(1) 국제간호협의회의 개념

① 1899년 창설된 국제적 간호사 단체로 각 회원협회가 자국의 간호의 질적 수준을 높이고 사회적 지위의 향상을 도모하기 위한 조언, 원조 등을 하고 있으며 본부는 제네바에 있다. 정치, 사상, 종교를 초월한 순수한 전문단체로 한 주권국에서 한 회원국만을 인정하며 그 나라의 간호교육 기준과 간호업무의 수준 및 직업윤리(professional ethics)의 상황을 회원국 자격심사의 골자로 삼는다.

② 1904년 제1회의 대회가 독일에서 개최되고 이후 4년마다 대회를 갖고 있으며 각국 간호사의 의견 교류가 이루어지고 있다. 한국은 1949년에 정식으로 가입하였으며 1989년 서울에서 개최되었던 19차 총회에서 한국의 김모임이 4년 임기의 ICN회장에 당선되었다.

(2) 대표자회의(CNR)

① CNR의 기능

ICN에서 가장 중요한 의사결정기구이며 ICN의 사업계획을 의결하는 핵심기구로 각 국 간호협회의 대표 〔1명의 정대표(회장)와 1명의 수행대표(사무총장)〕로 구성된다.

㉠ ICN이 추진한 주요 사업결과와 결산보고를 받고 현안 과제를 논의

㉡ 각 나라의 간호협회에서 제출한 안건들을 심의하여 결의안 채택

㉢ 새 회장단과 이사진을 선출

㉣ CNR은 2년에 한 번씩 열리며 ICN 총회가 있는 해에는 총회 중에 CNR이 개최된다.

② 대표자회의(CNR : Council of National Representatives)는 ICN 의결기구로 2 년마다 열리며, 회원국 간호협회 회장 및 사무총장 등이 참석한다.

③ 대표자회의는 ICN 임원진 선출, ICN 사업시행 결과 및 회계 보고, 각 국가별 간호이 슈 보고, 간호포럼 등으로 진행된다.

(3) 2015 서울 세계간호사대회(ICN Conference and CNR 2015 Seoul)

2015년 서울에서 국제간호협의회 대표자회의 및 학술대회가 "Global Citizen, Global Nursing"이란 주제로 개최되었다.

4) 간호 관련 국제조직

(1) Sigma Theta Tau 간호조직

① Sigma Theta Tau는 1922년 미국 인디애나 대학에서 설립되었으며, 그리스어 Storge(사랑), Tharsos(용기), Time(명예)의 첫 글자를 사용하여 의미를 부여했다.

② 'Sigma', 'STTI'라고 하며, 'The Honor Society of Nursing, Sigma Theta Tau International'라는 의미를 가지고 있다.

③ Sigma Theta Tau는 90여 개 국가와 지역의 약 36만 명의 정규회원으로 이루어진 세계에서 두 번째로 큰 규모의 간호조직이므로 학문적으로 우수한 학사과정 및 대 학원생 또는 뛰어난 업적을 낸 간호지도자 등으로 구성되며 정회원의 61%는 석사 또는 박사학위 소지지이며, 48%가 임상근무경력 15년 이상이다.

(2) 세계보건기구(World Health Organization, WHO)

① WHO는 국제연합(United Nations, UN)의 한 전문기구로서 1948년에 정식으로 발족되었다.

② 본부는 스위스 제네바에 있으며 "세계 온 인류의 건강을 가능한 한 최고의 수준에 도달하게 한다."는 목표 아래 전 세계를 6개의 지구(region)로 나누어 회원국의 간 호교육·간호업무, 특히 고문 등을 파견하고, 세미나 등을 통해 사업을 하며, 횡적으 로는 ICN이나 기타 국제기구들과 보조를 맞추어서 간호교육의 국제기준, 보건간호 사업을 위한 연구 등 많은 일을 하고 있다.

③ 우리나라는 서태평양 지역(western pacific region)에 속해있고, 지역본부는 마닐 라(Manila)에 있으며 현재 주요 기술원조 부문을 말라리아·결핵·나병 등의 예방과 박멸사업·보건요원 훈련 등이다.

④ 세계보건기구는 지역적인 성격에 따라서 여러 가지 특수한 보건사업을 하고 있다.

CHAPTER 03

간호사의 법적 의무와 책임

간호관리학

UNIT 01   간호사의 법적 의무와 간호업무의 법적 근거

1. 간호사의 법적 의무 ★

① 간호사는 간호실무와 관련된 법과 법체계 등을 잘 알고 법적 기준을 실무에 통합하는 능력을 갖추어야 한다.

② 법은 간호사에게 적법하게 간호업무를 할 수 있도록 하는 법적 권한을 부여한다.

③ 법은 간호사 면허를 유지하고 적법하게 간호행위를 하는데 필요한 법적 기준을 제시한다.

④ 법·윤리적 갈등 상황이 발생한 경우 법적 기준을 고려하여 의사결정하여야 한다.

⑤ 간호사의 역할과 책임범위가 계속 확장되고 있으므로 간호실무에 관련된 최신 법과 판례를 숙지하여 법적 책임으로부터 스스로를 보호하여야 한다.

1) 환자의 자기결정권과 동의의무

(1) 의료행위의 성질상 환자의 생명과 신체에 상당한 침해가 야기될 위험성이 있는 경우 반드시 자세한 설명을 하여 동의를 얻어야 한다.

① 위험을 동반하는 수술

② 부작용이 있다고 알려졌거나 그럴 가능성이 있는 주사제 또는 약물의 투여, 마취, 수혈 등과 이에 준하는 부작용이 야기될 가능성이 있는 시술과 처치

(2) 위험성이 있는 의료행위를 받을지를 대상자 스스로 결정하게 한다.

(3) 대상자의 자기결정권 보호

환자는 의료인으로부터 자신의 질병에 대한 치료방법, 의학적 연구대상 여부, 장기이식 여부 등에 관해 충분한 설명을 들은 후 이에 관한 동의여부를 결정할 권리를 가짐

(4) 환자에게서 받는 동의서에 반드시 포함될 내용

① 해당 의료행위에 대하여 병상의 정도, 예후, 위험을 동반하거나 후유증으로 남을 가능성이 있는 합병증과 빈도 등이 충분히 설명되었다는 내용

② 해당 의료행위는 환자가 충분히 이해한 후에 동의하였다는 내용

(5) 법적인 효력이 없는 동의

① 동의자 본인이 모든 내용을 충분히 이해하고 자유의사에 따라 동의하지 않았을 경우

② 미성년자, 정신장애자 등과 같이 의료의 내용을 이해하지 못하는 자에게서 얻은 동의

③ 착오에 의한 동의

(6) 동의 없이도 의료행위를 할 수 있는 경우

① 응급을 요하는 환자

② 행정상 강제성을 지닌 의료행위 : 예방접종, 강제격리수용, 강제입원, 우생수술의 강제

(7) 동의가 있어도 의료행위를 할 수 없는 경우

인공임신중절, 안락사, 실험적 의료 등은 각 행위의 법적여건이 구비되어야만 한다.

> **전단적 의료**
>
> 의료인이 어떤 위험성이 있는 의료행위를 실시하기 전에 환자의 동의를 얻지 않고 의료행위를 시행하는 것을 말한다.
> 환자가 의사를 스스로 표시할 수 없거나 주위에 결정을 대신해 줄 법정대리인이 없는 응급상황에서는 전단적 의료가 가능하다.

2) 설명 및 동의 의무 ★★★★

(1) 설명 및 동의 의무의 정의

설명의무란 수술 등 침습을 하는 가정과 그 후에 나쁜 결과가 발생할 개연성이 있는 의료행위를 하는 경우 또는 사망 등의 중대한 결과발생이 예측되는 의료행위 등과 같이 환자의 자기결정이 요구되는 경우, 환자에게 의료행위를 받을지를 결정하는 데 필요한 정보를 제공하고 동의를 구하여야 할 의무를 말한다.

(2) 설명의무의 내용

설명의무란 의료인이 특히 환자에게 위험이 수반되는 의료행위를 시행할 때 대상자에게 의료행위의 목적과 방법, 기대되는 결과나 이에 수반되는 위험성, 다른 치료방법 등을 사전에 알려야 한다.

(3) 설명의 방법

① 시술자가 직접 대상자에게 하여야 함이 원칙이며, 간호사가 시술자 대신 직접 서면동의서를 받아서는 안 되며, 의사가 해야 할 설명의무를 간호사가 대신한다고 해서 의사의 의무가 면제되는 것은 아니다.

② 설명은 구두로 하여야 하며 정형화된 서면에 따른 설명은 정확성이 부족하여 설명을 위한 준비용으로 족하지만 그것으로 설명을 대체할 수 없다.

③ 대상자가 설명을 이해하고 자기 의사표현을 할 능력이 있어야 하며, 그렇지 못한 경우 법적 대리인이나 부모에게 동의를 구하여야 한다.

④ 대상자가 동의서에 서명하는 과정에서 부당함이나 협박이 없어야 하며, 충분한 설명을 들을 수 있어야 그 동의서가 법적 효력을 갖는다.

(4) 설명의무의 면제(전단적 의료가 가능한 경우)

① 위험이 중대하거나 시간적으로 급한 경우

② 환자가 설명 청취를 포기한 경우

③ 환자에게 악영향을 미칠 가능성이 있는 경우

④ 설명하였더라도 환자가 승낙할 것임을(가정적 승낙) 입증할 경우

⑤ 환자에게 발생한 위험이 매우 비전형적이고 발생 개연성이 작을 경우

⑥ 환자가 이미 위험을 알고 있었을 경우

⑦ 설명이 환자에게 심적 부담을 주어 투병의지를 저해하는 등 위험도가 커질 수 있는 경우

3) 주의의무 ★★★★★

(1) 주의의무의 개요 ★★

① 주의의무는 나쁜 결과가 발생하지 않도록 의식을 집중할 의무이다.

② 민사상의 책임과 별도로 형사상의 책임을 진다.

③ 결과 예견의무와 결과 회피의무의 이중적 구조로 구성된다.

④ 과실의 유무 판단은 일반인(통상인)의 주의 정도를 의미하는 것이 아니라 전문직 간호사의 주의 정도를 말한다.

(2) 주의의무를 태만히 하여 타인의 생명과 건강에 위해를 초래할 경우 민·형사상 책임추궁의 핵심이 된다.

(3) 주의의무는 구체적인 내용이 사전에 명확히 설정된 것이 아니고 사고가 발생한 후에 이를 위반하였는지가 검토되며 결과 예견의무와 결과 회피의무의 이중적 구조로 구성된다.

① 결과 예견의무:예견가능성이 있는 범주에서만 추궁되며, 예견가능성이란 행위의 성질에 따라 특정된 영역의 통상인이라면 행위시 결과발생을 예견할 수 있는 것을 말한다.

㉠ 발생 가능성이 매우 낮은 경우라도 객관적으로 일반간호사에게 알려진 상태의 것이라면 예견의무가 있다.

㉡ 일반간호사에게는 알려지지 않은 단계일지라도 간호사가 이를 알 수 있는 위치에 있는 경우라면 예견의무가 있다.

㉢ 해야 할 행위를 하지 않은 것도 주의의무 위반으로 취급한다.

② 결과 회피의무 : 예견가능한 위험이 발생하는 경우에는 이를 피할 수단을 강구해야 할 의무, 즉 나쁜 결과의 회피의무가 있다. ★

㉠ 위험이 발생되었더라도 이를 회피시켜 환자에게 아무런 손해를 입히지 않았다면 비록 예견의무를 다하지 못하였더라도 문제되지 않는다.

㉡ 의료인이 최선을 다하여 위험을 회피하려 하였으나 현대의학의 지식과 기술로 회피 불가능한 경우에는 의무가 성립되지 않는다.

(4) 주의의무와 관련된 간호실무표준을 위한 지침

① 간호실무표준은 전문간호사의 주의의무 최소화의 법적인 기준이 된다.
② 간호실무표준은 강제가 따르는 외적 기준이면서 간호전문직의 내적 기준이다.
③ 간호실무표준은 관련 법령, 판례, 전문단체가 편찬한 간호표준, 행정부의 행정명령 및 지침, 병원정책 및 매뉴얼, 간호의 직무기술서 등에서 발견된다.
④ 간호사는 직무를 수행하는 한 간호실무표준을 이행할 책무가 있으며, 전문잡지 구독, 보수교육 이수 등을 통해 전문적 능력과 기술을 유지하도록 하여야 한다.
⑤ 간호실무표준은 전문가 증인 또는 사실조회 등의 절차를 통한 재판과정을 통해 결정된다.

4) 확인의무 ★★★★

(1) 간호사는 간호의 내용 및 그 행위가 정확하게 이루어지는지를 확인해야 하는 의무를 말한다.

(2) 의료보조원에게 의료행위가 위임되었을지라도 간호사는 이들을 지도·감독하고 그 행위를 확인하여야 하는 의무가 있다.

(3) 의약품 및 의료용 재료사용 시 확인의무

① 피투여자(환자)의 확인
② 투여 또는 사용의 필요성과 시기의 확인
③ 의약품의 용량, 부위, 방법의 확인
④ 의약품, 재료의 변질 여부 확인
⑤ 수혈 시 수혈용 보존혈의 오염 여부 확인

(4) 의료기구 및 장비의 사용 전 확인의무

5) 비밀누설금지의무 ★★★★

(1) 사생활 보호의무

① '사생활의 비밀'이란 사생활과 관련된 '나만의 영역'이 본인의사에 반해서 타인에게 알려지지 않도록 나만이 간직할 수 있는 권리이다.
② 개인 사생활 보호는 인격권에 포함되며, 이때 인격권은 사람이 권리의 주체로서 인격적인 이익을 누리는 것을 내용으로 하는 권리로서 생명, 신체, 자유, 명예, 정조, 성명, 사생활의 비밀 등의 보호를 내용으로 한다.

(2) 업무상 비밀유지의무 ★★★

비밀은 특정인 또는 일정한 범위의 사람에게만 알려진 사실로서 타인에게 알려지지 않은데 본인의 이익이 있는 사실을 말하며, 누설은 비밀에 속하는 사실을 이를 모르는 사람에게 알게 하는 것으로 방법에는 제한이 없다.

(3) 비밀누설금지의무의 면제

① 비밀유지의무는 절대적인 것이 아니라 환자개인의 이익보다 공공의 이익 우선
② 면제사유
　㉠ 환자의 동의가 있는 경우
　㉡ 법령에 의해 요구되는 경우:감염병환자의 신고
　㉢ 정당한 업무행위:집단 검진 시 감염병환자의 고지
　㉣ 의료인은 업무상 알게 된 사실로 타인의 비밀에 관한 것은 증언을 거부할 수 있으나 중대한 공익상의 필요가 있어 법원에서 증언을 하는 경우

(4) 의료인의 업무상 비밀유지의무

① 「의료법」 제19조에는 "의료인이나 의료기관 종사자는 의료법이나 다른 법령에 특별히 규정된 경우 외에는 의료·조산 또는 간호업무나 진단서·검안서·증명서 작성·교부 업무, 처방전 작성·교부 업무, 진료기록 열람·사본 교부 업무, 진료기록부등 보존 업무 및 전자의무기록 작성·보관·관리 업무를 하면서 알게 된 다른 사람의 정보를 누설하거나 발표하지 못한다."라고 규정하고 이를 위반한 경우 '3년 이하의 징역 또는 3천만원 이하의 벌금'을 벌칙으로 규정하고 있다.
② 간호사는 대상자의 치료와 간호를 위하여 필요할 경우 의료팀 간 정보를 공유하여야 하며, 직접 관련되지 않는 자에게 공개할 경우 대상자의 동의를 얻어야 한다.
③ 의료정보의 소유권은 대상자에게 있으며 간호사와 병원은 대상자의 사생활을 보호하기 위한 정책과 간호중재를 개발 및 적용하여야 한다.
　예 의료기관은 환자 의료정보 보호를 위해 진료를 목적으로 필요한 최소한의 개인정보를 수집하여야 한다.

(5) 업무상 비밀누설죄

업무상 비밀누설죄는 의사, 변호사, 치과의사, 조산사, 변리사, 공인회계사와 그 업무상 보조자 등이 직무처리 중 알게 된 타인의 비밀을 누설한 경우를 말한다.

> **의료법 제19조 (정보 누설 금지)**
> ① 의료인이나 의료기관 종사자는 이 법이나 다른 법령에 특별히 규정된 경우 외에는 의료·조산 또는 간호업무나 진단서·검안서·증명서 작성·교부 업무, 처방전 작성·교부 업무, 진료기록 열람·사본 교부 업무, 진료기록부 등 보존 업무 및 제23조에 따른 전자의무기록 작성·보관·관리 업무를 하면서 알게 된 다른 사람의 정보를 누설하거나 발표하지 못한다.
> ② 의료기관 인증에 관한 업무에 종사하는 자 또는 종사하였던 자는 그 업무를 하면서 알게 된 정보를 다른 사람에게 누설하거나 부당한 목적으로 사용하여서는 아니 된다.

2. 간호업무의 법적 근거(「의료법」상 간호업무)

1) 의료인의 기본업무

(1) 의료인 및 간호사의 임무

① 의료인 : '의료인'이라 함은 보건복지부장관의 면허를 받은 의사·치과의사·한의사·조산사 및 간호사를 말한다(「의료법」 제2조 제1항).

② 간호사의 임무

> 제2조(의료인)
>
> ① "의료인"이란 보건복지부장관의 면허를 받은 의사·치과의사·한의사·조산사 및 간호사를 말한다.
>
> ② 의료인은 종별에 따라 임무를 수행하여 국민보건 향상을 이루고 국민의 건강한 생활 확보에 이바지할 사명을 가진다.
>
> 　1. 의사는 의료와 보건지도를 임무로 한다.
>
> 　2. 치과의사는 치과 의료와 구강 보건지도를 임무로 한다.
>
> 　3. 한의사는 한방 의료와 한방 보건지도를 임무로 한다.
>
> 　4. 조산사는 조산(助産)과 임산부 및 신생아에 대한 보건과 양호지도를 임무로 한다.
>
> 　5. 간호사는 다음의 업무를 임무로 한다.
>
> 　　가. 환자의 간호요구에 대한 관찰, 자료수집, 간호판단 및 요양을 위한 간호
>
> 　　나. 의사, 치과의사, 한의사의 지도하에 시행하는 진료의 보조
>
> 　　다. 간호 요구자에 대한 교육·상담 및 건강증진을 위한 활동의 기획과 수행, 그 밖의 대통령령으로 정하는 보건활동
>
> 　　라. 간호조무사가 수행하는 가목부터 다목까지의 업무보조에 대한 지도

(2) 진료의 거부금지 등

① 의료인은 진료나 조산 요청을 받으면 정당한 사유 없이 거부하지 못한다.

② 의료인은 응급환자에게 응급의료에 관한 법률에서 정하는 바에 따라 최선의 처치를 하여야 한다.

2) 간호기록부의 작성 및 보존

(1) 진료기록부 작성·비치

① 진료기록부

ㄱ 의료인은 각각 진료기록부, 조산기록부, 간호기록부, 그 밖의 진료에 관한 기록을 갖추어 두고 환자의 주된 증상, 진단 및 치료 내용 등 보건복지부령으로 정하는 의료행위에 관한 사항과 의견을 상세히 기록하고 서명하여야 한다.

ㄴ 의료인이나 의료기관 개설자는 진료기록부 등(전자의무기록을 포함)을 보건복지부령으로 정하는 바에 따라 보존하여야 한다.

② 전자의무기록

　　⊙ 의료인이나 의료기관 개설자는 진료기록부 등을 전자서명이 기재된 전자문서(전자의무기록)로 작성·보관할 수 있다.

　　⊙ 의료인이나 의료기관 개설자는 보건복지부령으로 정하는 바에 따라 전자의무기록을 안전하게 관리·보존하는 데에 필요한 시설과 장비를 갖추어야 한다.

　　⊙ 누구든지 정당한 사유 없이 전자의무기록에 저장된 개인정보를 탐지하거나 누출·변조 또는 훼손하여서는 아니 된다.

(2) 진료기록부 등의 기재사항(의료법 시행규칙 14조)

① 진료기록부

　가. 진료를 받은 사람의 주소·성명·연락처·주민등록번호 등 인적사항

　나. 주된 증상. 이 경우 의사가 필요하다고 인정하면 주된 증상과 관련한 병력·가족력을 추가로 기록할 수 있다.

　다. 진단결과 또는 진단명

　라. 진료경과(외래환자는 재진환자로서 증상·상태, 치료내용이 변동되어 의사가 그 변동을 기록할 필요가 있다고 인정하는 환자만 해당한다)

　마. 치료 내용(주사·투약·처치 등)

　바. 진료 일시(日時)

② 간호기록부

　※ 환자간호의 편의를 위해서 중요할 뿐만 아니라 간호사고로 소송이 제기되면 자신의 주장을 뒷받침할 중요한 자료가 된다.

　가. 간호를 받는 사람의 성명

　나. 체온·맥박·호흡·혈압에 관한 사항

　다. 투약에 관한 사항

　라. 섭취 및 배설물에 관한 사항

　마. 처치와 간호에 관한 사항

　바. 간호 일시(日時)

(3) 진료에 관한 기록의 보존

① 기록의 보존기간(「의료법 시행규칙」 제15조)

2년	3년	5년	10년
처방전	• 진단서 • 사망진단서 • 시체검안서 • 진단서 등 부본(사본)	• 환자명부 • 검사내용 및 검사소견기록 • 간호기록부 • 조산기록부 • 방사선사진(영상물 포함) 및 그 소견서	• 진료기록부 • 수술기록 • 예방접종에 관한 기록 • 결핵예방에 관한 기록

② 기록·보존 기간은 의료가 개시된 시점이 아니고 의료가 끝난 시점으로부터를 말한다.

3) 요양방법의 지도(「의료법」제24조)

"의료인은 환자나 환자의 보호자에게 요양방법이나 그 밖에 건강관리에 필요한 사항을 지도하여야 한다."라고 규정되어 있다. 즉 간호사는 환자 또는 그 보호자에 대한 건강교육과 지도를 해야 할 의무가 있으며, 특히 감염병과 같은 타인에게 전파될 수 있는 경우에는 특히 강조되며 퇴원 시 환자에 대한 교육과 지도도 포함된다.

4) 의료인 신고와 보수교육의 이수

(1) 신고

의료인은 대통령령으로 정하는 바에 따라 최초로 면허를 받은 후부터 3년마다 그 실태와 취업상황 등을 보건복지부장관에게 신고하여야 한다(「의료법」제25조 제1항).

(2) 보수교육

의료인은 중앙회에서 실시하는 보수교육을 받아야 한다(연간 8시간 이상 이수).

5) 면허취소(법 제65조제1항)

1. 제8조(의료인의 결격사유) 각 호의 어느 하나에 해당하게 된 경우

> **의료인의 결격사유(「의료법」제8조)**
>
> 다음 각 호의 어느 하나에 해당하는 자는 의료인이 될 수 없다.
> 1. 「정신건강증진 및 정신질환자 복지서비스 지원에 관한 법률」제3조제1호에 따른 정신질환자. 다만, 전문의가 의료인으로서 적합하다고 인정하는 사람은 그러하지 아니하다.
> 2. 마약·대마·향정신성의약품 중독자
> 3. 피성년후견인·피한정후견인
> 4. 금고 이상의 실형을 선고받고 그 집행이 끝나거나 그 집행을 받지 아니하기로 확정된 후 5년이 지나지 아니한 자
> 5. 금고 이상의 형의 집행유예를 선고받고 그 유예기간이 지난 후 2년이 지나지 아니한 자
> 6. 금고 이상의 형의 선고유예를 받고 그 유예기간 중에 있는 자

2. 자격 정지 처분 기간 중에 의료행위를 하거나 3회 이상 자격 정지 처분을 받은 경우
3. 면허 조건을 이행하지 아니한 경우
4. 면허를 대여한 경우
5. 제4조제6항을 위반하여 사람의 생명 또는 신체에 중대한 위해를 발생하게 한 경우

> **제4조 제6항**
>
> 의료인은 일회용 의료기기(한 번 사용할 목적으로 제작되거나 한 번의 의료행위에서 한 환자에게 사용하여야 하는 의료기기로서 보건복지부령으로 정하는 의료기기를 말한다. 이하 같다)를 한 번 사용한 후 다시 사용하여서는 아니 된다. [신설 2016.5.29., 2020.3.4.]

> **면허재교부 (법 제65조 제2항)**
>
> 보건복지부장관은 제1항에 따라 면허가 취소된 자라도 취소의 원인이 된 사유가 없어지거나 개전(改悛)의 정이 뚜렷하다고 인정되면 면허를 재교부할 수 있다.
>
> 1) 면허 조건을 이행하지 않아서 면허가 취소된 경우에는 취소된 날부터 1년 이내에는 재교부하지 못한다.
> 2) 자격정지 처분 기간 중에 의료행위를 하거나 3회 이상 자격정지 처분을 받은 경우에는 취소된 날부터 2년 이내 재교부하지 못한다.
> 3) 면허를 대여한 경우, 일회용의료기기를 사용하여 사람의 생명 또는 신체에 중대한 위해를 발생하게 한 경우, 의료관련 법령을 위반하여 금고이상의 형을 받은 경우에는 취소된 날부터 3년 이내에는 재교부하지 못한다.

6) 자격정지 등(법 제66조) ★★★★

① 보건복지부장관은 의료인이 다음 각 호의 어느 하나에 해당하면 1년의 범위에서 면허자격을 정지시킬 수 있다. 이 경우 의료기술과 관련한 판단이 필요한 사항에 관하여는 관계 전문가의 의견을 들어 결정할 수 있다.

1. 의료인의 품위를 심하게 손상시키는 행위를 한 때

> **의료인의 품위 손상 행위의 범위(영 제32조) ★**
>
> ① 법 제66조제2항에 따른 의료인의 품위 손상 행위의 범위는 다음과 같다.
>   1. 학문적으로 인정되지 아니하는 진료행위(조산 업무와 간호 업무를 포함한다)
>   2. 비도덕적 진료행위
>   3. 거짓 또는 과대 광고행위
>   3의2. 방송, 신문·인터넷신문 또는 정기간행물의 매체에서 다음 각 목의 건강·의학정보에 대하여 거짓 또는 과장하여 제공하는 행위
>   가. 식품에 대한 건강·의학정보
>   나. 건강기능식품에 대한 건강·의학정보
>   다. 의약품, 한약, 한약제제 또는 의약외품에 대한 건강·의학정보
>   라. 의료기기에 대한 건강·의학정보
>   마. 화장품, 기능성화장품 또는 유기농화장품에 대한 건강·의학정보
>   4. 불필요한 검사·투약·수술 등 지나친 진료행위를 하거나 부당하게 많은 진료비를 요구하는 행위
>   5. 전공의의 선발 등 직무와 관련하여 부당하게 금품을 수수하는 행위
>   6. 다른 의료기관을 이용하려는 환자를 영리를 목적으로 자신이 종사하거나 개설한 의료기관으로 유인하거나 유인하게 하는 행위
>   7. 자신이 처방전을 발급하여 준 환자를 영리를 목적으로 특정 약국에 유치하기 위하여 약국개설자나 약국에 종사하는 자와 담합하는 행위
> ② 삭제 [2012.4.27.]

2. 의료기관 개설자가 될 수 없는 자에게 고용되어 의료행위를 한 때

2의2. 제4조제6항을 위반한 때

3. 진단서·검안서 또는 증명서를 거짓으로 작성하여 내주거나 진료기록부등을 거짓으로 작성하거나 고의로 사실과 다르게 추가기재·수정한 때

4. 제20조(태아의 성 감별 금지규정)를 위반한 경우

5. 의료인이 아닌 자로 하여금 의료행위를 하게 한 때

6. 의료기사가 아닌 자에게 의료기사의 업무를 하게 하거나 의료기사에게 그 업무 범위를 벗어나게 한 때

7. 관련 서류를 위조·변조하거나 속임수 등 부정한 방법으로 진료비를 거짓 청구한 때

8. 삭제 [2011.8.4.]

9. 제23조의5(부당한 경제적 이익등의 취득 금지)를 위반하여 경제적 이익 등을 제공받은 때

10. 그 밖에 이 법 또는 이 법에 따른 명령을 위반한 때

② 제1항 제1호에 따른 행위(의료인의 품위를 심하게 손상시키는 행위)의 범위는 대통령령으로 정한다.

③ 의료기관은 그 의료기관 개설자가 제1항 제7호에 따라(관련 서류를 위조·변조하거나 속임수 등 부정한 방법으로 진료비를 거짓 청구한 행위로) 자격정지 처분을 받은 경우에는 그 자격정지 기간 중 의료업을 할 수 없다.

④ 보건복지부장관은 의료인이 제25조에 따른 신고(의료인의 실태와 취업상황 등의 신고)를 하지 아니한 때에는 신고할 때까지 면허의 효력을 정지할 수 있다.

⑤ 제1항제2호(의료기관 개설자가 될 수 없는 자에게 고용되어 의료행위를 한 때)를 위반한 의료인이 자진하여 그 사실을 신고한 경우에는 보건복지부령으로 정하는 바에 따라 그 처분을 감경하거나 면제할 수 있다.

⑥ 제1항에 따른 자격정지처분은 그 사유가 발생한 날부터 5년(의료인이 아닌 자로 하여금 의료행위를 하게 한 때와 관련 서류를 위조·변조하거나 속임수 등 부정한 방법으로 진료비를 거짓 청구한 때에는 7년으로 한다)이 지나면 하지 못한다. 다만, 그 사유에 대하여 「형사소송법」 제246조에 따른 공소가 제기된 경우에는 공소가 제기된 날부터 해당 사건의 재판이 확정된 날까지의 기간은 시효 기간에 산입하지 아니 한다.

🔖 UNIT 02　간호사고

1. 간호사고의 정의

간호행위가 시작되어 끝날 때까지의 과정에서 예상외로 원치 않은 불상사가 야기된 경우의 총칭으로 간호사가 간호업무를 수행할 때 고의 또는 태만, 기타 원인으로 인하여 환자의 상해 또는 건강상의 변화 등 예측되지 않는 부정적 결과가 발생되는 것을 말한다.

① 간호업무 수행 중 발생되는 모든 사고로 예측된 간호의 효과 외에 나쁜 결과가 발생하는 것을 말한다.

② 간호사가 간호업무를 수행할 때 고의, 태만, 기타 원인으로 발생한다.

③ 간호수행으로 인한 환자의 상해, 사망, 건강상의 변화 등 예측되지 않은 부정적 결과가 발생하는 것이다.

④ 간호사고가 간호사의 의무에 반하여 발생한 업무상 과실로서 인정되면 기소되어 법적인 책임을 지게 된다.

2. 간호사고와 과실 및 과오 비교 정의

1) 간호사고(Nursing accident) ★★

간호행위가 개시되어 종료되기까지의 과정이나 그 종료 후 당해 간호행위로 인하여 발생한 예상하지 못하고 원치 않았던 불상사의 총칭

> 요인 : 인적 요인, 물리적 요인, 과정적 요인 등
> 유형 : 투약사고, 낙상사고, 화상사고, 수혈사고 등

2) 간호과오(Nursing malpractice)

간호사가 간호행위를 함에 있어 평균적인 간호사에게 요구되는 업무상의 주의의무를 게을리하여 환자에게 손해를 입힌 경우(인적요인 : 법적 의무 위반)

3) 간호과실(Nursing negligence) ★★

간호과오가 있었다는 것이 객관적으로 입증되거나 인정되어 법적 판단을 받은 경우(간호과오에서 인과관계가 입증되는 경우)

4) 위험관리(risk management)

환자에게 가해지는 위험들을 인식하고, 분석하고 통제하는 과정을 말한다.

5) 주의의무태만

주의의무란 타인에게 유해한 결과가 발생되지 않게 정신을 집중할 의무를 말한다. 업무상 주의의무태만은 업무능력이 있는 사람이 주의해야 할 의무를 다하지 않음으로써 남에게 손해를 입히게 하는 것을 말한다. 간호사의 업무상 과실은 대부분은 주의의무태만으로 발생한다.

6) 부정행위

① 고도화된 전문직업인의 주의의무태만을 말하며 직업인으로서 의무는 시행하지 않아 결과적으로 대상자가 손해를 입게 되는 것을 말한다.

② 주의의무태만 중에서도 고도화된 전문인의 주의의무태만을 부정행위(과오)라고 한다.

③ 간호사가 저지를 수 있는 부정행위는 낙상, 무균술의 실패, 더운 물주머니로 인한 화상, 투약사고, 수술 시 거즈나 물품 수 확인상의 실수 등을 들 수 있다.

7) 불법행위

① 불법행위에 대한 책임은 신체적 침해와 정신적 침해를 포함한다.

② 불법행위 책임은 위법행위를 한 자 외에 이익의 귀속자인 사용자책임도 물을 수 있다.

③ 인과관계란 행위자의 고의, 과실 행위와 침해결과 사이의 인과관계를 말한다.

④ 손해에 대한 배상의 형태는 금전 배상을 원칙으로 한다.

⑤ 불법행위 책임은 고의 또는 과실로 인한 위법행위로 타인에게 손해를 입힌 자에게 책임을 묻는 것이다.

3. 간호사고에 대한 법적 책임

1) 민사책임 ★★

민사책임은 발생된 손해를 가해자에게 배상하게 함으로써 피해자를 구제하는 것이 목적이다.

(1) 채무불이행 책임(계약책임) 및 이행보조자과실 책임

의료계약은 위임계약으로 보며, 의료계약에 따라 의사는 환자에게 2가지 주된 의무를 지게 된다. 의무를 다하지 않은 경우 수임자는 채무불이행책임(「민법」 제390조)을 진다.

> **의무 1.** 치료행위당시 일반적으로 인정되고 안전이 보장된 의학수준에 따라 치료행위를 해야 한다.(주의의무)
>
> **의무 2.** 환자에 대하여 치료의 위험에 대해 설명하고 치료에 대한 환자의 동의를 확보해야 한다. (설명의무)

(2) 불법행위책임 및 사용자배상책임 ★

① 간호과오가 불법행위책임을 발생시키는데 필요한 요건

  ㉠ 간호행위의 결과가 위법한 것이어서 법률상 비난받는 것임을 인식하는 정신능력 (책임능력)이 있어야 한다.

  ㉡ 가해자의 고의 또는 과실이 있어야 한다. 고의는 일정한 결과가 발생하는 것을 알면서도 감히 이를 행하는 심리상태이며, 과실은 일정한 결과가 발생한다는 것을 알고 있어야 함에도 이를 알지 못하고 행하는 심리상태이다.

  ㉢ 간호행위가 사회가 보호하는 권리를 침해하는 것이어야 한다.

  ㉣ 손해가 발생해야 한다. 생명, 신체 침해, 사생활, 명예의 침해 등이 이에 속한다. 재산적 손해는 다시 기존 이익의 상실이라는 적극적 손해(치료비)와 장래 이익의 상실(일실수입)이라는 소극적 손해로 나뉜다. 통상 불법행위로 인한 손해는 적극적 손해, 소극적 손해, 정신적 손해(위자료)로 구분된다.

  ㉤ 가해행위와 손해발생 간의 인과관계가 성립하여야 한다.

② 사용자배상책임

  타인을 사용하여 사무에 종사하게 하는 자는 피용자의 가해행위로 인하여 제3자가

입은 손해에 대하여 직접 배상해야 할 책임이 있다.

2) 형사책임

형사책임은 국가가 범죄자를 처벌함으로써 범죄를 억제하고 가해자를 제재하기 위한 목적을 갖는다.

(1)업무상 과실치사상죄

업무상과실치사상죄를 인정하려면 다음의 구성요건을 갖추어야 한다.

① 정상의 주의의무 위반임을 입증

② 업무자라는 신분관계로 인하여 형이 가중됨

③ 행위와 결과 사이에 인과관계가 있어야 함

(2) 간호업무와 관련된 형법상의 죄

허위진단서 작성, 위조 등의 사문서의 행사, 업무상 비밀누설죄, 낙태, 명예훼손, 업무상 과실치사상죄 등

4. 간호사고의 예방 및 대응방안 ★

1) 간호사고의 예방방안

(1) 개인적 예방방안

① 대상자와의 좋은 인간관계, 신뢰관계를 형성한다.

② 간호실무표준을 기초로 최선의 간호를 수행한다.

③ 사소한 내용이라도 환자나 보호자의 호소를 가볍게 넘기지 않는다.

④ 근거에 의하여 충분한 설명을 제공한다.

⑤ 자신이 속한 기관의 정책과 관련규정, 지침을 적어도 일 년에 한 번은 자세하게 읽는다.

(2) 조직적 예방방안

① 간호실무표준과 지침을 마련한다. 간호실무표준은 간호사의 주의의무를 판단하는 기준이 되고, 전문간호사의 주의의무 최소화의 법적인 기준이 된다. 또한 간호실무 지침은 간호업무의 구체적 기준이 된다.

② 간호사의 실무관련 법적 의무에 대한 교육을 강화한다. 법적 의무에 대한 정기적 교육은 간호사의 법적 의무 및 책임인식을 높인다. 특히 지침서 위주의 형식적 교육보다는 사례중심의 문제해결식 교육이 바람직하다.

③ 효과적인 사건보고 및 의사소통체계를 마련한다. 이는 문제를 신속하고 정확히 발견 및 해결하는 데 필수적이며, 사건보고와 인사고과를 분리시켜 처벌에 대한 두려움 때문에 간호사고를 숨기지 않도록 하여야 한다.

④ 조직적 위험관리(risk management)를 제도화한다. 능력을 갖춘 위험관리 전담자를 양성하여 과학적이고 체계적인 위험을 분석 및 예방 전략을 구축하도록 한다.

⑤ 간호과오의 근본적 원인 해결을 위하여 필요하다면 병원의 구조적 변화를 요청한다.

CHAPTER 04

We Are Nurse

위아너스
간 호 사
국가시험
이 론 편

세계간호의 역사

간호관리학

UNIT 01 간호와 역사

1) 간호역사를 배우는 필요성

① 세계적인 사건과 변화들이 간호사업에 미친 영향을 알기 위함이다.
② 전체적인 역사의 흐름 속에서 간호사업의 위치와 가치를 알기 위함이다.
③ 간호지도자들의 시대적 상황대처와 시대 변화에 대한 기여를 알기 위함이다.
④ 과거에 대한 이해를 통해 현재 우리의 위치를 이해하기 위함이다.
⑤ 오늘날의 간호문제 해결을 위한 의사결정에 도움을 얻을 수 있다.
⑥ 역사와 전통을 바로 인식하고 판단함으로써 미래 간호사업의 방향을 제시할 수 있다.

2) 간호의 발달과정

간호는 자가간호, 가족간호, 종교적 간호, 직업적 간호의 형태를 거쳐 오늘날 모든 사람들의 건강증진과 복지사회의 건설로 집약되는 현대 전문직 간호에 이르게 됨

UNIT 02 세계간호사

1) 원시시대 간호 ★★★

① 여성들의 자기간호 및 가족간호 위주로 간호가 이루어졌다.
② 보호본능과 경험적인 치료 및 간호가 이루어졌다.
③ 물활론(Animism)이 바탕이 되어 모든 물체가 살아 있어서 인간의 건강과 질병을 좌우한다고 믿는 정령신앙이 중심이 되었다.
④ 원시시대의 간호는 본능적 간호에서 경험적 간호 그리고 미신적 간호로 변화하였다.

2) 고대문명시대 간호

(1) 바빌로니아(메소포타미아)

가. 높은 수준의 도덕과 법률이 존재하였다.

나. 함무라비 법전

① 기원전 2000년경에 제작된 고대문화의 가장 대표적인 법전이다.

② "눈에는 눈, 이에는 이" : 불필요한 수술 금지 및 가난하고 병든 자들을 위한 인도주의

③ 위생시설과 의료행위에 대한 구체적 조문을 바탕으로 환자를 보호했다.

④ 내과와 외과의 치료법을 구별하였으나 마술과 미신으로 혼동했다.

⑤ 의사와 간호사들의 의료행위에 대한 책임이 서술되어 있다.

다. 천문학, 수학, 점성술 연구를 바탕으로 의학이 천문학과 뒤섞이게 되면서 마술적인 의학이 성행하였다. 또한 전염병의 원인을 불길한 별들의 영향으로 생각하였다.

라. 질병에 대한 개념

① 질병을 신들을 노하게 한 죄에 대한 벌로 생각하였다.

② 마술, 종교, 과학을 혼합하여 사용해 의술을 시행하였다.

③ 악령을 물리치기 위해 식이요법, 휴식, 마사지, 청결법, 처방약 등을 사용하거나 주문 마술 등을 사용하였다.

(2) 이집트(Egypt) ★

① 파피루스(Papyrus)

㉠ 의료에 관한 가장 오래된 기록으로 250가지의 질병의 원인, 증상, 처방이 기재되어 있다.

㉡ 고대 문헌의 예를 담고 있어서 그 당시 실제로 의료를 제공하였음을 알 수 있다 (원인, 증상, 처방이 기재)

② 임호텝(Imhotep)

역사상 최초의 신부의사(Priest physician)이다.

③ 약리학, 산파술, 공중위생, 위생법을 다루었고, 배수시설, 음식, 운동, 신체적 청결을 강조하면서 성생활을 단속하였다.

④ 사후세계에 대한 신념에 따라 시체를 썩지 않게 보존하는 의학기술이 발달했다(영혼불멸설).

⑤ 점성술을 바탕으로 의학이 발달하여 질병을 운명적인 것으로 받아들였다.

⑥ 여성의 지위는 다른 고대국가보다 높은 편이었으며, 가사일, 유아양육과 병든 사람을 간호하였다.

(3) 팔레스타인(Palestine)

① 모세법(health code)

㉠ 이집트의 위생법을 포함하며, 개인, 가족, 국가의 건강유지 증진에 영향을 주었다.

㉡ 뛰어난 공중위생법(질병예방법)을 실현 : 질병예방을 위한 위생, 청결, 수면, 휴식, 노동을 포함한 법규제정, 식품선택법, 안식일의 휴식, 쓰레기 처리법 등

② 신부의사 : 건강 확인자

③ 남자 아이가 태어나면 8일째 할례(circumcision)를 시행하였다.

④ 예방의학의 일환으로 나환자와 전염병환자를 격리하고 오염된 우물 검역 및 종교적으로 돼지고기 섭취를 금하였다.

(4) 인도(India)

① "브라만"이라는 승려 계급에서 의사가 배출되었으며, 오늘날 면허제도와 유사한 왕으로부터의 허가가 있어야 했다.

② 베다(Veda)

　㉠ 힌두교 경전으로 질병은 신의 벌로 정의하고 있다.

　㉡ 질병, 상해, 위생, 건강, 임신 및 위생과 치료에 대한 지식이 포함되어 있다.

　㉢ 아편사용과 천연두 예방법 등에 대해 기재되어 있다.

　㉣ 질병과 기아에 대한 치료법을 제공하고 있으며, 편도선 절제술 등 외과학이 다른 고대 국가에 비해 발달하였다.

③ 아소카왕(인도의 3대왕) : 역사상 최초로 병원을 설립하고 자선사업과 위생사업을 벌였다.

④ 질병 예방이 치료보다 더 중요하다고 생각하는 의료형태로 우두 접종을 시행하였다.

⑤ 간호 실무에 대한 설명과 간호 원리에 대한 완전한 설명이 남아있으며, 고대 인도의 간호중재는 전인적 간호실무의 근원이 된다.

⑥ 마누법전

　식이요법, 개인과 가족의 위생규칙에 대해 다루고 있다. 의사들은 적당치 않은 치료에 대해 법을 바탕으로 유죄 선고를 받을 수 있었다.

⑦ 간호사는 대부분이 남자 청년이었으며, 높은 도덕적 규범과 기술, 신용을 요구하였다.

⑧ 고대문화 중 가장 우수한 수준의 외과학이 발달하였다.

(5) 중국(China) ★★★★

① 중국의학의 특징

　㉠ 예방과 혈액순환에 중점을 두며, 진맥이론과 기술이 발달하였다.

　㉡ 병의 원인을 자연에서 찾고, 자연에 의한 치료방법을 추구하였다.

　㉢ 음양오행의 조화가 이루어질 때 건강하다고 보았으며, 사람의 체질에 따른 치료법이 발달하였다.

　㉣ 약초, 침과 뜸을 이용해 몸 전체를 치료하고, 오염 된 식수를 끓여 마시면서 자연스럽게 차 문화가 발달하였다.

　㉤ 유교, 불교, 도교가 건강관리에 영향 미쳤다.

　㉥ 내과치료 수준이 가장 높았고, 외과치료는 궁중 내에서 시행하는 거세와 상처치료에 국한되었다.

② 서적

　㉠ 황제내경 : 중국 최고 의서

　㉡ 신농과 본초경 : 약물학책

　㉢ 장중경의 상한졸병론 : 중국의학의 체계를 이룸, 동양의학을 한방이라 함

③ 중국의 명의

　㉠ 편작 : 보고, 듣고, 묻고, 느끼는 진찰방법을 사용하여 환자를 돌보고 진맥에 정통하였다.

ⓛ 화타 : 침구, 마취, 외과수술 시행

④ 간호

유교의 남성우월사상으로 인해 여자는 아들을 낳는 출산의 용도 및 가족구성원을 돌보고 관리하는 기능으로만 생각 함

(6) 그리스(Greece)

① 신화를 통해 사람들의 기운, 건강, 질병, 의료실무 언급

② 아스클레피우스(Asklepius)

ⓐ 건강과 의학의 신인 아폴로의 아들로 그리스 신화속의 의사이며 최고 치료자를 의미한다.

ⓑ 3명의 딸 : 건강의 여신(Hygiea), 회복의 여신(Panacea), 보건의 여신(Metrina)

③ 캬듀세우스(Caduceus)

ⓐ 의료의 신 아스클레피우스의 업적을 상징하는 지팡이

ⓑ 두 마리의 신성한 지혜의 뱀이 감겨 있고 꼭대기에 비둘기 날개가 있음

ⓒ 지혜와 평화를 의미하는 권능의 지팡이로 오늘날 의업의 상징이면서 WHO 상징으로 사용됨

④ 히포크라테스(Hipocrates) : 의학의 아버지

ⓐ 마법이나 미신을 반대하였으며, 합리적인 전통 의학을 세울 수 있도록 선구자적 역할을 하였다.

ⓑ 임상의 관찰과 경험을 중시하는 과학으로써의 의학적 기틀을 마련하였다.

ⓒ 히포크라테스 선서를 통해 윤리관을 표현했으며, 향후 나이팅게일 서약도 이를 참고로 하여 성문화되었다.

⑤ 아리스토텔레스

① 해부학, 생리학의 기초를 수립

② 물리학, 천문학, 정치학 등 다양한 분야에서 활약 함

⑥ 여성의 지위가 매우 낮고 가정에 국한되어 외부에 영향력이 없었으며 간호에 대한 언급이나 문헌은 남기지 않았다.

⑦ 환자보호시설

ⓐ 테트리온(Tatrion) : 이동진료 서비스를 제공하였으며, 외래진료소와 유사한 형태로 운영되었다.

ⓑ 제노도키움(Zenodichium) : 여행자들에게 보호나 간호를 제공하는 보호소로 향후 환자들을 위한 치료나 간호를 베푼 지방병원의 시초가 되었다.

⑧ 공중위생

물을 깨끗하게 하고 적절한 매장 시설과 말라리아를 감소시키기 위한 습지 배관시설 설치

⑨ 심신일원론

육체와 정신건강이 관련된 것으로 보았으며, 체육관, 스타디움, 온천장을 활용하였다.

(7) 로마(Rome)

① 로마병정에 의해 군대의학이 매우 뛰어났으며, 야전병원, 앰뷸런스, 군대병원을 설립하였다. 주로 히포크라테스의 관찰방법을 활용하였으나 대학의 발달은 그리스를 따라가지 못함.

② 갈렌(Galen)

　㉠ 해부학자, 실험 생리학의 선구자이며, 집단 질병의 개념을 도입하였다.

　㉡ 기관절개술, 제왕절개술 등의 외과적 절차에 설명하였다.

　㉢ 전염병 원인을 대기, 환경, 개인의 민감성 특정 행동 등에 있다고 가정했다.

③ 셀서스(Celsus)

　㉠ 외과의사로 처음으로 의학역사인 "셀서스 의학전집"을 저술하였다.

　㉡ 열, 동통, 종창을 염증증상으로 설명하였다.

　㉢ 절단술, 탈장, 백내장 수술을 시도하였다.

④ 여성의 지위

　㉠ 로마 여성은 지위가 높고, 독립적이었으며, 외부활동에 많이 참여하였고 이혼이 많았다.

　㉡ 간호 사업에 종사하는 로만 메트론(Roman Matron) 등이 많이 나타났다.

> **대표적인 로만 메트론**
>
> 마르셀라, 파비올라, 파울라

⑤ 공중보건에 영향을 미치는 건축기술이 발달하였다.

　㉠ 급배수시설, 도로건설, 중앙난방시스템, 목욕시설 등

　㉡ 치료목적의 스팀, 좌욕, 수로 등

🔖 UNIT 03　초기 기독교 시대의 간호 ★★★★★

1) 초기 기독교 신앙의 영향

① 박애주의, 이타주의, 실천봉사, 계급타파 정신이 간호발달에 지대한 영향을 주었다.

② 자기 가족 이외의 사람을 간호하고 사회봉사로서의 간호를 시작하였다.

③ 여집사의 활동은 이후에 간호사업이 여성 사업으로 발전하는 기초가 되었다.

　※ 푀베(Phoebe) : 사도바울의 제자로 최초의 여집사, 최초의 방문간호사

2) 초기 기독교 시대에 여집사단이 간호에 미친 영향

① 여집사단을 중심으로 한 조직화된 간호가 시작되었다.(과부 집사단, 처녀 집사단)

② 순수한 이타주의에 우러난 봉사였다.

> **여집사단**
>
> ① 과부 집사단 : 다시는 결혼하지 않겠다는 서약, 병원 발달에 중요 역할
>
> ② 처녀 집사단 : 순결한 생활 서약, 환자 돌보고 사도들의 접대와 자선사업을 함

③ 여성들이 간호 사업에 종사할 수 있는 중요한 요인이 되었다.
  ㉠ 로마 상류층 여성들의 사회적 지위향상과 신 앞에서는 만인이 평등하다는 기독교 정신이 영향을 미쳤다.
  ㉡ 신은 고통 받는 이를 위해 행동하는 것을 원한다는 기독교 박애정신이 바탕이 되었다.

3) 로만메트론 : 로마의 귀부인 간호사업가들

(1) 높은 사회적 지위와 부가 간호업무와 자선사업의 기초가 되었다.

(2) 대표적인 로만메트론

① 마르셀라(Marcella) : 수도원의 창시자, 수녀들의 어머니로 가난하고 병든 자들을 돌봄
② 화비올라(Fabiola)
  ㉠ 최초 기독교 병원 설립
  ㉡ 나조니쿠니움 : 사궁을 기독교 병원으로 만든 것
  ㉢ 상처와 욕창 치료에 탁월한 능력
③ 파울라(Paula) : 순례자를 위한 호스피스를 마련, 병자를 위한 병원을 설립하고, 체계적인 간호사 훈련을 최초로 시킨 여성

4) 공중 보건

① 풍토병, 유행병, 전염병이 많았으며 이는 건강과 환경이 밀접한 관계가 있었다.
② 하수도망, 목욕탕 건설, 공중화장실, 상수도 및 각종 보건시설을 설치하였다.

5) 의료와 의료기관 ★

(1) 다이아코니아(Diakonia)

① 손님 접대와 병자를 간호하기 위해 설립
② 여집사단이 자신들의 일을 하기 위해 설립하였으며, 이후에 의료기관으로 변천
③ 오늘날 보건소와 병원외래 진료실의 전신

(2) 제노도키아(Xenidichia)

① 다이아코니아보다 더 큰 시설과 입원환자를 받을 수 있는 설비를 갖춘 기관
② 입원환자를 받을 수 있는 시설을 갖추고, 오늘날 종합병원과 유사한 업무 수행
③ 오늘날의 병원과 다양한 형태의 자선기관의 기원이 됨
④ 성바실(St.Basil) 제노도키움 : 나환자 격리수용, 기숙사 등의 규격 갖춤

(3) 여집사

처음에는 제사장의 조수로 병약자를 돌보다가 이후에 간호를 전문적으로 맡아 임상간호사 및 가정방문을 하는 지역 보건간호사 역할을 하였다.

1) 암흑기

사회가 교회에 의해 지배되면서 비종교적 의학이 사라지게 되고 과학적·기술적 의료가 쇠퇴하였다.

(1) 중세전반기의 특징

① 사회제도의 무질서

② 전염병 만연 : 유행병은 신의 섭리라고 생각하여 질병예방에 관심이 없음

③ 상업이 발달, 도시인구의 증가로 공중위생 문제 대두

(2) 특수 계층에만 교육의 기회가 있었기 때문에 부와 권력이 있는 왕족과 귀족들이 간호활동에 종사하였다.

(3) 여집사

① 시대상 전반적인 여성의 지위는 낮았으나 여집사들의 직위는 남자교역자와 동등함

② 수녀로서의 존엄성을 가지며 남녀 환자 모두 간호함

③ 대규모 간호서비스를 여자들이 할 수 있게 됨

2) 봉건제도 하의 간호 ★

(1) 수도원 제도

① 이방인들의 침략으로 교육, 산업, 의료제도와 시설들이 모두 파괴되었다.

② 시대적으로 위험이 증가하고 보호집단이 필요하게 되면서 교회가 안식처를 제공하게 되었다.

③ 현실에 대한 불안감으로 상류계층 중 금욕적인 수도원 생활하는 신자가 생겨났다.

    ㉠ 청빈, 정결, 복종을 맹세하며 공동생활

    ㉡ 수도원 안팎에 극빈자를 위한 무료진료소와 병원 설립

    ㉢ 의료사업은 전적으로 수도원에서 행해짐, 병원시설은 수도원과 별도

    ㉣ 병들고 가난한 사람들을 돌보는 일을 수도원 공동체의 주된 임무로 하여 중세 전반기에 많은 성자간호사 배출

(2) 질병에 대한 개념

① 전염병은 신의 섭리라 생각하여 병의 원인 제거나 예방에는 관심이 없었음

② 중세 전기 간호에 영향을 준 특징 3가지 : 수도원제도, 봉건제도, 이슬람교

(3) 간호의 형태

① 조직적인 간호는 이루어지지 않았음.정죄와 정화의 수단

② 간호에 종사하는 수녀들에 의해 높은 수준의 간호가 제공

③ 간호의 이미지를 성자로 발전

④ 환자에 대한 간호는 수도원 공동체 생활의 업무이며 주된 기능

① 힐데가르데(Hildegarde)

　　㉠ 자연과학과 간호학을 가르치고 저술함.

　　㉡ 신학, 해부학, 생리학 등 다양한 분야에서 많은 저술

　　㉢ 질병의 원인과 증상에 따라 직접 간호를 제공

　　㉣ 의학 / 간호학의 기술을 모두 보유

② 성 라데군데(St. Radegunde)

　　㉠ 목욕실을 만들어 목욕을 시켜 개인위생의 중요성을 인식하게 됨

　　㉡ 나환자들에게 세심한 관심을 보임

③ 성 브리지드(St.Brigid)

　　㉠ 병자간호와 나병 치료에 관해 알려져 치유의 수호성인으로 불리움

　　㉡ 심리요법의 개념을 체득하여 환자 간호에 적용함

　　㉢ 여자 수도원을 아일랜드에 소개

(4) 중세병원

① 리옹의 호텔 듀 : 고해하기 위해 모인 평신도 여성과 미망인들이 최초의 간호사였으며 이들은 성직자의 통제로부터 자유로왔다.

② 파리의 호텔 듀 : 어그스틴 수녀, 형제단

　　㉠ 환자의 입·퇴원 업무

　　㉡ 병동가정관리 업무와 세탁

　　㉢ 죽은 자의 장례 업무

　　　※ "호텔 듀"는 신의 집(God's house)이라는 의미이다.

③ 로마의 산토스피리토 병원

　　㉠ 지중해에 위치한 큰 병원으로 일차목표를 병자에 대한 간호에 둠

　　㉡ 병동을 남·여 회복기 환자로 구분

　　㉢ 중세 후반기에 와서 병동 의료업무는 직업인인 의료 종사자에 의해 이루어짐

(5) 중세 의학교

① 살레르노 의학교가 가장 유명하며, 의학센터로 시작되어 수도원 의료에서 비종교적 일반 의료로 전환하는데 중추적 역할을 했다.

② 중세 초기 조산업무는 여성영역, 타 의학 분야는 여성들에게 금지

③ 살레르노 양생법 : 합리적 식이와 위생규칙이 포함 됨

3) 중세 후반기의 간호 ★★★★

(1) 오랜 전쟁으로 병원과 의학이 발달하고, 교황권 실추로 봉건사회가 붕괴되었다.

봉건제도는 영주와 농노의 지배, 피지배 관계에 대한 것이며, 영주는 토지를 가지고 농노는 생산 수단을 가짐

(2) 도시의 성장과 인구의 재배치로 도시와 상공업이 발달하였다.

(3) 중세 후반기 간호의 특징

① 높은 지식과 사회적 배경을 바탕으로 간호가 공공기관 밖으로 이동
② 전쟁 중의 남자간호사 배출과 군대 규율과 간호단의 이상이 간호에 영향을 미침
③ 성자간호사의 배출(남자간호사)

(4) 십자군 전쟁 : 회교도들로부터 성지 예루살렘을 탈환하려는 기독교들의 대원정

① 중세 후기 간호사업에 가장 큰 영향 미침
② 기사 간호단의 창설동기가 됨
③ 교황권 쇠퇴 및 왕권확장과 도시발달, 교통과 도시무역, 봉건제도, 세력발달의 바탕이 됨
④ 유럽 중세 봉건사회의 붕괴, 새로운 시대로의 이행 재촉 계기
⑤ 원정 도중 전 후에 발생한 전염병과 사상자의 처리에 관한 문제가 발생
⑥ 위생에 대한 관심 증가, 병원과 건강을 돌봐주는 사람들에 대한 요구증가

(5) 기사간호단(Millitary Nursing Orders) : 십자군 대원정의 산물

① 십자군 원정기간 동안 부상당한 십자군을 치료하기 위해 군인남자로 구성
② 전쟁과 간호를 동시에 하면서 오늘날의 앰뷸런스 서비스 제공

> **기사간호단 유형 ★**
>
> ① 성 요한 기사간호단 : 군인들을 위한 조직, 남자환자들의 응급간호에 주력
> ② 튜톤 기사간호단 : 독일 기사간호단으로 설립, 간호와 군사적 업무 수행
> ③ 성 메리기사단 : 여성과 어린이들을 위한 단체
> ④ 성 나자로 기사단 : 나환자를 위한 격리된 병원에서 간호

(6) 탁발수도단(걸인간호단) ★★

① 질병의 급속한 만연과 페스트의 공포로 간호를 위한 사회집단이 형성 됨
② 걸인간호단 : 자신의 지위와 소유를 포기하고 빈곤과 싸우고 맨발에 누더기를 걸치고 다니면서 전도와 간호를 함

> **탁발수도단 유형**
>
> ① 성 프란시스단 : 작은 수도단. 작은 형제단, 회색 수사라 불렸으며, 탁발수도승을 위한 단체와 대학을 설립 함
> ② 성 클라라단(성 프란시스 제 2교단) : 수녀들을 위한 단체이며, 주로 나병환자 간호지원, 흑수녀단으로 외부와 차단된 상태로 수녀원 생활
> ③ 더티아리스단(성 프란시스 제 3교단) : 속세의 삶을 계속 하기를 바라는 남녀 평신도를 위한 단체로 이탈리아에 현존함

(7) 수녀간호단체

성엘리자베스 수녀단, 성 캐더린 수녀단, 어슬린 수녀단, 성령수녀단

(8) 병원조직

① 일반적으로 병원은 환자를 치료하는 곳이 아니라 가난한 환자를 보호하는 장소였으며, 간호쇠퇴기를 맞이 함.

② 베들레헴 병원 : 영국 최초의 정신질환자를 위한 기관

③ 성 바돌뮤병원 : 대영제국의 그 어떤 병원보다 가장 오래 지속된 서비스 기록을 가지고 있음

④ 성 토마스병원

　㉠ 19세기 플로렌스 나이팅게일이 간호학교를 설립하여 유명해진 병원

　㉡ 여행자와 순례자를 위한 휴식소, 빈자들을 위한 안식처, 환자들을 위한 병원

(9) 중세 후반기의 간호

① 대학에 의학부가 설치되어 의학발전에 가속화를 가져왔으며, 의과대학을 가진 종합대학으로 발전함

② 성 힐데가르데 : 신학, 해부, 생리학 등 분야에서 많은 저술, 의학간호학의 기술보유

③ 조산사가 아기 분만, 교회법으로 신부나 수도승들의 외과 업무가 제한되면서 이발사 외과의사(barber surgeon)가 등장 – 교회에서 해부를 금지하여 의과학이 천대받음

🔬 UNIT 05　　근대와 간호 : 전문직으로의 변환기

1) 근대간호에 영향을 끼친 역사적 배경

르네상스와 종교개혁

2) 종교개혁 : 간호의 암흑기를 초래한 직접적인 원인 ★

① 카톨릭교의 세력이 약해지고 교회가 운영하던 병원의료와 구호사업이 중단

② 기관의 폐쇄로 질적으로 우수한 수녀 간호요원들이 병원을 떠남

③ 병원이 설립되어도 준비된 간호요원의 부족으로 간호수준이 격하

④ 신교도들의 병원운영이나 간호 사업에 대한 계획과 관심이 부족

⑤ 신교도들의 여성에 대한 인식부족과 소극성이 여성 사회활동과 지위를 국한 시킴

⑥ 의료 기관 운영권이 국가 행정 부서로 이관되어 교육받지 않고 사명감 없는 여성이 간호에 종사하면서 간호는 돈벌이의 수단이 됨

⑦ 병원은 공포의 장소가 됨

⑧ 간호에 미친 영향 : 근대간호가 직업적 간호로 정착되는 전환기가 됨

3) 간호에 미친 영향 : 간호의 암흑기

① 종교개혁으로 인한 병원간호의 어려움이 있었으며, 환자간호와 관련된 부분에 영향을 크게 받음

② 상류층 여성들은 중세와 달리 간호 사업에 관심을 갖지 않게 됨

③ 고대 간호업무 위치로 퇴보하면서, 이교도의 미신적 관습과 주술이 부활 함

④ 간호사의 질이 가장 최저로 떨어졌으며, 여성에 의한 간호통제가 불가능하게 됨

4) 의학의 새로운 방향

(1) 해부학

① 베살리우스 : 인체의 해부단면을 언어적·시각적 양면으로 정확하게 설명

② 호펜하임 : 약리학의 아버지

③ 하비 : 심장과 혈관영역의 업적

(2) 현미경 발명

(3) 산과 및 어린이 복지

(4) 유행성 질환 및 기타 질환 치료

5) 사회개혁과 초기간호사업

(1) 종교적 자선간호단

① 프랑스의 성 빈센트 드 폴에 의해 창설

② 프랑스 부유층 여성들의 도움으로 영혼 구원과 빈곤 타파를 목적으로 설립

  ㉠ 병원 개선과 자선간호를 통해 사회개혁을 실시한 체계화된 단체

  ㉡ 일정한 복장을 입고 간호 기술과 종교의식을 혼동하지 않은 원칙하에 일을 함

  ㉢ 종교와 간호를 구분

  ㉣ 근대 작업 교육의 효시

  ㉤ 간호의 암흑기에서 현대기로 넘어오면서 중세 후기 간호사업에 가장 큰 영향을 미침

  ㉥ 현대적 의미와 방문간호와 사회봉사를 함께 도입

  ㉦ 종교개혁 전 수녀보다 활동이 자유로움

(2) 근대 독일 신교여집사단 : 근대간호의 탄생

① 19세기 초 간호의 암흑시대를 현재 간호 사업으로 전환시킨 중요한 역할을 함.

② 가난한 환자들을 위한 질적 간호에 목적을 두고 작은 병원을 세우고 여신자들을 훈련시킴

독일 카이저베르그 간호사 양성소(Kaiserswerth) ★

① 설립자 : 프리드너 목사와 문스터 부부

② 간호업무를 위한 가장 의미 있는 개신교 집사단의 조직

③ 최초의 근대 여집사 간호단의 창설

④ 실용간호학 시작, 조직적인 간호훈련 시작, 분담제 간호

⑤ 간호학, 약학, 위생적인 간호법의 강의와 실습

⑥ 나이팅게일이 유일하게 정규교육을 받은 곳 : 근대 간호교육 필요성 인식

⑦ "봉사정신을 결코 기술에 희생하지 말라"는 철학

⑧ 간호의 암흑기에서 직업적 간호로 전환된 계기

---

(3) 정신병원과 형무소 개선운동

① 하워드 : 형무소 개선방안(1726~1790년) 영국의 행정가. 참혹한 형무소의 실태를 논문으로 발표하여 사회여론화
② 프라이 : 여죄수를 위한 시설 개선운동(1780~1845)
③ 시브킹 : 콜레라 유행 시 병원 사업 지원

UNIT 06 나이팅게일과 간호 ★★★★★★★★

근대간호의 창시자, "제 1의 간호혁명"

1) 나이팅게일의 업적

① 근대 간호학의 확립
② 근대 간호교육 확립
③ 간호, 군 관리 제도의 혁신, 군대 위생의 혁신에 공헌

> **나이팅게일(1820~1910)**
>
> ① 소녀시절부터 병든 사람과 동물을 돌보던 성품
> ② 사춘기 시절 생의 의미를 심각하게 생각하면서, 신이 자신에게 맡긴 사명을 찾음
> ③ 평소 유럽 여러 곳을 돌며, 각국 병원사업 및 간호제도에 관심을 가지고 시찰하고 비교하여 풍부한 간호지식을 갖춤
> ④ 당시 육군 지휘관이었던 하버드 경의 간곡한 초청 편지로 간호단을 이끌고 크리미아 전지로 감

2) 크리미아 전쟁 당시 나이팅게일의 활동

① 은닉된 군대물자의 활용과 친지들을 통한 물적 자원 조달
② 간호사 선출과 군대 간호사의 재훈련 : 엄격한 규칙을 적용하여 복종하지 않거나 음주하거나 비도적적인 간호사는 되돌려 보냄
③ 군대 위생제도의 혁신과 관리제도 개선
④ 군대 내 의학실험과 군의학교 설립에 기여
⑤ 급식제도 개선 : 주방을 5개로 확장하여 중환자에게 영양식을 제공
⑥ 군인의 복지문제 : 휴게소 설치, 군인가족 돕기, 우편제도 확립
⑦ 부상자 간호와 더불어 간호사에 대한 편견을 타파 함

3) 크리미아 전쟁 이후의 나이팅게일 업적

① 질병과 사망의 합리적 분류 시도
② 병원 보고의 도표화
③ 영국 군대의 의무 행정을 위한 개선안 작성
④ 미국의 남북 전쟁 시 군인들을 위한 구호사업을 위한 참고자료 제시

⑤ 나이팅게일 간호학교 설립 : 성토마스 병원 내의 설립(1860년)
　　㉠ 경제적으로 독립한 최초의 학교
　　㉡ 간호교육이 주 목적으로 비종교적 배경에서의 교육
　　㉢ 미국 간호학교 설립 시 자문역할
　　㉣ 병원과 독립된 운영체계
⑥ 군대위생
　　㉠ 군 병원의 식사 및 위생조건 확신
　　㉡ '영국군에 관한 일들'을 출간하였으며, 예방의학이 중시됨
⑦ 병원과 간호의 혁명 : 서적 발간
　　㉠ 병원에 관한 일들(1858년)
　　　병원 환경 위생, 통계, 병동 가정관리, 간호의 대한 변화된 생각
　　㉡ 간호에 관한 일들(1859년)
　　　환경 위생과 개인위생, 정신건강의 중요성, 증상관찰의 중요성, 간호원장의 감독상의
　　　책임과 윤리적인 지도 등을 강조
⑧ 인도의 위생개선안 실시 : 예방의학을 중시하였으며 "영국군에 관한 일들"을 출간하여
　　배부함. 인도에 있는 영국 군인들의 건강을 위했으며 위생법규 등을 기재함
⑨ 기타
　　㉠ 구민병원 개혁
　　㉡ 조산사의 간호사 훈련
　　㉢ 여성의 참정권 주장
　　㉣ 농촌위생과 방문간호사 양성 주장
　　㉤ 적십자 창건의 큰 힘 : 1907년 런던의 적십자 대회에서 표창

4) 나이팅게일의 간호 이념

① 간호는 직업도 아니고 사명이다.
② 간호는 조금도 양보할 수 없는 주의(umcompromising doctrine)이다.
③ 간호란 질병을 간호하는 것이 아니라 병든 사람을 간호하는 것이다.
④ 간호 사업은 비종교적이여야 하고, 간호사의 신앙은 존중되어야 한다.
⑤ 간호사는 어디까지나 간호사이고 의사는 아니다.
⑥ 간호의 일체는 간호사를 위해 관리되어져야 한다.
⑦ 환자에 대한 차별 없는 간호 주장
⑧ 간호사 면허등록 제도 반대
　　㉠ "간호는 직업이 아니라 사명이다"
　　㉡ 형식적인 제도가 간호사의 사명감과 헌신적인 태도를 약화시킨다고 보았다.
⑨ 간호는 더 좋은 것을 원하는 상태이며, 예방간호와 정신간호의 중요성을 강조하였다.
⑩ 간호사는 자신을 희생하는 것이 아니라, 자신의 긍지와 가치관에 따라 간호활동을 하는
　　것이다.

5) 나이팅게일 간호학과 설립의 기본 원칙

① 경제적으로 병원에서 독립한 세계 최초의 간호교육 기관
② 비종교적인 배경에서 간호사를 교육
③ 설립목적
    ㉠ 병원간호사 양성 : 임상간호사
    ㉡ 간호사를 가르칠 간호사 양성 : 간호교육자
    ㉢ 병들고 가난한 지역주민을 간호할 간호사 양성 : 지역사회 간호사

UNIT 07   현대 간호

1) 영국간호 ★★★

(1) 현대 간호의 모체

① 미국 간호가 발전하는데 정신적 지주가 됨
② 다른 나라보다 빨리 직업적 간호로 발전
③ 나이팅게일 간호사 양성소는 세계 각지로 뻗어나가 나이팅게일 간호활동과 철학을 전달하면서 오늘날 전문직업인의 간호로의 전환점을 마련함

(2) 엘리자베스 1세 때 구민법(Poor law) 제정

오늘날 사회보장제도의 기초가 되었으며, 가장 먼저 간호 사업이 발전하게 된 계기가 됨

(3) 영국 초기 병원간호의 특징

① 입원환자의 임상간호의 총력, 교육은 병원 안에서의 실무교육 중시
② 종합병원에서 간호원장이나 수간호사 직위 : 매우 위엄 있는 자리. 환자간호에 헌신
③ 간호사들 사이에 직업적 규율은 엄격하고 단결력이 있었음

(4) 제 2간호혁명 ★★★★

① 펜위크 여사에 의해 주도
② 무자격 간호사를 유능한 간호사로 교체하고 간호사의 질적 향상을 위해 면허시험 제도 조정 - 국가고시 제도가 시작된 계기가 되었으며, 1919년에는 면허시험제도의 통과로 간호사면허제도가 도입 됨
③ 간호사를 위한 조직적 활동
    ㉠ 1887년 영국 간호학과 조직
    ㉡ 1889년 국제 간호협의회(ICN)창설 ★
④ 영국의 간호잡지 'Nursing Times' 창간
⑤ 미국간호협회 조직 후원
⑥ 면허시험 제도가 늦어진 이유
    ㉠ 영국 정부의 간호를 독자적인 직업으로 인정 반대
    ㉡ 나이팅게일 면허제도 반대
    ㉢ 결국 30년 투쟁 후 나이팅게일 사후 9년 후인 1919년 면허시험제도 실시

2) 미국간호 ★★★

(1) 미국이 현대 간호 사업을 주도하게 된 요인 ★

① 창의력과 개척정신 – 간호사업에 적용
② 미국의 신용주의 정신 – 전문직업에 적용되어 간호사업의 발전에 도움이 됨.
③ 여성의 공고한 위치 – 간호 지도자들이 적극적으로 교육 정책에 참여
④ 간호교육의 충실화를 위한 간호지도자들의 헌신적인 노력
⑤ 미국 간호의 발전방향을 제시하는 '미래의 간호'라는 브라운 보고서 발표

> 브라운 보고서의 주요 내용 ★
> • 전문직 간호교육을 위해서는 간호교육제도가 고등교육에서 이루어져야 한다.
> • 간호지도자 교육을 대학수준의 교육으로 승격시키기 위해 노력해야 한다.

(2) 제 1차, 2차 세계대전의 영향

① 간호사 수요에 대한 요구의 급증으로 간호직의 보조 인력이 배출 됨.
② 임상이 남성들에 의해 독점되면서 간호사의 질과 양이 저하 됨.
③ 간호사에 대한 중요성이 부각되면서 정부 및 사회단체에서 간호계에 대한 지원으로 간호의 질적 혁신이 이루어짐.
④ 여성들의 활발한 타 분야 진출로 간호계에서 우수한 인력을 유치하는 것이 어렵게 됨

3) 간호교육 기관

(1) 나이팅게일 신념의 학교

① 나이팅게일 신념을 기반으로 교육이 진행 됨
② 값싼 노동력을 위함이 아니라 교육을 근본 목표로 삼아야 함
③ 간호학교는 행정상으로 병원과 분리되어 있어야 함
④ 간호사를 관리하는 수간호사가 꼭 필요하며 학생들을 지도하는 교사도 반드시 간호사로 해야 한다고 주장

(2) 간호학교 발전과정 ★★★

초기에는 간호사 양성소에서 의사들에 의해 간호교육이 실시 됨
① 세 개의 나이팅게일식 학교(1873년)
　　㉠ 벨뷰 간호학교
　　㉡ 커네티컷 간호학교 : 록펠러 재단 후원으로 창립 50주년에 예일간호대학이 됨
　　㉢ 보스턴 간호학교
② 콜롬비아 대학
　　㉠ 간호교육이 처음으로 대학수준에서 이루어 진 곳(1899)
　　㉡ 처음으로 간호사를 대학교수로 임용 함 – 너팅(M. A. Nutting)

③ 미네소타 대학교에 4년제 간호학과 설치(1907년)

④ 뉴욕의 콜롬비아 대학교 사범대학 간호교육과 : 석사학위(1918년)

⑤ 볼튼법규 : 간호교육을 위한 특별 기금지원(1943년)

⑥ 브라운 보고서 : 미래를 향한 간호(Nursing for the future)

　　㉠ 전국의 간호학교는 분류되고 평가되어야 함

　　㉡ 간호학과 협의회에 의해서 제시된 공식적인 교수진의 기준을 모든 교육 기관들이 수용하여야 함

　　㉢ 병원부설학교의 교육과정은 축소, 개선되어야 함

4) 미국간호사협회(ANA)의 설립 목적 : 등록간호사를 위한 전문직 단체

① 간호에 대한 사명감을 높임

② 간호교육의 수준을 높임

③ 간호사업의 가치를 높임

④ 간호사의 명예, 권익, 기타 수준을 향상시킴

5) 미국간호연맹(NLN) : 간호사와 비간호사로 이루어진 단체

① 1893년 시카고에서 펜위크 여사의 제안으로 18개 간호사 양성학교 교장들이 회원이 되어 간호사 양성소장 회의로 조직

② 간호교육에 관심이 있는 자에게까지 회원자격을 주어 간호교육을 꾸준히 후원하는 단체가 됨

③ 간호 사업을 후원하기 위해 간호단체 혹은 다른 단체, 개인들이 합쳐진 단체로 간호 발전을 목적으로 하는 단체

6) 간호계의 지도자

① 딕스(Dorothea Lynde Dix) : 남북전쟁 시 여성간호사 조직

② 롭(Isable Hampton Robb) : 미국과 캐나다의 공동조직체인 간호연맹의 창립 및 초대회장

③ 클라라 바톤(Clara Barton) : 미국 적십자 및 응급처치부의 창설자

④ 마호니(Mary Eliza Mahoney) : 최초의 흑인 간호사

⑤ 왈드(Lillian D. Wald) : 미국 보건간호협회 창립 및 초대회장, 방문간호의 개척자

⑥ 너팅(Mary Adelaide) : 간호계 최초 대학교수

⑦ 구드리치(Annie W. Goodrich) : 군 간호학교 초대대장

　※ 왈드, 너팅, 구드리취 : 뉴욕 '헨리가의 3총사', 보건 간호사업에 기여

1) 독일

(1) 독일 카이저스베르트(Kaiserswerth) 간호사 양성소

① 여집사단 지도자 문스터 프리드너 목사가 설립

② 젊은 여신도들에게 단체적인 규칙과 분담제 간호, 실용간호학, 윤리학과 종교 고리 및 약한 강의, 위생 간호법 실시

③ 시험제도 채택으로 질적으로 우수한 간호사 배출

④ 나이팅게일이 간호훈련을 받은 곳

(2) 모관제도

① 학교를 졸업한 간호사들은 졸업 후에도 계속 이 제도와 연결되어 관련 기관에 남아 서 일해야 하는 의무감으로 인해 제재를 받음

② 개인적인 취업선택의 자유가 인정되지 않아 과로와 궁핍, 정신적 압박에 시달림

③ 제 2차 대전까지 남아 있었으며, 독일의 젊은 여성들이 간호 분야 진출을 기피하게 하여 1960년대부터 독일정부 및 교회단체를 통해 외국의 간호를 초빙하게 만든 원인이 됨

④ 자유 간호사는 모관을 나온 간호사로, 대표적인 인물은 칼 수녀이고 독일 간호사회 를 조직함

2) 프랑스

① 호텔 듀 : 어거스틴 수녀들의 봉사

② 성 빈센트 드 폴 : 자선간호사 수녀단 설립

③ 해밀턴 여의사 : 나이팅게일 원칙에 따른 프랑스 개혁 시도

해밀턴 보르도 나이팅게일 간호학교 설립 - 환자 중심의 직업적 간호의 기반

④ 프랑스 간호사회 조직 : 찹탈(Mlle Chatal) 초대회장

간호조직 등록 및 진보적인 사고의 결과 간호전문직 발전

> **동양 간호의 현대화에 있어 공통적인 특징 ★**
> ① 직업적 간호가 기독교 선교사 간호사에 의해 소개된 점
> ② 동과 서의 보이지 않는 거리로 말미암아 처음에는 받아들이기가 힘들었다는 점
> ③ 동양사회의 여성에 대한 관습과 풍습 때문에 여성의 독점적인 직업인 간호사가 받아들여지기가 어려 웠던 점
> ④ 20세기에 들어와서 서구문명의 수입, 과학의 발달, 여성의 교육열로 간호 사업이 하나의 전문화된 여 성직으로 기반을 가지게 됨

3) 중국

(1) 간호교육의 발전을 저해하는 문화

① 전족 : 인위적인 방법으로 여성들의 발을 묶어 작게 만들었던 풍습

② 여자 간호사가 남자를 간호하는 것을 기피하여 남자 간호사를 양성하게 됨

(2) 근대이후 북경대학교 의학부 간호학과 개설

정식 간호교육기관으로 설치. 처음부터 높은 수준에서의 간호를 시작 함

4) 일본

① 환자 신체적인 면의 요구를 최소화 하고, 정서적인 면의 요구를 강조
② 육체적인 고통을 참아낼 것을 강조하여 전문적 간호의 발전이 느려짐
③ 일본의학 : 독일의 학문과 실무의 영향을 크게 받음
④ 간호사의 지위가 낮음
⑤ 조산사업의 발달
⑥ 남존여비의 사상으로 간호사의 지위가 낮음(의사가 간호사를 관리하는 제도)

5) 기타 국가의 간호

(1) 호주와 뉴질랜드

① 호주와 뉴질랜드 모두 영국간호와 미국간호의 진취적인 면을 잘 받아들임
② 뉴질랜드는 모자보건 사업이 잘 발달한 나라로 유아사망률이 세계에서 가장 낮으며
세계에서 두 번째로 면허등록법이 실시

(2) 인도

① 1912년 ICN회원국 : 동양최초
② 틴달 : 인도 졸업간호사회 조직
③ 인구과잉, 모자보건, 전염병, 미신, 영양문제 등 많은 문제가 있음

🩺 UNIT 09 　 간호관련 국제 조직 ★

1) 국제간호협의회(International Council of Nurse, ICN) ★★

(1) 국제간호협의회(ICN)의 발달과정

① 국제적으로 가장 오랜 역사를 지닌 직업 여성 단체
② 독립적인 비정부기구로 4년 마다 대회를 개최
③ 스위스 제네바에 본부
④ 1899년 영국 펜위크 여사가 주축이 되어 국제간호협회 발기 준비위원회 구성
⑤ 간호교육 기준, 간호업무의 수준, 지업 윤리의 상황을 자격기준으로 함
⑥ 한 주권국에서 한 단체만을 회원으로 인정하고 있음
⑦ 정치, 사상, 종교를 초월한 순수 전문단체
⑧ 1989년 제 19차 총회 서울에서 개회
⑨ 우리나라 : 1949년 정식회원국으로 가입. 김모임 회장 역임
⑩ 2015년 국제간호협의회 각국 대표자회의(ICN Conference)와 국제학술대회 개최
　 예정

(2) 국제간호협의회(ICN)의 설립 목적

① 간호사의 자질 및 전문직으로서의 지위 향상
② 간호계의 수준을 향상시키기 위한 활동을 하는 것

(3) 국제간호협의회(ICN)의 역할

① 국제적으로 간호직과 간호사를 대변하는 공식기구
② 간호사업의 국제적 통계 및 정보 장악
③ 국제적인 정치, 경제, 의료 및 보건단체들과 횡적인 교류
④ 회원국의 간호 협회 지원
⑤ 국가 단위로 할 수 없는 일 수행
⑥ 전 인류의 건강 증진을 위한 사업을 수행

2) 세계보건기구(World Health Organization. WHO)

(1) 설립목적

세계 온 인류의 건강을 가능한 한 최고수준에 도달하게 하기 위함

(2) WHO와 ICN과 협력 관계

WHO 제네바 본부 : 간호사업과를 통해 회원국의 간호교육, 간호업무, 특히 기술고문 등을 파견

(3) 기능

① 보건의료 강화를 위한 정부지원
② 역학, 통계서비스를 포함한 행정, 기술적 서비스 확립과 유지
③ 향상된 영양, 주거, 위생, 근무환경과 그 외 환경위생의 증진
④ 건강증진에 기여하는 과학적, 전문적 그룹간의 협조 증진
⑤ 보건 관련 국제회의와 동맹제의
⑥ 보건 분야 연구 추진과 지휘
⑦ 식품, 의약품, 약품에 대한 국제적 기준 개발
⑧ 보건 문제에 있어 일반적인 견해 개발에 대한 지원
→ 우리나라에 말라리아, 결핵, 나병 등의 예방과 박멸사업에 중요 기술 원조 및 보건 요원 훈련 면에서 지원함

3) 국제적십자사 ★

(1) 설립목적

① 전시나 사변 시 : 상병자, 어린이, 허약자, 임산부에 대한 보호와 관련 활동 및 병원 의료요원, 수송 포로 등에 대한 중립적인 대우와 의료, 간호 및 구호활동 시행
② 평상시 : 재해방지, 안전, 구호, 예방을 하는 국제적 협력 조직체로 인간 고통이 있는 곳이면 어디든지 개입하여 생명 보호

(2) 설립자

1859년 앙리뒤낭 창설, 나이팅게일 도움으로 1863년 국제 적십자 운동시작

(3) 나이팅게일 기장 수여

국제 적십자 위원회에서 2년마다 선정

(4) 간호사업과의 관련성

① 적십자 정신의 7개 기본원칙

자애성, 공평성, 중립성, 독립성, 자발적 봉사, 단일성, 보편성

② 간호 본연의 자세는 인간 생명과 존엄성과 권리를 존중하는 것이며 간호윤리의 정신
에 의한 간호사업은 적십자 정신과 일맥상통 함

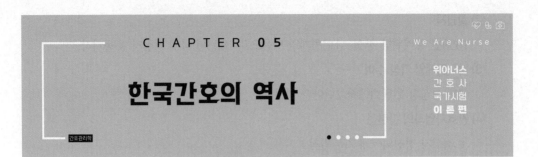

CHAPTER 05

한국간호의 역사

UNIT 01 조선시대 간호 ★

1) 조선시대 간호상황

① 간호행위 일차 담당자 : 여성

② 간호개념 : 보양, 수발, 시중, 돌봄 등

③ 여성교훈서 : 조선시대 간호에 대한 내용

④ 아동교육, 태교, 적절한 식습관 등을 통해 건강을 돌보고자 하는 예방적 건강행위 이루어짐

⑤ 장유유서 정신 : 어린이, 유아, 유아 관심과 돌봄 제공이 안 되서 유아사망률 높음

2) 의녀제도 ★★★

① 여성전문 직업인 양성을 위한 첫 시도

조선시대 유교사상의 지배로 여자들은 병이 있어도 남자의사의 진찰을 못 받고 사망하는 경우가 많아 이를 해결하기 위해 동녀를 선발하여 교육 함

② 여성의료인의 필요성과 역할을 명확히 인식한 계기

③ 국가가 정규교육과정을 통해 여성의료인을 양성, 체계적 교육을 통해 기초 과학 발달에 공헌 함

④ 잡학이라는 인식으로 천시를 받았으나, 인간의 생명을 다룬다는 특성 때문에 체계적 교육을 통해 기초간호과학 발달에 기여 함

⑤ 조산, 진맥, 침구술, 명약(투약), 전문 직업인로서의 간호행위를 규명하고, 주로 종사한 분야는 산부인과적 치료 및 간호였음

⑥ 연산군 때 연회석에 기녀와 함께 참석하여 훗날 약방기생이라 불렸으며, 의녀의 사회적 지위가 낮아 현대 간호학 발전에 저해요소로 작용 함

⑦ 의녀들은 국가 기관에 소속되어 있었기 때문에 장소가 한정되어 있고, 전문교육을 받고 난 이후에도 자유로이 활동할 수 없었음

🔬 UNIT 02　　근대 간호(1867~1910) : 현대 간호의 도입기 ★★★

1) 선교간호사가 초기 한국간호에 미친 영향 ★★★★

① 헌신적인 봉사로 간호사업의 내용과 체계가 확립되었다.

② 한국 간호사업의 현대적 간호교육의 기초를 마련하였다.

③ 공식적인 간호교육이 시작되어 전문직으로서의 간호직이 등장하는 계기가 되었다.

④ 간호사업 육성과 더불어 초기 여성의 사회참여를 촉구하였다.

⑤ 조직적 간호사업이 시작되어 간호교육기관 설립, 최초의 간호사회 조직 등으로 건강관리 및 교육사업의 개척자 역할을 하였다.

2) 초기 선교간호사 ★

(1) 히드코트(Emily Heathcote)

영국성공회에서 파송한 최초의 선교간호사, 정동에 부녀자 진료소 개설, 한국에 온 최초의 서양인 간호사

(2) 제콥슨(Anna P. Jacobson)

장로교 해외선교부에서 파송한 최초간호사, 제중원에서 근무(1897년)

(3) 쉴즈(Esther Shields)

① 한국의 나이팅게일로 불림

② 우리나라에서 두 번째로 간호사 양성소를 세브란스에 설립

③ 세브란스 병원 내에 사회사업과 설치

④ 최초 간호사협회인 재조선 서양인 졸업 간호사회를 조직

(4) 에드문드(Margaret Edumunds) ★

① 1902년 보구여관의 간호원으로 파견

② 1903년 보구여관에 최초의 간호교육기관 설립

3) 간호사 양성소

(1) 보구여관 양성소

① 1903년 에드문드에 의해 우리나라 최초의 간호사 훈련과정 설치

② 동대문 병원이 향후 이화여대 간호대학의 전신이 됨

(2) 세브란스 양성소

① 1906년 쉴즈(Esther Shields)에 의해 두 번째 양성소를 세브란스 병원에 설립

② 연세대학교 간호대학의 전신

(3) 대한의원의 조산사, 간호사 양성

① 정부에서 공식적으로 실시한 간호교육의 효시

② 서울대학교 간호대학의 전신

(4) 특징

① 기독교적인 사랑을 간호이념으로 하여 3년제 교육기관과 임상간호에 치중하여 의사와 더불어 양질의 간호활동을 함

② 한국 간호교육의 체계적 정규과정의 필요성을 인식

③ 한국 간호교육 역사의 기반을 이룸

UNIT 03 일본 제국주의 지배기의 간호(1910~1945) ★★★

간호사업의 수난기

1) 일제 강점기 때의 보건의료 정책의 특징

(1) 일제에 의한 공공보건사업

① 한국에 거주하는 일본인의 건강보호를 최우선

② 의사 이외의 보건의료인은 평가절하, 억압, 병원조직구조도 의사위주로 형성

③ 1914년 : 우리나라에서 간호에 대한 법률이 최초로 제정 됨

④ 간호부와 산파의 자격을 정하고 이들의 교육과 실무를 규정하는 법률이 만들어짐

⑤ 간호교육기관의 확충으로 간호 인력이 늘어나면서 간호사 여성 의료직의 하나로 자리 잡음

⑥ 수직적·권위적인 의료계와 병원제도 등으로 자율적인 간호전문직 발전에 어려움

⑦ 선교계 병원의 설립을 억압하였음

(2) 선교계에 의한 민간보건간호

① 간호사와 조산사 면허제도 규정(1914년)

② 보건간호활동

선교병원이나 선교단체를 중심으로 행해졌고, Hall과 Rogenberger에 의해 1923년 기독교 공중보건회관인 태화여자관이 조직되면서 시작

③ 모자보건사업(1923년)

태화여자관을 중심으로 부분적인 모자보건사업 시작

④ 아동 복지사업이 태화 여자관을 중심으로 시작되어, 이후 태화여자관, 세브란스 병원, 동대문 부인병원이 연합하여 1929년 "경성연합 아동 복지회"가 설립 됨.

⑤ 확장된 공중 보건 사업에는 육아건강 관리, 산전간호 및 우유보급소를 설치

⑥ 공중보건사업에 헌신한 사람 : 한신광, 이금전, 이효경, 김정선 등

2) 일본식 간호제도

① 환자 간호보다 의사 보조역할에 치중

② 개별적 간호법 중심의 수기와 치료에 중점을 둠

③ 간호의 현대화 과정에서 서양 간호의 영향보다는 독일 계통의 방법을 받아들임

④ 간호교육은 1년 반~3년의 짧은 양성기관, 입학수준이 낮음

3) 간호면허제도

(1) 1914년 산파규칙, 간호부 규칙(간호에 대한 법률이 최초로 제정)

① 간호사 면허 취득할 수 있는 조건
ㄱ 18세 이상 여성이 도별 시험에 합격한 자(자격 검정 시험제도)
ㄴ 정규 교육 받지 못한 사람에게도 조선 총독이 시험에 합격한 사람에 한하여 면허 부여(교육 경력 등한시)
ㄷ 조선총독부에서 인정하는 간호학교 졸업자는 무시험 면허 취득이 가능하여 간호사와 조산사의 질이 저하 됨
② 조산사 면허제도
만 20세 이상, 조산학교 졸업 또는 면허시험 합격

(2) 1922년 개정된 간호부 규칙 : 간호사 면허 자격강화, 간호업무에 관한 규정 추가

① 간호사 교육기관의 입학 자격 상향 조정
간호사 양성소 졸업에서 소학교 졸업 후 2년 이상의 중등교육 이수한 자로 상향 조정
② 응급상황에서 주치의 지시가 없어도 치료기계 및 의약품 제공, 지시가능 했으며, 업무범위의 융통성이 부여됨
③ 무면허자의 취업 및 유사 영업 불가능
④ 간호사의 개업 및 폐업 등록에 대해 엄격히 규정
⑤ 자격시험 과목의 세분화

(3) 1942년 개정

① 전쟁에 대비하기 위해 간호사와 조산사 수요가 증가하였으며, 간호인력을 공급하기 위해 제도적으로 법이 개정 됨
② 간호사가 될 수 있는 최저연령이 18세에서 17세(1942년), 16세(1944년)로 하향조정 됨
③ 조산사의 자격 연령은 20세에서 19세로 하향조정 됨

> **전시상황에 따른 간호인력 수요 충당**
> ① 간호부 양성소, 간호부 학교에서만 일원적으로 배출하던 간호사를 이에 준하는 학교에서 추가적으로 배출함 : 간호부양성소, 간호부 학교 졸업자, 고등여학교, 여자고등학교의 간호과정 이수자에게 간호부 자격을 줌
> ② 강의를 줄이고 실습을 늘리는 형태로, 간호사의 수준이 통일되지 않았고, 간호사의 질 향상 및 간호 이미지 구현에 방해요소로 작용함

4) 간호지도자들의 업적

(1) ICN 본회 대표 파견 : 1929년 캐나다 몬트리올

이효경, 이금전 : 쉐핑 선교간호사와 함께 한국인 간호사 자격으로 역사상 처음으로 국제회의에 참석

(2) 쉐핑(E.Shepping) : 조선간호부회 회장역임(1923년~1933년)

쉐핑은 한국의 ICN 가입추진 등 간호단체와 간호교육 발전에 헌신한 외국인 간호사이다.

(3) 런던 국제간호사회 참여 : 이정애, 샌달, 로우랜드

5) 대한간호협회 명칭의 변화

　　① 1908년 : 재조선 졸업간호부회(한국 최초의 간호사회)

　　② 1911년 : 재조선 서양인 졸업간호부회

　　③ 1923년 : 조선인 간호사와 서양인 간호사가 함께 조선 간호부회로 간호협회 창립

　　　　㉠ 간호교육이 표준화, 교과서 출판, 교과서 번역

　　　　㉡ 방문간호 사회사업

　　　　㉢ 조선간호부 회보 발행(1925년)

　　④ 1946년 : 조선간호협회 창립

　　⑤ 1948년 : 대한간호협회로 명칭 변경

　　⑥ 1949년 : ICN에 가입

🐾 UNIT 04　　현대 간호 Ⅰ : 대한민국 건국기(1945~1961) ★★★★

간호사업의 성장기

1) 미군정기 : 해방직후의 간호(1945~1948) ★★

(1) 간호 행정 조직변화

　　① 1945년 : 일제 강점기의 경무청 위생과를 보건후생국으로 승격

　　② 1946년 : 보건후생부 내 간호사업국 설치, 간호교육제도 개편 ★

　　　　(간호교육, 행정 등 간호사업의 중요성을 인식시키는 계기로 작용)

(2) 간호교육제도 개편

　　① 전국 간호교육의 교과과정 재정

　　② 간호입학 자격 : 최종 중졸 이상, 교육연한 3년 ★

　　③ 병원 부속 간호학교인 간호부 양성소 폐지, 고등간호학교로 명칭 개칭

　　④ 조산교육과정

　　　　간호교육과정에 포함, 교육함으로써 졸업 후 간호사와 조산사의 자격 동시에 취득

　　⑤ 면허소지자에 대한 재교육 실시 : 현대 간호강습과정 실시

　　⑥ 전국 간호학교의 심사 및 인가

　　⑦ 전국 간호사 조산사 면허를 중앙화

　　⑧ 학교 정규 양성과정 없이 검정고시로 면허를 주는 제도인 간호사 자격 검정고시제 폐지운동

　　　　㉠ 1948년까지 3년 이상 경험자에게 기회

　　　　㉡ 1949년 폐지

　　　　㉢ 6.25 이후 다시 복구

　　　　㉣ 1962년 완전 폐지

2) 대한민국 정부수립기 이후의 간호(1948~1960)

(1) 간호사업 행정조직의 변화

① 1948년 : 간호사업국이 의정국 내 간호사업과로 축소·개편되어 인력이 대폭 감소되고 진행 중이던 간호사업에도 많은 지장을 초래함

② 지방 간호사의 처우가 매우 부실함

③ 시·도 간호사업계는 유지되지 못했고 서울시에서만 간신히 명맥을 유지함

④ 1949년 : 사회부 소속의 보건국이 보건부로 독립하면서 의정국, 약정국, 방역국의 체계를 갖추었으나 간호는 여전히 의정국 소속에 있었음

(2) 정부수립 이후 군 간호단의 활동 ★

① 1948년 8월 26일 : 육군 간호장교단 창설

② 군 간호인력 충당위해 민간간호교육기관에 위탁하여 교육

③ 여수·순천 반란 사건 때 처음으로 부상병 간호에 참여, 월남전에서 많은 활약

④ 간호장교 중 일부는 유학한 경우도 있고, 일부는 육군병원에서 서양보건사업에 대한 교육을 받음

(3) 대한 간호협회 창립

① 1923년 조선 졸업간호부회로 시작 : 쉐핑 회장 역임

② 1946년 조선간호협회

　　㉠ 초대회장 : 손옥순

　　㉡ 목적 : 간호의 질적 향상 및 사회봉사

　　㉢ 1946년 11월 11일 조선간호협회 제 1회 총회

③ 1948년 : 조선간호협회는 대한간호협회로 명칭 변경

④ 1949년 : 제9차 국제간호협의회 총회(스웨덴 스톡홀름)에서 정회원국으로 가입
대한민국정부가 WHO에 가입하면서 대한의학협의회의 세계의학협회 가입 등에 자극 요인이 됨

⑤ 1953년 : 남미 브라질 – 제 10회 총회에서 정회원권 가지고 처음으로 참석

⑥ 국제간호협의회의 가입 : 간호, 보건의료, 여성사적 측면에서 큰 의미

　　㉠ 해방 이후 계속 된 국내 간호 사업이 국제적으로 공인받았음을 의미

　　㉡ 간호 사업이 국제적인 교류 통하여 한층 더 발전할 수 있는 조건을 마련했음을 의미

(4) 간호사 면허제도의 변경

① 조산교육과정을 간호교육과정에 포함 : 졸업 후 간호사와 조산사 자격 동시에 부여

② 1949년 : 전국 간호사 조산사 면허의 중앙화 및 검정고시제 폐지

(5) 한국전쟁이 간호 사업에 미친 영향

① 피난지에서의 간호사업과의 활동(간호사 및 조산사들의 업무, 간호학교 감독 및 간호사 보수교육 등의 업무)
② 약 300명으로 추산되는 간호 인력의 손실
③ 우방 여러 나라 간호사들의 활약
④ 피난지에서의 협회활동
　　㉠ 부산에 임시사무소 설립, 외국의 물자원조와 관련된 활동
　　㉡ 회비를 낸 회원만 혜택
　　㉢ 간호협회 살림을 맡았던 사람들은 약간의 재정적 지원 받음
　　㉣ 회원과 기관에 배당하고 남은 것을 협회의 재정으로 사용
⑤ 전쟁을 통해 간호사업의 필요성 재인식
⑥ 전문 간호직으로 발전하는 계기

※ 대부분의 간호교육기관이 폐교하고, 서울의대부속간호학교, 세브란스 간호학교, 적십자 간호학교, 위생간호학교가 운영됨

(6) 한국전쟁과 전후 복구기의 간호

① 1951년 : 국민의료령(국민의료법) 제정
　　㉠ 의료인은 의사, 치과의사, 한의사, 보건원, 조산원, 간호원으로 정의되었다.
　　㉡ 병원, 의원, 진찰소, 종합병원 등 의료가 행해지는 장소로 정의되었다.
　　㉢ 의료인이 될 수 있는 자격(면허, 자격시험) 등을 규정하였다.
　　㉣ 명칭 변경 : 간호부 → 간호원, 산파 → 조산원, 간호사의 전문적 역할을 명확히 함
　　㉤ 간호사의 업무 : 의사의 보조 업무로 국한, 일제 때 보다도 역할이 축소
　　㉥ 보건부 장관이 지정한 학교를 졸업하거나 자격시험을 통해 국가 시험없이 면허부여
　　㉦ 간호사 자격시험을 정부가 아닌 지방행정장이 시행하도록 하면서, 일제 시대 보건부 행정에서 발전하지 못하는 모습을 보임
　　㉧ 의사 지시 없이 위생상 위해를 발생할 우려가 있는 행위, 진료기기를 사용하거나 의약품 투여, 의약품에 대한 지시를 하지 못하도록 하여, 간호사의 업무가 의사 보조임무로 국한되었으며, 이것은 일제 강점기의 '응급상황에서 주치의 지시 없이도 치료 기계, 의약품 제공, 지시 가능'보다 후퇴한 것임
② 1952년 : 고등간호학교를 간호고등기술학교로 개칭함
③ 1954년 : 졸업 후 과정인 중앙간호 연구원을 개원하여 간호인력 양성을 위한 교육자 확보를 위해 교사자격을 부여하는 특수한 기관의 역할을 함
④ 1955년 : 이화여자대학교 의과대학내에 4년제 정규대학 간호학과 설치
⑤ 1962년 1월 : 간호학교로 명칭을 개칭하고, 고등학교 졸업생을 입학으로 하는 3년제 교육제도를 실시 함

UNIT 05 현대 간호 Ⅱ : 대한민국 발전기(1962~) ★★

간호사업의 발전기

1) 의료법 개정에 따른 간호의 변화

(1) 1952년 국민의료법 개정

의사, 치과의사, 한의사, 조산사 및 간호사의 자격 및 역할에 대한 종합법이 공포 됨

(2) 1962년 의료법 개정

① 간호학교 졸업자는 간호사의 국가고시 응시자격을 받게 됨

② 조산사의 교육과정 분리 : 간호사 면허 소지자로 보건복지부 장관이 인정한 조산 수습과정을 1년간 이수하도록 함

③ 간호사 자격 검정고시제도가 완전히 폐지 됨

④ 정규교육과정이 끝나 졸업자들의 면허를 위한 국가고시제도를 시행함

⑤ 의료업자의 연차신고제의 도입으로 매년 5월 중에 취업동태를 보건사회부에 보고하도록 함

(3) 1967년 부족한 간호사의 수급 대책 명분으로 간호조무사법을 포함하게 됨

(4) 1973년 의료법 개정

① 간호고등기술학교 폐지

② 보건, 정신, 마취 간호사의 자격인정

③ 개업의원과 입원환자 50인 미만인 병원에 간호조무사 채용을 허락함.

④ 간호사 보수교육의 명문화

⑤ 병원의 법인제도, 조산사의 조산소 개설제도

(5) 1980년대 이후의 법 개정의 변화

① 농어촌 보건의료를 위한 특별조치법 공포로 보건진료원을 의료 취약지역에 개설하고 보건진료원(보건진료전담공무원)을 배치함

② 1981년 : 보수교육 의무화

③ 1987년 : 간호원이라는 명칭이 "간호사"로 바뀌어, 보조원이 아닌 국민에게 보건교육 지식을 전달하는 선생님의 역할이 명시 됨

④ 1990년 : 산업안전 보건법을 바탕으로 간호사가 보건관리자로 승격 됨

1990년 : 가정간호사 포함한 전문간호사가 도입

⑤ 1995년 : 국민보건법과 정신보건법이 국회 통과

⑥ 2003년 : 전문간호사 자격 및 기준이 1개 부문으로 변화 됨

⑦ 2006년 : 전문간호사가 13개 분야로 확대 됨

2) 간호교육 일원화의 노력 ★

(1) 3년제 교육과정을 마친 졸업간호사들에게 간호학사 학위를 취득할 수 있는 기회를 제공

① 방송대학 간호과 설치

② 3년제 전문대학 졸업자를 위한 대학부설 학위 특별과정

③ 독학사제도

(2) 간호교육 제도의 일원화

① 의료인을 양성하기 위한 전문대학에 개설된 과의 수업 연한을 4년으로 할 수 있음

② 4년 과정을 이수한 사람에게 학사학위 수여

(3) 의료법 개정이 간호에 미친 영향

① 정규 교육 기관을 마친 자들을 위한 국가고시제 시행

② 간호사의 동등한 자격이었던 조산사의 자격이 강화

③ 간호사 자격 검정고시제 완전 폐지

④ 의료업자 년차 신고제

⑤ 간호보조법 공포로 간호보조원 배출

⑥ 간호고등기술학교 완전 폐지

⑦ 분야별 전문간호사 인정

　　보건, 정신, 마취, 가정, 응급, 감염, 중환자, 노인, 산업, 호스피스, 아동, 임상, 종양

　　전문 간호사 (13종)

⑧ 간호사 보수교육의 명문화

🔖 UNIT 06 ｜ 우리나라 간호교육의 역사

① 일제시대 : 간호부 양성소

② 1903년 : 에드문드에 의해 보구여관에서 우리나라 최초의 간호교육이 시작 됨

　　1906년 : 쉴즈에 의해 세브란스 병원에서 두 번째 간호사 양성소가 개설 됨

③ 1946년 : 고등간호학교

④ 1952년 : 간호고등기술학교로 변경되면서 1973년 완전 폐지 됨

⑤ 1954년 : 대한간호협회 교육위원회 제청과 보건부 간호사업과의 주관으로 중앙간호 연구원이 개원됨

⑥ 1955년 : 이화여자 대학교 의과대학과 4년제 정규대학 기존간호 교육과정인 간호학과 설치

⑦ 1957년 : 연세대 간호학과 개설

⑧ 1960년 : 이화여대, 1963년 연세대 대학원 석사과정 개설

⑨ 1962년 : 전국 23개 간호고등 기술학교 중 19개교는 초급 대학령에 준한 간호학교로 승격되어 3년제 교육제도가 실시되었으며, 입학자격을 고등학교 3년 졸업이상으로 제한함

⑩ 1971년 : 간호학교가 간호전문학교로 승격

⑪ 1978년 : 연세대학교에서 최초로 박사과정 개설

⑫ 1979년 : 전국 36개 간호전문학교가 간호전문대학으로 승격

UNIT 07   대한간호협회 활동

① 1923년 : 조선간호부회 창립
② 1948년 : 대한간호협회 개칭
③ 1949년 : 국제간호협의회 정회원국 가입(보건의료단체 중 최초)
④ 1953년 : '대한간호회지' 창간
⑤ 1962년 : 준회원제도를 폐지하고 면허가 있는 자에 한해서만 회원가입이 가능
⑥ 1970년
    ㉠ 대한간호학회가 대한간호협회 산하단체로 정식발족
    ㉡ 분야별 7개 학회(간호행정, 기본, 성인, 아동, 모성, 정신, 지역사회)
    ㉢ 의료인 단체 중 최초로 회관 준공
⑦ 1972년
    ㉠ 보건간호사회 가입
    ㉡ 간호사 윤리강령이 통과, 발표
⑧ 1974년 : 대한간호학회의 독립

> **대한간호학회 ★**
>
> • 간호학문 발전과 연구에 관한 활동, 타학문과의 교류 등 학술연구를 위한 단체
> • 정기적인 학술대회를 통해 간호학술의 발전과 학구적인 연구 도움
> • 분야별 8개 학회(성인, 아동, 정신, 모성, 지역사회, 기본, 간호행정학회, 기초자연과학회)
> • 2005년 : 한국간호과학회로 개칭

⑨ 1976년 : 임상간호사회가 산하단체로 가입, 간협신보 발간
⑩ 1981년 : 김모임 박사가 국회의원 당선
⑪ 1988년 : 마취간호사회가 산하단체로 가입
⑫ 1989년 : 서울에서 국제간호협의회(ICN 19차 총회) 개최
⑬ 1991년
    가. 산업간호사회 가입
    나. 대한간호정우회 발족
        ㉠ 간호사업을 보다 효율적으로 추진하기 위해 간호계를 대변할 수 있는 인물을 정계
          로 진출시킬 목적으로 조직된 단체
        ㉡ 초대회장 : 전산초 박사
        ㉢ 간호사 최초 국회의원 : 김모임 박사(1981년)
        ㉣ 간호사 최초 보건복지부 장관 : 김모임 박사(1998년)
          ⓐ 간호정책 세미나 개최
          ⓑ 예비 정치인 육성 및 교육사업
          ⓒ 차세대 지도자 양성을 위한 교육 간호사의 정치의식 함양을 위한 자연 교육
          ⓓ 대한간호정우회지, 대한간호정우회 소식지 발간

ⓔ 정책사업 선거지원

ⓕ 각종 간호정책 구현을 위한 활동

ⓖ 간호협회의 목적과 사업을 달성하기 위한 대외적 지원활동

⑭ 1993년 : 보험심사 간호사회 가입

⑮ 1995년 : KNA 연수원 개원

⑯ 매 2년마다 열리는 각국 대표자회의(CNR)에서 하영수, 김모임(서태평양 지역이하로 선출)이 우리나라 간호사업 전문위원으로 활약함

⑰ 현재 17개 지부, 10개 산하단체

보건간호사회, 병원간호사회, 마취간호사회, 보건진료원회, 보건교사회, 산업간호사회, 보험심사 간호사회, 가정간호사회, 정신간호사회, 노인간호사회

UNIT 08 대한간호협회의 ICN 가입과정

① 1923년 : 조선간호부회 설립

② 1929년 : 캐나다 몬트리올 ICN 이효경, 이금전, 셰핑 참석, 가입격려

③ 1933년 : 일본제국 간호부 협의외화 동반가입

④ 1937년 : 런던 ICN 이정애, 샌달, 로우랜드 참석

⑤ 1948년 : 대한간호협회로 명칭변경

⑥ 1949년 : ICN 제 9차 총회 회원국으로 가입

⑦ 1953년 : 브라질 ICN 제 10차 총회 정 회원권 가지고 처음 참석

UNIT 09 한국 간호사의 파견

한국 간호를 세계에 널리 알리는 계기가 됨

① 1950년 : 스위스, 호주, 일본 등의 국가로 진출

② 1960년 : 서독에 한국간호사 파견

㉠ 1960년대 초 민간차원에서 발단이 되어 카톨릭과 개신교에서 시작

㉡ 1969년 한국해외개발공사와 독일병원협회간의 '한독 간호요원협정'이 체결, 민간차원에서 정부차원으로 전환

㉢ 간호사 대량 해외 취업으로 인해 병원 간호인력이 부족하게 됨

㉣ 간호조무사 제도 확립의 계기

㉤ 경력 간호사 부족으로 간호의 질적 저하 초래

㉥ 귀국 간호사들은 철저한 환자중심의 기본간호에 충실(독일식 간호)

㉦ 외화획득으로 국가 경제성장에 공헌

㉧ 실업문제 해결로 고용안정

㉨ 선진국의 지식과 기술을 습득하여 자국의 선진국화에 기여

ⓩ 국민의식을 세계화하여 해외이주기반 조성

ⓚ 한국의 간호수준을 서독에 인지시킴

ⓣ 서독에서 간호사 직업에 대한 사회적 인식도를 향상

ⓟ 국내의 간호인력 수요공급의 균형을 위해 간호교육이 양적 증대 초래

ⓗ 간호사의 대량 해외취업으로 병원간호인력이 부족하게 되어 간호조무사 또는 병원보조원 채용 초래

③ 1970년 : 한국/월남 정부 간 협약에 의해 한월의료원이 준공되어 간호사 파견. 중동국가에도 취업이 활발하게 추진 됨

단원별 문제

01 A간호사의 수술위치확인 오류로 인해 위암 환자에게 유방절제술이 시행되어, 이 환자에게 신체상의 손해가 발생하였다. 이 상황에서 간호사의 과실이 인정될 경우, A간호사에게 주어질 형사적 책임은?

① 불법행위 책임
② 채무불이행 책임
③ 사용자 배상책임
④ 업무상 과실치상죄
⑤ 옹호불이행 책임

> **해설** 수술위치확인 오류로 인해 환자에게 신체상의 손해가 발생하였기 때문에 오류와 손해 사이에 인과관계가 인정되어 업무상과실치상죄에 해당하며 형사적 책임을 지게 된다.

02 간호사의 법적 의무 중 주의의무에 대한 설명으로 옳은 것은?

① 주의의무는 유해한 결과가 발생되지 않도록 의식을 집중할 의무를 말한다.
② 주의의무 이행여부의 판단은 통상적인 간호사의 전문적 지식을 기준으로 한다.
③ 간호사의 주의의무 불이행에 대한 민사책임은 간호사 본인에게만 있다.
④ 주의의무는 결과발생을 예견하여 주의하는 것으로 간호행위 전에 이행되어야 한다.
⑤ 주의의무의 결과예견의무와 결과회피의무 중 한 가지만 주의하면 된다.

> **해설** 주의의무는 환자에게 유해한 결과가 발생하지 않도록 주의를 다해야 하는 의무이다.
> 주의의무는 간호사의 법적 의무 중 가장 중요하게 여기는 의무로 결과 예견의무와 결과 회피의무의 두 가지가 있다.

03 의료행위로 인하여 예상 외의 원치 않은 불상사가 야기된 경우를 총칭하는 개념으로 적절한 것은?

① 의료사고
② 의료과오
③ 의료분쟁
④ 의료소송
⑤ 의료과실

정답 🏠   01. ④   02. ①   03. ①

해설 의료사고는 의료행위가 시작되어 끝날 때까지의 과정에서 예상 외로 원치 않은 불상사가 야기된 경우의 총칭으로 의료인의 과실 또는 과오 여부의 판단을 전제로 한 개념은 아니다.

04 의료법 상 간호사 면허의 취소 사유에 해당하는 것이 아닌 것은?

① 면허자격 정지 처분을 2회 받은 경우
② 면허증을 빌려준 경우
③ 향정신성의약품 중독자인 경우
④ 간호기록부를 허위로 작성한 경우
⑤ 일회용 의료기기를 재사용한 경우

해설 ⑤는 면허정지 사유에 해당한다. 일회용 의료기기를 재사용하기만 한 경우에는 면허정지이고 재사용하여 사람의 생명 또는 신체에 중대한 위해를 발생하게 한 경우는 면허 취소가 된다.
[면허취소(「의료법」 제65조)]
보건복지부장관은 의료인이 다음의 어느 하나에 해당할 경우에는 그 면허를 취소할 수 있다.
(1) 제8조 [의료인의 결격사유] 각 호의 어느 하나에 해당하게 된 경우
  [의료인의 결격사유(「의료법」 제8조)]

> 1. 정신질환자. 다만, 전문의가 의료인으로서 적합하다고 인정하는 사람은 그러하지 아니하다.
> 2. 마약·대마·향정신성의약품 중독자
> 3. 피성년후견인, 피한정후견인
> 4. 금고 이상의 실형을 선고받고 그 집행이 끝나거나 그 집행을 받지 아니하기로 확정된 후 5년이 지나지 아니한 자
> 5. 금고 이상의 형의 집행유예를 선고받고 그 유예기간이 지난 후 2년이 지나지 아니한 자
> 6. 금고 이상의 형의 선고유예를 받고 그 유예기간 중에 있는 자

(2) 자격정지 처분 기간 중에 의료행위를 하거나 3회 이상 자격정지 처분을 받은 경우
(3) 면허 조건을 이행하지 아니한 경우
(4) 면허증을 빌려준 경우
(5) 일회용 의료기기를 재사용하여 사람의 생명 또는 신체에 중대한 위해를 발생하게 한 경우

05 다음 글에 해당하는 간호사의 법적 의무는?

> 간호사는 거동이 불편한 노인환자에게 처치를 하고나서 침상 난간을 올리지 않은 채 병실을 나갔다. 그 직후에 환자가 혼자 일어나려다가 낙상을 하여 골절상을 입었다.

① 사생활 보호 의무　　　　② 주의 의무

③ 기록 보존의 의무   ④ 비밀유지의 의무
⑤ 정의의 의무

> **해설** 낙상 고위험군에 속하는 노인환자임에도 불구하고 침상 난간을 올리지 않아 안전사고가 발생하였으므로 주의를 다하지 아니하여 환자에게 위해를 입힌 주의의무 위반에 해당한다.
> 주의의무는 나쁜 결과가 발생하지 않도록 의식을 집중할 의무이며, 과실유무 판단은 일반인(통상인)의 주의 정도를 의미하는 것이 아니라 전문직 간호사의 주의 정도를 말한다.

06 임상에서 사전 동의가 타당성을 인정받기 위한 조건으로 옳지 않은 것은?

① 대상자가 정보를 이해하고 결정할 수 있는 의사결정능력이 있어야 한다.
② 의료인은 관련되는 실제적인 정보와 계획을 대상자가 이해할 수 있도록 전달해야 한다.
③ 설득이나 조종의 방법에 의해서 의료인의 의도와 목적에 맞게 충분한 정보를 제공해야 한다.
④ 대상자가 특정 계획을 결정하고 선택하였으며 의료인이 그 결정을 인정하는 소정의 절차를 통하여 대상자의 결정을 객관화해야 한다.
⑤ 대상자가 위험을 동반하는 수술을 받아야 하는 경우에는 대상자가 스스로 결정하도록 설명을 해주고 동의를 얻어야 한다.

> **해설** 사전 동의의 원칙에 따라 환자의 사전 동의를 구할 때는 임의 또는 강제적인 방법을 사용해서는 안 되며 설득이나, 협박, 조정 등을 통해 동의를 얻어서도 안된다.

07 간호사는 긍정적이고 적극적으로 대상자를 도와주고, 선을 행하는 것으로 과거에도 이것을 행해야 했고 미래에도 이것을 행해야 한다. 이것은 무엇인가?

① 정의의 원리   ② 악행 금지의 원리
③ 사전 동의의 원리   ④ 선행의 원리
⑤ 자율성 존중의 원리

> **해설** 선행의 원리는 전문가로서 적극적으로 선행을 베풀어야한다는 것으로 이타주의적 원리를 강하게 내포하고 있다.

08 2023년 5차 개정된 한국간호사 윤리강령에서 새롭게 추가된 내용에 해당하는 것은?

① 교육과 연구   ② 취약한 대상자 보호
③ 인간의 존엄성 보호   ④ 사생활 보호 및 비밀유지
⑤ 간호표준 준수

정답 🖐   06. ③   07. ④   08. ③

해설 2023년 5차 개정된 한국간호사 윤리강령의 간호사와 대상자영역의 인간의 존엄성 보호가 새롭게 추가되었다.

09 다음은 의무론적 윤리이론에 대한 설명이다. 관계가 없는 것은?

① 칸트에 의해서 학문적으로 형성된 윤리이론이다.
② 행위자의 행동이 해야 할 의무가 있는 종류에 속한다면 그 행동은 옳다.
③ 옳은 행위는 도덕과 무관한 좋음을 산출하는 것만으로 결정될 수는 없다.
④ 행위의 옳고 그름은 그 결과의 좋고 나쁨에 의해 결정된다.
⑤ 행위의 결과보다는 과정과 동기를 더욱 중요시 여긴다.

해설 의무론적 윤리이론은 행위의 결과보다는 과정과 동기를 더 중요시 여긴다. 행위의 옳고 그름이 결과의 좋고 나쁨에 의해 결정된다는 견해는 공리주의적 입장이다. 공리주의는 최대다수 최대행복을 주장하면서 윤리적 과정 보다는 결과에 더 의미를 두었다.

10 한국간호사 윤리강령에서 간호사와 대상자 영역에 포함되지 않는 것은?

① 평등한 간호제공　　　② 일반적 요구존중
③ 건강환경 구현　　　　④ 취약한 대상자 보호
⑤ 사생활 보호 및 비밀유지

해설 위의 보기 외에도 개별적 요구존중, 사생활 보호 및 비밀유지, 알 권리 및 자기결정권 존중이 있다.

11 다음 공리주의 이론에 대한 설명으로 옳지 않은 것은?

① 행해야 할 올바른 일을 결정할 때 분명한 절차제공
② 옳은 행위의 수행이 인간의 욕구를 충족시키는 결과를 가져옴
③ 도덕적 갈등이나 딜레마에 대한 합리적 방향제시
④ 소수 개인의 인권이 지켜진다.
⑤ 다수에게 이익이 될수록 선이라고 본다.

해설 공리주의는 다다익선을 주장하는 것으로 다수에게 이익이 될수록 선이라고 보기 때문에 소수의 의견과 인권이 무시될 수 있다.

12 간호사가 수술 후 통증으로 움직이기를 거부하는 환자를 교육하고 운동을 하도록 격려하였다면, 이러한 상황과 관련된 윤리원칙은?

① 자율성과 정의의 원칙　　　　　② 자율성과 선행의 원칙
③ 무해성과 선행의 원칙　　　　　④ 무해성과 정의의 원칙
⑤ 자율성과 악행금지의 원칙

해설 자율성의 원칙은 타인의 간섭이나 강요를 받지 않고 개인이 스스로 선택한 계획에 따라 행동과정을 결정하는 것이다. 선행의 원칙은 타인에게 보다 적극적으로 선행을 베풀려고 하는 이타주의적 원리를 내포하고 있다.

13 플렉스너(Abraham Flexner)가 말한 전문직의 특성으로 옳지 않은 것은?

① 연구를 통해 축적되는 지식체에 기초를 둔다.
② 업무 내용이 실용적이기보다는 학술적·이론적이다.
③ 개인을 위하기보다는 대중에 대한 관심과 반응
④ 고도의 전문교육과정을 통해 습득되는 업무다.
⑤ 전문직 윤리강령이 있어야 한다.

해설 ② 전문직 활동의 내용은 학술적이거나 이론적이기보다는 실용적인 것이어야 한다.

14 파발코가 말한 전문직의 기준 중 다른 전문직에 비해 간호전문직에서 더 발달한 것은 무엇인가?

① 직업적 자율성　　　　　　　　② 고도의 윤리강령
③ 전문적인 지식과 기술　　　　　④ 장기간의 교육기간
⑤ 공동체 의식

해설 다른 전문직에 비해 간호전문직에서 더 발달한 것은 고도의 윤리강령이다. 간호사는 고도의 윤리강령을 바탕으로 환자에게 절대적 옹호자의 역할을 하게 되어있다.

15 비밀누설 금지의 예외조항으로 맞지 않는 것은?

① 환자 본인의 승낙이 있는 경우
② 전염병 환자 신고
③ 중대한 공익상 필요가 있어 법원에서 증인으로 증언한 경우
④ 배우자나 배우자의 직계존비속이 요구하는 경우
⑤ 법령에 의해서 요구되는 경우

해설 [비밀유지의무의 예외]
업무상 알게 된 타인의 비밀을 유지할 의무는 있으나 현행 규정상 3가지 예외적인 경우가 있으며 이때는
정당행위로 인정된다.
(1) 본인의 동의가 있는 경우
(2) 법령에 의해서 요구될 경우:전염병의 신고 등
(3) 정당한 업무행위일 경우:집단 검진에서 전염성질환을 상사에게 회신하는 경우

16 초기 기독교 시대 간호의 특징으로 맞지 않는 것은?

① 여성들이 다양한 간호와 사회활동에 전념하였다.
② 주로 가족을 대상으로 한 간호의 범위를 벗어나 공적으로 행해지게 되었다.
③ 초기는 부유한 집안이나 귀족의 참여는 배제되었다.
④ 푀베(Phebe)는 첫 여집사로서 오늘날의 지역사회 방문간호사의 효시가 되었다.
⑤ 여성들이 지역사회의 모든 일을 남자들과 나누어 하였다.

해설 초기 교회에서는 여집사나 여교우들의 활동에 부유한 집안의 딸이나 주교의 여동생, 귀족의 아내들이 많
이 참여하였다.

17 다음 중 나이팅게일의 간호이념으로 옳은 것은?

① 간호사의 신앙은 사명을 흐리게 하므로 갖지 않는 것이 좋다.
② 간호사는 질병을 간호하는 것이다.
③ 간호사업은 비종교적이어야 한다.
④ 간호사 면허제도를 통해 간호서비스의 질을 규제해야 한다.
⑤ 간호는 사명으로 자신을 희생하는 것이다.

해설 ①②③⑤ 간호사업은 비종교적이나 간호사의 신앙은 존중되어야 하며 간호사는 병든 사람을 간호하는
것, 간호는 직업이 아니라 사명이지만 자신을 희생하는 것이 되어서는 안 된다고 생각하였다.
④ 나이팅게일은 형식적인 자격제도가 사명감을 흐리게 한다는 점에서 면허제도에 대해 반대하였다.

18 봉건제도하의 간호에 관한 설명으로 가장 옳은 것은?

① 장원의 여주인은 장원의 병자들을 돌볼 책임이 있었다.
② 장원의 여주인은 외과적 응급조치에 대한 권한은 없었다.

③ 간호는 대부분 장원의 하인들에 의해 이루어졌다.

④ 장원의 여주인은 대부분 민간요법에 의존하지 않았다.

⑤ 장원의 여주인은 수녀로서 존엄성을 가졌다.

> **해설** 장원의 여주인은 병자들을 돌보는 의사, 간호사의 역할을 감당하였다. 응급처치를 하기도 하고, 질병에 대한 민간요법의 지식을 가지고 장원의 여주인에 의해 경험적인 의료가 시행되었다.

19 중세의 간호사업에 가장 큰 영향을 끼친 두 가지 요인으로 옳은 것은?

① 종교와 전쟁   ② 길드와 유니버시티

③ 봉건제도와 기사도   ④ 수도원 제도와 여집사단

⑤ 십자군과 군사 간호단

> **해설** 중세는 사회가 종교에 의해 지배되는 시기로 종교에 의한 민족 간의 분쟁이 잦아 시대의 암흑기라고 하였다.
> ② 길드는 중세도시의 발전에 기여하였고 유니버시티는 의사들을 양성하였으나 의사들의 잘못된 지식과 미신이 지속되어 점성술을 환자치료에 활용하기도 하였다.
> ③ 봉건제도에서 영주의 아내가 장원의 병자와 농노를 돌보았고 기사도는 봉사를 하였다.
> ④ 여집사단은 초대 기독교 시대에 활약하였다.
> ⑤ 중세 후기에나 나타난 현상이다.

20 오늘날의 보건소, 휴게소, 진료소로 발전된 초기 기독교 시대의 의료기관으로 옳은 것은?

① 길드   ② 테트리온

③ 다이아코니아   ④ 제노도키아

⑤ 산토스피리토 병원

> **해설** ① 길드는 중세도시가 발전하는 과정에서 상인과 수공업자들이 조직한 것이다.
> ② 테트리온은 고대 그리스의 환자보호를 위한 이동시설이다.
> ④ 제노도키아는 입원환자를 위한 현대의 종합병원의 규격을 갖춘 시설이다.
> ⑤ 산토스피리토 병원은 중세 후기 프랑스의 병원이다.

21 고대에서 현대의 간호에 이르기까지 간호의 발전 과정으로 옳은 것은?

① 가족간호 – 종교간호 – 자기간호 – 직업간호

② 자기간호 – 가족간호 – 종교간호 – 직업간호

③ 종교간호 – 직업간호 – 자기간호 – 전문간호

정답 📷   19. ①   20. ③   21. ②

④ 직업간호 – 자기간호 – 가족간호 – 종교간호

⑤ 자기간호 – 전문간호 – 직업간호 – 가족간호

해설 간호는 원시시대의 스스로를 간호하는 자기보호 본능으로부터 시작되어 모성애적인 가족간호를 거쳐 그리스도의 박애정신과 사명감에 의한 여집사단과 중세 수도원 시대의 수녀에 의한 종교 간호를 거쳐 독일의 여집사단인 카이저스베르트 간호사 양성소 이후부터 직업간호로 분류하고 있다.

22 영국간호협회를 조직하고 ICN 창설자이며 ANA의 조직을 도왔던 인물은 누구인가?

① 문스터   ② 구드리치
③ 펜위크   ④ 왓슨
⑤ 나이팅게일

해설 [펜위크(Bedford Fenwick)]
1. 무자격 간호사를 유능한 간호사로 교체하고 간호사의 질적 향상을 위해 면허시험 제도의 도입을 주장했으며 1919년 면접시험제도가 통과됨으로 인해 국가고시 제도가 시작된 계기를 만들었다.
2. 1887년 영국 간호학과 조직 및 1889년 국제 간호협의회(ICN)창설 등 간호사를 위한 조직적 활동을 하였다.
3. 영국의 간호잡지 'Nursing Times'를 창간한 발행인이다.
4. 미국간호협회를 조직하고 후원하였다.

23 선교간호사들이 초기 한국 간호에 미친 영향은 무엇인가?

① 간호사업 육성과 더불어 초기 여성의 사회 참여를 가능하게 하였다.
② 의사의 보조역할로서의 간호를 중시하였다.
③ 전통적인 간호교육의 기초를 마련하였다.
④ 간호사업의 목적달성을 바탕으로 내용과 체계가 확립되었다.
⑤ 최고수준의 간호를 제공할 수 있는 간호직 등장의 계기가 되었다.

해설 선교사가 초기 한국 간호에 미친 영향은 다음과 같다.
1. 헌신적인 봉사로 간호사업의 내용과 체제가 확립되었다.
2. 한국간호사업에 바탕이 되는 현대적 간호교육의 기초를 마련해주었다.
3. 공식적인 간호교육이 시작되어 전문직으로서의 간호직이 등장하는 계기가 되었다.
4. 간호사업 육성과 더불어 초기 여성의 사회참여를 촉구하게 되었다.

24 국제간호협의회(ICN)의 기능에 대한 설명으로 가장 옳은 것은?

① 중립적 간호, 의료 및 구호사업 수행
② 간호발전을 통한 인류건강 증진의 실현
③ 세계 여성의 인권 향상에 기여
④ 전염병 및 기타 질병의 예방관리 지원
⑤ 국제적 보건사업의 지휘 및 조정

> 해설 ICN은 전세계에서 가장 오래된 여성전문단체이며 정치, 사상, 종교를 초월한 순수 전문간호단체로 간호
> 교육, 간호사업 발전, 간호사 권익, 국민건강을 보호해 주기 위한 기관으로 비정치적, 비정부기구이다.
> ①은 국제적십사에 대한 내용이며 국제적십자사는 전시나 사변 시에 중립적 의료, 간호, 구호사업을 수
> 행한다.
> ③ 세계 최대의 여성단체로서의 ICN의 간접적 기능이다.
> ④⑤ 세계보건기구의 기능이다.

25 일제강점기 시대의 일본식간호에 대한 설명으로 옳은 것은?

① 질병 이외에 건강교육 등 간호의 질을 중시하였다.
② 간호업무가 의사를 위한 진료보조역할에 치중하였다.
③ 미국간호의 영향을 많이 받았다.
④ 교육수업연한은 3~4년이었다.
⑤ 입원환자의 간호를 위주로 하는 임상간호를 중시하였다.

> 해설 일제시대 일본식 간호의 수업연한은 1년~3년이고 입학수준 역시 선교사에 의해 실시되었던 교육 수준에
> 비하면 낮았다.
> 입원환자도 대개 보호자에게 위탁하고 간호사는 대부분 외래진찰실에서 의사를 보조하는 외래 중심의
> 간호였다. 일본식 간호는 독일의 영향을 받아 의사가 간호사를 관리하였으며 간호업무가 환자중심이 아
> 니라 의사를 위한 진료보조역할에 치중하였다.

26 대한민국 정부 수립 이후에 간호사 교육 및 면허제도에 대한 설명으로 옳은 것은?

① 검정고시제의 폐지
② 조산사 교육과정을 간호사 교육과정과 분리
③ 간호학교의 명칭을 고등간호학교로 통일

④ 간호사와 조산사의 면허관리를 지방으로 이관

⑤ 간호학교의 입학자격을 고등학교 졸업으로 통일

> 해설 ② 1962년 의료법 개정과 더불어 이루어졌다.
> ③ 1946년 미군정 시대에 고등간호학교로 개편하였다.
> ④ 1949년 간호사 및 조산사 면허의 중앙화가 실시되었고 검정고시제는 폐지되었다.
> ⑤ 고등간호학교의 입학자격은 최소 중학 3년을 졸업한 자로 하였다.

27 다음 중 간호교육의 일원화 노력에 대한 내용으로 옳은 것은?

① 간호원의 명칭을 간호사로 변경

② 4년제 대학교 졸업 간호사를 위한 특별과정 설립

③ 3년제 전문대학의 유지

④ 방송대학 간호학과 폐지

⑤ 3년제 전문대학의 4년제 승격노력

> 해설 3년제 교육과정을 마친 졸업간호사들에게 간호 학사 학위를 취득할 수 있는 기회를 제공하기 위한 특별 과정을 신설하였고 대한간호협회 차원에서 3년제 간호학과를 전국적으로 4년제 대학과정으로 승격시 켰다.

28 1962년 의료법 개정에서 간호사의 전문성을 높이기 위해 실시한 것은?

① 간호사 면허국가고시 실시

② 가정간호사 인정

③ 간호고등기술학교 폐지

④ 간호전문대학 개설

⑤ 간호사의 보수교육 명문화

> 해설 1963년 의료법 제정으로 정규교육과정이 끝난 졸업자들의 면허취득을 위한 국가고시제를 시행하였다.

간호관리학 간결

초판 1쇄 인쇄 2024년 3월 25일
초판 1쇄 발행 2024년 3월 25일

편저자 위아너스 편집위원회
발행처 (주)IMRN
주 소 경기도 파주시 금릉역로 84, 청원센트럴타워 606호 (금촌동)

ISBN 979-11-93259-09-2